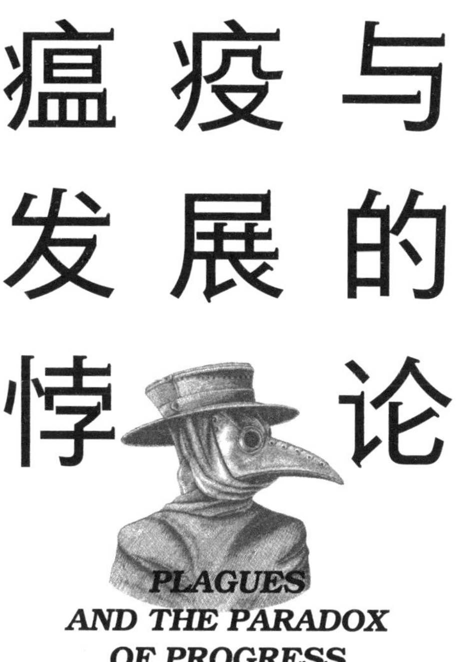

瘟疫与发展的悖论

PLAGUES AND THE PARADOX OF PROGRESS

[美] 托马斯·J. 博伊基 著
（Thomas J. Bollyky）

张昱乾 译

中信出版集团 | 北京

图书在版编目（CIP）数据

瘟疫与发展的悖论 / (美) 托马斯 · J. 博伊基著；
张昱乾译 . -- 北京 : 中信出版社 , 2022.5
书名原文 : Plagues and the Paradox of Progress
ISBN 978-7-5217-3858-2

Ⅰ . ①瘟… Ⅱ . ①托… ②张… Ⅲ . ①瘟疫－医学史
－研究－世界 Ⅳ . ① R51-091

中国版本图书馆 CIP 数据核字（2021）第 260078 号

瘟疫与发展的悖论
著者：　［美］托马斯 · J. 博伊基
译者：　张昱乾
出版发行：中信出版集团股份有限公司
（北京市朝阳区惠新东街甲 4 号富盛大厦 2 座　邮编　100029）
承印者：　宝蕾元仁浩（天津）印刷有限公司

开本：880mm×1230mm 1/32　　印张：10　　字数：210 千字
版次：2022 年 5 月第 1 版　　印次：2022 年 5 月第 1 次印刷
京权图字：01-2020-4507　　书号：ISBN 978-7-5217-3858-2
定价：68.00 元

服务热线：400-600-8099
投稿邮箱：author@citicpub.com

谨以此书献给我的儿女们，对他们来说，世界无疑应该变得更好。

此书同样献给我的妻子、我孩子们的母亲，是她让这一切成为可能。

推荐序一

从事全球健康项目管理与研究工作三十多年来，我一直为传染病控制的成就和人均期望寿命的延长而备感自豪。然而，博伊基的《瘟疫与发展的悖论》一书给我们带来了认识全球健康与发展的新视角，探讨了近年来传染病控制与发展之间存在的一个悖论，指出传染病的减少不一定都是“好消息”，世界正在变得更好，但方式却令人担忧。

该书将人类社会兴衰过程、瘟疫宏大历史叙事与当代案例审视交织在一起，围绕殖民征服、儿童、城市、移民等与疾病发生息息相关的问题，从全球、国别层面逐一揭示上述“悖论”背后的历史事实和现实焦虑，最后为解决这个“悖论”提供了一个有效的思维框架，同时为国际援助的方向提出了一些有用的建议。

在全球新冠肺炎大流行的当下，博伊基有关应对多重因果关系的复杂交织形势的三点建议值得各国参考，即：可持续的城市基础设施、良好的教育支撑和强大的基层医疗卫生体系。

作者博伊基是全球健康与发展领域的知名专家，这本书体现了他学识的高度和写作的风格。译者张昱乾用心投入，专业细致，中文版流畅准确。面对当前新冠肺炎疫情防控全球合作的困境，这本书提醒我们有必要重塑对健康的思考，通过反思疾病控制与社会发展的悖论，推动人类健康命运共同体的建设。总之，这是一本极佳的译作，必然会激发相关领域的学人和大众对疾病与发展问题的兴趣和思索。

清华大学健康中国研究院副院长、清华大学万科公共卫生与健康学院院长助理、教授

程 峰

2020 年 10 月 31 日于清华园

推荐序二

托马斯·J.博伊基所著《瘟疫与发展的悖论》一书对人类卫生健康的历史进行了广泛而全面的介绍，赞扬了过去取得的巨大进步，但也强调了对今后的担忧。例如，得益于新医疗技术的力量，我们已在攻克儿童常见传染病方面取得了巨大进步。但由于寿命的增加与更广泛意义上的人口和社会经济发展不相匹配，产生了令人担忧的不平衡。传染病的减少也让我们看到了幸存成年人所面临的非传染性疾病的威胁。

这本书应会至少从三个方面激起中国读者的浓厚兴趣。首先，新冠肺炎疫情的全球大流行再次严肃地提醒人们，病毒和细菌不仅对人类健康而言具有重要意义，对整个人类历史亦是如此。作者在书中对改变人类历史进程的传染病大流行进行了生动的描述。2019年出现的新型冠状病毒已经蔓延到了全球近200个国家。经历了最初对疫情起因的不确定后，中国能够对病毒进行分离和识别，向国际社会通报相关信息，并已在控制病毒传播方面取得巨大成功。尽管现在宣称取得最后的胜利还为时过早，但中国已经实现堪称典范的疾病控制效果。

其次，在卫生发展进程方面，中国表现优异，确实做得非常出色。自 1949 年中华人民共和国成立以来，中国人口的预期寿命已经因常见传染病的减少而大幅延长。20 世纪初，中国的卫生状况还不尽如人意，但如今的卫生条件几乎可与世界上最富裕和最先进的国家相媲美。无论是对中国本身还是世界其他国家，中国的故事都具有借鉴意义。

第三，像其他现代国家一样，中国自 2009 年以来就一直在对其医疗卫生体系实施改革。博伊基给我们提供了富有洞察力的故事，讲述了世界各地为改善国民健康所做出的各种努力。这些故事可以为中国把工作重点放在财政保障、基本药物、基层卫生、大型医院和公共卫生等方面提供参考。中国在这些优先事项上总体表现良好，城乡多层次的医疗保险整合最为成功，这为几乎所有的中国民众提供了经济保障。

博伊基目前担任美国对外关系委员会（CFR）全球卫生计划主任，他是撰写这本书的不二人选。美国对外关系委员会是美国最重要的国际事务智库。博伊基曾应用他作为律师以及国际事务和卫生政策专家的培训经验，在南非从事艾滋病防治工作。在介绍了为什么要写这本书以及他将如何写这本书之后，博伊基通过精彩的故事回顾了全球卫生广泛的历史，介绍了征服 / 殖民时期的疾病、儿童期的疾病、定居期的疾病和各地的疾病。故事以生动的细节呈现出全球的卫生状况，涉及的内容有：

· 人类史前的卫生突围以及改善卫生状况的途径

· 热带疾病以及殖民地贫穷国家的疾病

· 儿童生存革命，包括中国取得的巨大进步

· 在采用口服补液治疗霍乱方面取得的突破；气候与环境

· 增长中城市的卫生、人口老龄化，以及卫生和移民

· 最后一章为美国前医务总监威廉·斯图尔特（William Stewart）正名，他并未宣称人类已征服传染病。我们已取得许多场胜利，但这场“战争”尚难言结束。

这些章节包含了有关全球卫生的引人入胜的故事，但其核心信息中包含了一些“中国特色”。当然，与其他国家一样，中国也屡屡遭受大流行病的威胁——例如新冠疫情、“非典”疫情以及20世纪初期在中国东北发生的鼠疫。在人类寻求永生的过程中，医疗卫生的进步带来了新的解决方案和新的挑战。如今，中国正在向着老龄化社会过渡，随之而来的是非传染性疾病和新型的健康威胁（比如饮食不均衡和缺少锻炼导致的儿童肥胖）。新的威胁也正在出现，包括空气污染、吸烟、水污染和地面污染。目前，全球卫生作为一个领域，已在中国全面兴起。除了2003年抗击“非典”疫情外，中国还为西非埃博拉疫情的国际防控做出了贡献。作为世界卫生组织的坚定支持者，中国的全球卫生能力正在不断增强。鉴于其研发能力、贸易和商业发展情况以及对“一带一路”建设的参与，中国必将在应对全球卫生挑战方面发挥越来越大的作用。这本书为中国未来发挥领导作用提供了宝贵的指南。

美国中华医学基金会荣誉主席、医学博士

陈致和（Lincoln Chen）

目　录

前　言

一个个小小的土坡下，
曾是一个个胖乎乎的小人儿……
玩伴，假日，坚果，
还有大大小小的憧憬
奇怪，如此努力奔跑的脚
竟止步于这样小的目标！

——艾米莉·狄金森《时间与永恒》

在新英格兰，我长大的地方，石头上面刻写着400多年来关于疾病和发展的历史。竖立着的干燥石墙，见证了人们当年将森林和荒野改造成田地和牧场所付出的辛勤劳动。陈旧的磨坊、堤坝、船闸、工厂等曾经构成工业时代基础的设施，依然装点着当地的风景。但或许只有那些教堂和古老家族墓地的石碑，才最能让人们与那段历史建立起直接的情感沟通。

校车站附近的街边就有这样一片古老的家族墓地。有些年，我偶尔会去那里看墓碑上镌刻的名字和日期。这一小片墓地埋葬的儿童比成年人要多，我记得有几块石碑属于不满一个月便夭折的婴儿。等读完小学，我活过的岁月已经超过了大多数长眠在那片墓地里的人。直到大学，我才第一次经历朋友或玩伴的离世。不仅仅是我，我的同龄人大多也幸运地度过了童年。

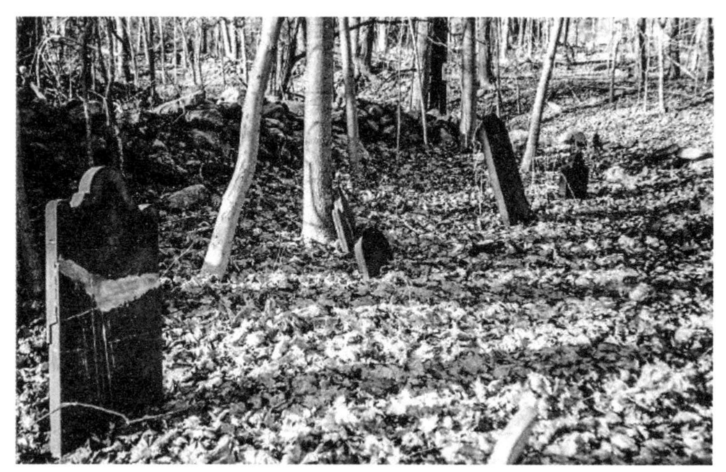

图 0.1 法姆斯大道公墓（Farms Road Cemetery）

资料来源：理查德·罗伯茨，摄于 2004 年；斯坦福德历史社友情提供。

人们拥有像我这样的幸运并不是很久远的事情。在 1880 年，也就是那片墓地中最后一位墓主离世时，美国每 100 名新生儿中有 22 人没能度过他们的第一个生日，更多的儿童则遭受着严重疾病的折磨，非裔美国儿童的生存率更低。[1] 即便以今天的标准来看，1880 年的美国也并不算贫穷。[2] 当时的美国，特别是新英格兰地区，正处于工业化进程中，而且在南北战争前的 20 年里经历了强劲的经济增长。美国民众的文化程度和营养水平也高于其他国家的公民。然而，美国人在出生时的预期寿命相比之前却有所下降。[3]

1880 年，造成美国婴儿和儿童死亡的主要凶手是细菌、病毒、寄生虫和原生动物，这些生物会导致传染病并引发人体反应。天花、黄热病和伤寒造成的可怕疫情，促使美国和欧洲那些正走向现代化的国家的政府推广天花疫苗接种和隔离检疫等措施。然而，像肺炎、麻疹、痢疾、猩红热和肺结核这样的常见传染病，却始终无情地侵害着美国儿童的健康。直到几十年之后，人们才发明了治疗这些疾病的有效药物。而在当时，医生诊疗和药房方剂对于儿童健康的作用可能是利害参半的。[4]

在19世纪美国女性以母亲身份为主题的作品中，有相当一部分内容是关于儿童疾病和治疗的。从开始吃奶到出牙再到断奶，每一个新的成长阶段似乎都带来了新的感染风险。父母长期生活在子女夭折的恐惧中却无能为力，因此只能生育更多的孩子，期望其中一些能够存活下来。[5]100多年后，在同样的地方，我的兄弟姐妹和邻家的孩子健康地生活着，这在当时一定是难以想象的。

上大学时，我对疾病及其社会影响的关注点不是历史，而是当下。在纽约市健康局实习时，这座城市正处于艾滋病危机的高峰期，我因此亲眼见证了疫情产生的后果和人们采取的应对措施。那次经历在我心底留下了深刻烙印，促使我在毕业后放弃从事科学工作，转而选择有关全球健康、法律和政策的职业道路。

我第一次了解到有关寄生虫、病毒和其他传染病的历史，是从我哥哥保罗那里。那时候他从大学回来，向家里宣布自己改变了职业选择的决定——他不想成为一名建筑师了。他刚刚读完威廉·麦克尼尔（William McNeill）的《瘟疫与人》，书中讲述了人类与疾病的遭遇是怎样塑造历史进程的，包括毁灭他人实现征服、改变帝国的命运以及确立各民族的宗教信仰和文化。这本书提供了一个看待世界的全新视角，也引起了我哥哥的共鸣。就这样，兴趣变成了职业，我哥哥成了一名传染病医生。为了庆祝哥哥的 40 岁生日，我冒昧地拨通了麦克尼尔教授的电话，询问他是否愿意给我哥哥题赠此书。教授听闻后欣然同意，他当时已是 94 岁高龄，在康涅狄格州过着半退休的生活。于是，我哥哥的书架上多了这样一本首版书，里头有一行颤抖的笔迹写着："一本你熟悉的书。"

麦克尼尔的这部巨著以及其他有关传染病历史的著作令人着迷。这些书精彩地讲述了微生物曾扮演重要角色的历史事件，比如西班牙对拉丁美洲的征服、封建制的瓦解、印刷机的发明和非洲殖民进程的延缓等。这些书是晚餐聚会上极佳的谈资（至少在我家是这样的）。在 1935 年出版的《老鼠、虱子和历史》（*Rats, Lice, and History*）中，汉斯·辛瑟尔（Hans Zinsser）将传染病研究描绘成在异国他乡的惊奇历险，这段描述令人过目难忘：

> 研究传染病是现存为数不多的真正冒险活动之一。恶龙已经屠戮殆尽，炉边的长矛也都锈迹斑斑……曾经自由自在的人类坚持不懈地驯化自己，而唯一没有减少的冒险活动，就是向那些凶猛的小家伙发起战争。它们潜藏在阴暗角落，在老鼠和各种家养动物的身体里偷偷跟踪我们；它们跟着昆虫飞来爬去，在我们吃饭、喝水甚至表达爱意的时候发动伏击。[6]

直到在本书中写到全球健康的变化如何塑造了现代世界时，我才开始重新思考传染病在过去所扮演的角色。麦克尼尔认为，尽管历史上流传着传染病挫败国王和船长们野心的精彩故事，但传染病对于世界上重要事件进程的影响不止于此。这一观点在今天依然成立。理解瘟疫在全球大事中扮演的角色，能够帮助我们洞察国家的演变、城市的扩张和地理变迁、不同国家经济的迥然命运以及人们徙居的原因。本书将讲述的那些故事，并不是关于瘟疫、疾病和寄生虫如何扩散或卷土重来的，而是关于它们是如何消退的。消退起初发生在新英格兰等北美和欧洲富庶的工业化地区，最终在许多世界上最贫穷的国家也得以实现。本书将探索它们消退的方式和影响。换言之，这部书是《瘟疫与人》一书内容的延续。

人类见证了全球抗击传染病的一个又一个奇迹，特别是在过去的15年里。疟疾和肺结核造成的死亡人数大约减少了一半。2003年，撒哈拉以南非洲有10万名艾滋病患者得到救治；今天，这个数字达到了1 000万。肺炎、腹泻病、麻疹、百日咳和白喉这些造成儿童死亡的主要凶手逐渐退却。曾经带来可怕病痛的脊髓灰质炎和几内亚线虫病即将彻底消失，它们将和天花一样，成为人类成功根除的少数几种疾病之一。诚然，每年仍有许多的儿童和成人死于艾滋病、肺结核、疟疾等传染病。减少瘟疫的过程并非一帆风顺，也无法保证将持续下去。近年来暴发的埃博拉病毒和寨卡病毒疫情提醒我们，传染病全球大流行的风险始终存在，需要时刻保持警惕。但人类不应仅仅因为与微生物的战争远未结束就忽略这样一个事实，那就是我们正处于人类生活经验的巨变之中。

今天在世界上任何一个区域，导致死亡和伤残的首要原因都不再是寄生虫、病毒、细菌和其他传染病，这是有史以来第一次。相比25年前，每天死于传染病的5岁以下儿童平均减少了11 000人。中非共和国的婴儿死亡率为全世界最高，但已经是该国1960年数字的一半、美国1880年数字的1/3。人们活得更久了，女性不用再像原先那样为了延续后代而生育许多孩子。

在过去，减少传染病、提高寿命和改善健康是通往繁荣和普惠的途径。经济学家罗伯特·戈登（Robert Gordon）认为，“美国婴儿死亡率在1890—1950年这60年间的历史性下降是美国经济发展史上最重要的事实之一”。[7]过去挣扎着对抗一波又一波传染病的美国城市开始繁荣发展。随着儿童生存率的提高和生育率的降低，女性劳动参与率增长了一倍多，由1870年的12%提高到1940年的26%。女童识字率也得以提升，越来越多的女孩走进校园，再不用像过去那样承担许多帮助母亲照顾众多兄弟姐妹的任务。尽管非裔美国儿童死亡率和入学率依旧落后于白人，但也有了巨大改善。

较近的一段时期内，传染病和儿童死亡率下降带来的早期效果却不及以往。在许多国家，寿命的延长并没有像今天的富裕国家那样，伴随着相应程度的经济增长、就业岗位增加和国家治理水平的提升。对于这些近期传染病减少的国家，深度贫困和政局动荡不能被简单认为是经济增长等方面收效甚微的原因。中国曾是世界上最贫穷的国家之一，在经历饥荒和政治运动的年代发起了一场针对传染病的防治运动，最终为其成为世界经济大国做好了准备。

造成抗击传染病不同效果的，实际上是取得发展的方式和时机。1880年以来，美国人均预期寿命显著增加，其中近2/3的增加是在多数传染病治疗方法发明之前就已经取得的。[8]近年来，减少瘟疫和寄生虫依靠的是医学创新和国际援助发挥的更大作用，国家不再像以前那样，通过社会、政治和公共卫生改革逐步战胜传染病。虽然这种方式挽救了数以百万计的生命，但并不能为低收入国家解决所有问题，而且还会带来一些意料之外的后果。后果之一就是在许多低收入国家，癌症、心脏病、糖尿病等非传染性疾病正以大多数富裕国家历史最高水平4~5倍的速度增长。另一个后果是人类历史上从未出现过的新现象——贫穷的大都市。即便无法提供足够的工作岗位吸引农民离开田地，前往灯红酒绿的城市，低收入国家的城市依然快速发展，并且已经超出了城市基础设施的负载能力。

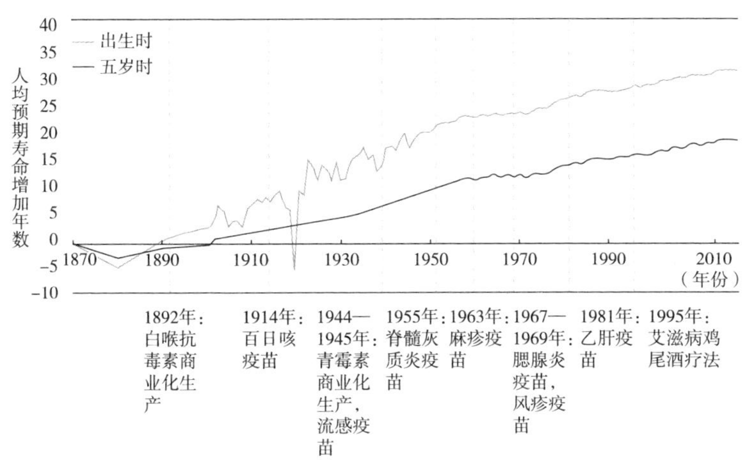

图0.2　1870年以来美国人均预期寿命增加年数

资料来源：美国人口普查局，美国疾病控制与预防中心，ProQuest数据库。

除此之外，还有一部分因素加剧了意想不到的后果，这些情况是大部分富裕国家在减少流行病、寄生虫和病毒的过程中未曾遇到的。由于气候变化以及富裕国家对贸易和移民日益增加的敌意，低收入国家难以充分利用传染病减少所带来的机遇，在应对这些因素带来的挑战时处于不利地位。与此同时，传染病问题不再像之前那样成为世界关注的中心，许多政府、基金会和国际组织都没能及时适应这一变化。这些挑战造成的后果以及对后果不充分的应对都令人担忧，并且已经影响到全球经济、政治和安全格局。

简而言之，人类近年来与传染病斗争所取得的发展存在一个悖论。过去几十年在健康领域取得的历史性成就重塑了世界，这个世界令人担忧，却也充满着前所未有的机遇。发展所带来的结果究竟是利大于弊还是弊大于利，取决于下一步我们如何行动。本书的任务就是解释这个悖论发生的原因以及未来我们将面临的挑战。

这个悖论有着深刻根源和深远意义。因此，本书必须考虑广大读者的需要，涵盖科学、历史和国际关系等多个学科领域。书中会使用我之前的研究成果，其中不少是与他人的合作著述，另外也会援引其他学者的观点和研究。这些学者既包括威廉·麦克尼尔、汉斯·辛瑟尔、保罗·德·克鲁伊夫（Paul de Kruif）等传染病历史经典巨著的作者，也包括亲身经历过微生物学进步给过去和现在的传染病防控带来的巨大改善的后辈学者。基因测序的成本在近几年显著下降，研究人员提取和检测 DNA（脱氧核糖核酸）的能力大幅提升，已经能够利用诸如中世纪的牙齿、古代骨骼碎片、匈牙利木乃伊的组织、大猩猩粪便化石这样曾经不被看好的样本来源。[9] 这些发展极大地提升了研究人员追溯人类历史中微生物起源、演变和影响的能力。[10]

本书广泛援引了经济学、流行病学、历史学和健康领域专家的丰富著述，探索传染病减少在城市化、现代国家演变、经济发展、移民等领域所扮演的角色。我已尽可能地在正文中标明引用的研究成果，未标明的部分会收录在注释中。部分章节使用了图表和数据以表明观点。我在每个图示中说明了资料来源以及这些数据如何支撑本书的观点，即传染病的持续减少将和当年传染病流行一样带来重大的影响。另外，与那些关于传染病历史的著作一样，本书也将讲述一些精彩的故事。

从全球抗击传染病的角度来看，我们正处于一个不断取得重要和积极进展的时代。与传染病的斗争必须继续下去，我们的投入也应如此。但我们必须意识到，正如历史上的许多重要进展一样，抗击瘟疫取得进展的同时，也给世界带来了意想不到的新挑战。我们必须认识和克服这些日益显现的挑战，把握住过去健康状况改善所带来的机遇和繁荣。过去几十年，人们通过艰苦努力取得了健康和生活水平的极大提升，若做不到这一点可能会导致前功尽弃。

本书所写的不仅仅是瘟疫在历史长卷中扮演的角色，还有那些被疾病一一夺去的不计其数的生命，以及幸存者额外创造的能够拯救更多生命的宝贵机遇。我希望这本书能够达到威廉·麦克尼尔的经典著作《瘟疫与人》所获得的成就——激发读者以不同视角审视世界上发生的事情，而后有所作为。

导 读

传染病不仅早在人类出现之前就已经存在，
还将和人类长期共存下去。
自古以来，它都是人类历史的一个重要参数和决定因素，
未来也必将如此。

——威廉·H. 麦克尼尔《瘟疫与人》

过去几百年里的种种历史进展，无论是世界大战、互联网，还是民主思想的传播，都无法像传染病的减少那样，对人类发展历程产生如此广泛的、具有革命性的影响。人类在与寄生虫、病毒和瘟疫的长期斗争中实现了发展，本书讲述的则是其中存在的悖论——世界正在变得更好，然而方式却令人担忧。

250 多年前，伴随着北欧地区启蒙运动和工业革命的发展，由传染病导致的死亡和伤残开始缓慢减少。这一趋势随后发展到美国和其他具有深刻欧洲文化根源的国家，并在第二次世界大战后开始加快向全球扩散，近几年已经覆盖到了最贫穷的国家。传染病防控的发展产生了不可估量的影响。

直到 60 多年前，大多数发展中国家还处在人类社会数千年来低寿命、高出生率的循环中。[1]1950 年，仍有近 100 个国家和地区的 5 岁以下儿童死亡率超过 1/5，这其中包括撒哈拉以南非洲、南亚和东南亚的几乎所有国家。这些国家和地区新出生婴儿的预期寿命是 42 岁。由于太多儿童夭折，接受正规教育的儿童少之又少，大部分人长大后和他们父母以及祖辈一样，过着勉强自给自足的农村生活。在当时，北欧的预期寿命（70 岁）和撒哈拉以南非洲的预期寿命（37 岁）之差达到了 33 岁。

20 世纪 50 年代以来，低收入国家显著缩小了差距。2015 年，发展中国家出生的婴儿人均预期寿命达到了 70 岁。5 岁以下儿童死亡率超过 1/5 的国家数量为 0。随着儿童和青少年死亡率的下降，许多低收入国家的教育投入情况有了巨大改善。孟加拉国、海地和赞比亚的成人平均受教育年限已经高于法国和意大利 1960 年的水平。[2]在世界上大多数地区，农业已不再是容纳就业的第一大领域。发展中国家的城市居住人口刚好过半，总人口则由 1950 年的 17 亿增长到 2015 年的 61 亿。人口增长的同时，得益于全球贸易增长、亚洲制造业发展和大宗商品价格上升的推动作用，发展中国家的人均收入显著增加，极端贫困的情况有所减少。到 2015 年，北欧和撒哈拉以南非洲的人均预期寿命之差相比 60 年前缩减了 10 岁。

抗击传染病和寄生虫所取得的这些进展是人类历史上最伟大的成就之一，但同时也催生了新的艰巨挑战。高收入国家早先对抗传染病的时候还不具备先进的医疗条件。因此，它们主要依靠的是社会化防控等措施，比如隔离检疫和投资建设高效的给排水系统。实施这些措施客观上要求并促使政府更加负责、医疗体系更加有效，继而推动这些国家进一步繁荣发展。

相较之下，近年来许多低收入国家在传染病防控方面取得的成果，则更多依赖于国际援助和高效的医疗技术。[3]因此，在许多（但绝非所有）低收入国家，传染病的减少并没有像今天的高收入国家那样，在个人财富、医疗、政府响应和就业机会等方面带来相应改善。随之而来的，是前所未有的城市化发展和适龄劳动人口的急剧膨胀。这些人口特征的变化让许多新兴经济体疲于应对。与此同时，世界在不断变化，高收入国家采取的贸易和移民政策对低收入国家的人口变化并不十分友善。气候变化使得许多地区的农牧民越发难以维持生计，加剧了他们迁徙的压力。如果援助机构和国际组织对这些日益严峻的挑战反应迟缓，那么整个世界的经济、政治和安全格局可能都将遭受严重影响。

要解释造成这种担忧的原因，本书需要论证三个观点：第一，传染病确实在减少；第二，传染病带来的危害和克服这些危害所采取的行动在塑造现代世界的过程中扮演了重要角色，未来还将继续如此；第三，近几十年以来传染病减少的方式与以往存在差异，这种差异与广泛的全球变革相互结合，其产生的影响令人对未来深深担忧。我在导读部分简要叙述这些论点，后文将对此进行深入探讨。

宿主和寄生虫——由来已久的平衡

传染病在减少，这种说法听起来似乎难以置信。世界上仍有

3 670 万名艾滋病患者。2016 年有超过 600 万人新感染结核病。世界卫生组织估计，每年约有 18.5 万人死于被忽视的热带病。[4] 外来寄生虫、细菌疫病和罕见热带病毒的暴发频繁见诸报端。流感、严重急性呼吸综合征（SARS）、埃博拉病毒和寨卡病毒等重大疫情夺走了许多生命，造成了儿童残疾，并引起了高度关注。新闻中对于常见传染病的小规模暴发偶有报道，新的疾病仍然时有发生。[5] 麦克尼尔写道，人和传染病以一种“宿主和寄生虫之间由来已久的平衡”方式共存；那些传染病将作为“人类（以及所有多细胞生物）生命的一项永久特征”继续存在下去。[6]

新出现的和此前未知的传染病可能仍将对人类生命构成持续威胁。埃博拉、禽流感等病毒会继续通过动物传播给人类，并通过交换基因使自身更加致命、更加易于传播。过度使用现有药物和对新药研发投入不足，催生了具有耐药性的真菌、原生生物、结核分枝杆菌和其他细菌菌株，进而增加了常规医疗的危险性。这些全新的、具备耐药性的病原体可以借助更频繁的全球贸易、更便捷的交通和全球升温（所产生的利于病毒复制的温暖气候），轻松穿越国境。[7] 传染病全球大流行暴发的风险正在步步逼近，其程度可能比肩 14 世纪鼠疫引发的黑死病、19 世纪的霍乱、1918—1919 年的流感或近年来的艾滋病。

这些威胁并不都是前所未见的，然而在这样一个联系愈发密切的世界，它们仍然值得重点关注。贸易带来的疾病传播至少要追溯到公元前 430 年，当时有一艘商船到达雅典，船上携带病菌的老鼠引发了瘟疫，最终造成全城 1/3 的人口死亡。在 19 世纪，霍乱沿着铁路在北美传播，之后跟随蒸汽船到达英国和欧洲其他国家。[8] 耐药菌株早在人类发现第一种抗生素以前就已经存在。[9]气候变化让疟疾在几个世纪前从非洲扩散到其他地区，也可能对包括中世纪时期的黑死病在内的三次鼠疫大流行产生了重要影响。[10]新的风险，例如人工合成病毒，可能会出现，但从当前与过去的对比来看，全球化、气候变化和微生物耐药性在对传染病危害的影响方面存在差异，但这个差异更多是程度上的，而非实质上的。管控这些危害是一个长期的过程，并且依然至关重要。

尽管如此，我们不应该因为这些危害持续存在，就选择忽视已经发生的改变。过去几十年里，传染病在包括最贫穷地区在内的世界各个区域都显著减少——这在人类历史上前所未有。全球健康领域顶级数据机构美国华盛顿大学卫生计量与评估研究所（Institute for Health Metrics and Evaluation）的研究显示，目前在世界上大部分地区，包括中东、北非、拉丁美洲和加勒比等许多低收入热带地区，传染病导致的死亡和伤残占比不到8%。只有两个地区例外：一个是南亚，具体包括印度、巴基斯坦和相对更加贫穷的孟加拉国和尼泊尔，该地区由传染病造成的健康负担约占总数的1/5；另一个是撒哈拉以南非洲，2011年之前，传染病和寄生虫还是导致这个世界上最贫困地区死亡和伤残的首要因素，4年之后，该地区因传染病造成的疾病负担占比下降到了44%。

事实表明，尽管新旧传染病的暴发和流行时有发生，但传染病的长期下降趋势将继续维持下去。艾滋病曾经给人类造成了深重灾难，对撒哈拉以南非洲的影响尤为严重。在疫情高峰的2005年，艾滋病夺去了180万人的生命。经过美国政府和其他援助机构及合作组织的努力，抗逆转录病毒治疗和艾滋病母婴传播防控覆盖面不断扩大，艾滋病死亡率在之后的10年里下降了42%。即便是在博茨瓦纳等艾滋病感染率最高的国家，人均预期寿命也已经强势反弹，超过了疫情暴发前的水平。

抗击艾滋病等传染病所取得的成绩和展现出的韧性是多方坚持不懈、同舟共济的写照。人们通过这些努力获得了一定成功，但这一切的得来并非理所当然，尤其是在最贫困的国家，未来仍有许多工作要做。在许多国家，人口增长、城市化和地方病的减少，增加了大批无接触史人群近距离接触的频率，从而加剧了未来疾病暴发和流行的风险。新发传染病、抗生素耐药性和生物恐怖主义等风险依然突出，需要全世界持续投入资源为应对未来的全球大流行做好准备。

就像人们不能因为一场暴风雪而否认全球升温的趋势一样，微生物对人类的持续威胁也不应让人们忽视传染病发病率的总体下降。诚然，正如气候变化和极端天气事件的关系那样，常规情况下全球传染病发生率的下降和传染病疫情偶发风险的升高可能存在着关联。传染病的减少是空前的、持久的，对低收入国家有着革命性的影响。那些变革大多发生在过去短短几十年内，不仅仅增加了寿命、减轻了痛苦，还促进了城市的发展和扩张，推动了全球经济力量的转移，改变了人类迁徙的模式。然而，这些变化并不都是正面的。

是历史的决定因素，也是人类悲剧的载体

传染病的减少重新塑造了这个世界。无论结果好坏，要想理

解这个过程是如何发生、为什么发生的，我们就需要再次向麦克尼尔寻求答案。在《瘟疫与人》一书中，他表示，传染病是“人类历史的一个重要参数和决定因素”。和麦克尼尔一样，后来的学者也观察到，微生物造成的死亡人数通常不是它们力量的唯一体现。[11]传染病对人类历史的巨大影响具有三个特点。

首先，顾名思义，传染病是会传播的疾病。传播可能出现在人与人之间，也可能通过像蚊子、老鼠这样的媒介间接发生。有大量人员密切接触的场所或活动是传播风险最高的场合。正因为如此，无论是城市演变还是贸易扩张，是战争还是朝圣，传染病在其中都扮演了至关重要的角色。辛瑟尔对此的精彩描述依旧难以超越：

> 就决定一国命运的能力而言，无论是剑矛、弓箭、机枪还是高能炸药，在伤寒虱子、鼠疫跳蚤和黄热病蚊子面前，都会黯然失色。文明面对疟原虫节节败退，在霍乱、痢疾和伤寒杆菌的猛攻下溃不成军。舌蝇散播的锥虫让大片地区尽失活力，求爱者留下的梅毒成了几代人的难言之隐。战争和征服，还有被我们称为文明成就的聚居生活，不过是为这些演绎人类悲剧的最有力载体搭建好了舞台。[12]

其次，传染病对无接触史的人群影响尤甚。传染病杀伤力不大时，康复人群通常能够获得对这种疾病的终身免疫。缺乏此类特定免疫能力的群体，则在侵略军、商队和探险者携微生物而来时首当其冲。有关传染病历史的著作通常对此类情形着墨颇多。

瘟疫给不具备特异性免疫能力的人群带来了极大风险，这也是为什么许多传染病会对儿童造成尤其巨大的伤害。在人类历史的大多数时期，传染病的存在使得儿童死亡率居高不下，一方面迫使母亲出于对孩子早夭的担忧选择生育更多子女，另一方面降低了家庭在子女身上增加投入的意愿。这些后果对女性的社会角色、公民受教育程度和劳动力结构产生了深远影响。

最后，传染病的预防和控制需要人们和政府的合作。面对传染病的风险，个人、家庭、社区和国家无法长久地独善其身，若执意于此则会带来巨大的代价。[13] 只有当周边邻里、其他社区和中央政府采取同样行动时，传染病防控措施才能够持续奏效。诺贝尔奖获得者乔舒亚·莱德伯格（Joshua Lederberg）的说法恰如其分：“微生物可能昨天刚在遥远大陆上感染一名儿童，今天就让你得病，明天就引发一场全球大流行。”[14]

其他危害人类健康的事物，例如烟草制品、违禁药物和空气污染，同样能跨越国境，因而需要合作应对，采取有效措施。在这些危害引发关注之前，各国就已经意识到，传染病是第一个必须依靠国际合作才能解决的全球性问题。英国政治理论家莱纳德·S.伍尔夫（Leonard S. Woolf）1916 年的高论历久弥新：“固守民族独立、孤立和国家利益的理论与需要维护国际生命和利益的现实存在着矛盾，这一矛盾在任何一个层面上都没有像人类与霍乱和鼠疫等流行病灾难的斗争那样，表现得如此持久、突出。”[15] 传染病对不具备特异性免疫能力的群体造成巨大威胁，引发人们的恐慌,还可能因疫情影响贸易和旅行而造成经济损失。由于这些原因，传染病一直是促成通力合作的强大动力。[16]

取得进展的不同路径

传染病迫使政府掌握更大的行政权力并担负更大的职责，从而管理公民和企业的行为。早在《圣经》成文时，人们就已经认识到某些疾病具有传染性，书中记载了麻风病患者居家隔离所需遵循的详细规则。[17]14 世纪暴发第一次黑死病流行时，威尼斯和佛罗伦萨的地方政府曾按照《旧约》中记载的方式对过境人员实施强制隔离。[18]quarantine（隔离）一词源自意大利语的 quaranta giorni，意为“四十天”。文艺复兴时期，政府还采取了其他公共卫生创新举措来应对流行病，包括要求公民进行民事登记、成立第一个市政卫生委员会等。这些措施是当时国家职权显著扩张的缩影，被其他艰难抗疫的国家纷纷效仿。[19]

隔离措施在控制霍乱和由其他一些微生物引起的疫情上收效甚微，这时政府会根据过去的经验灵活变通。犹太教、印度教和伊斯兰教的律法规定了身体清洁以及饮食和用水方面的原则。罗马人建造了由水渠、地下管廊和排淤管道组成的精妙网络，在遏制疟疾散播的同时，也提供了良好的卫生环境和饮用水。[20] 在社会改革者和愤怒民众的压力下，高收入国家的政府在 19 世纪建立了给排水系统，通过了关于住房和食品的法律法规，宣传倡导个人卫生，并签署了第一批旨在遏制流行病威胁的国际卫生条约。[21]

高收入国家在控制传染病上取得成果的时间，大多要早于治疗这些疾病的有效药物发明的时间。具体的控制措施组合因疾病和国家而异，进度也有所不同。[22]瘟疫防治之路不是一帆风顺的，国家的发展进度可能倒退，一些重要创新，比如微生物理论，则可能要等到数十年之后才被广泛采用。[23]但在瘟疫长期显著减少的国家中，许多国家都有着相同的历程，包括工业化程度上升、中产阶级壮大、工会组织出现、女性教育改善、公共卫生立法以及政府机构应对能力提升。[24]在某些国家，传染病的控制很大程度上得益于收入增加、教育普及程度提高等变化。对于另一些国家而言，传染病的控制刺激了对环境卫生、住宅法律体系建设和市政基础设施的投资，为日后的高收入国家带来了更广泛的社会和经济利益。通过这些方式，传染病控制的缓慢进程对政府提升自身效率提出了要求，同时也创造了机会。达成这一目标的决心不能动摇——未能持续投资传染病防控的那些国家遭遇了肺结核等疾病的反扑。[25]

这些年来，低收入国家经历了瘟疫、病毒和寄生虫的减少，这与高收入国家曾经历过的健康水平改善一样重要。然而，许多低收入国家并没有像几十年前的那些国家那样，在努力控制传染病危害时推动市政、国家和国际治理层面相应的社会改革和资源投入。许多低收入国家的城市克服了瘟疫、病毒和寄生虫带来的沉重负担，但这一切的实现并不仰赖建设有效的住宅法律体系、配套的城市给排水系统和足以吸引容纳迁入人口就业的工厂所需的经济基础设施。人们消除了传染病对无接触史人群，特别是对婴幼儿造成的巨大风险，但这并未带来公共卫生和女性地位的相应改善。

为什么这样一个奇迹时代依然令人担忧

已故新闻记者、“统一行动”（ONE Campaign）组织前首席执行官迈克尔·埃利奥特（Michael Elliott）曾将这个时代恰当地称为全球健康的“奇迹时代”。[26] 在低收入国家，传染病控制方式的改善挽救了数以百万计本可能残疾或夭折的婴幼儿。

然而，有太多国家未能采取足够的保障措施，来确保下一代成年后能够拥有工作机会和可以充分满足健康需求的医疗体系。世界银行估计，到 2050 年，发展中国家的适龄劳动人口（15 岁以上）将新增 21 亿。除非各国的就业率水平在当前基础上有所提高，否则这意味着其中将有近 9 亿年轻人没有工作。[27] 由于缺乏能够有效预防和管理心脏病、癌症和糖尿病等疾病的医疗体系，这些原本在高收入国家更为常见的慢性病的发病率在一些低收入国家迅速攀升。在许多低收入国家，城市扩张速度前所未见，远远超出其城市经济和基础设施承载能力的增长。大城市不一定意味着繁荣和良好治理，这在历史上是第一次。大都市拥堵不堪，也无法给日益增多的青年人提供足够的正式就业岗位，这些都可能滋生社会不稳定因素。气候变化以及高收入国家对贸易和移民的日益敌视减少了低收入国家扩大就业机会的途径，限制了其公民迁居其他地方的能力，使这些国家的情况更加恶化。不难想象，今后几十年可能不会像过去那样和平了。

令人担忧的未来并非不可避免

在这样的故事背景下，传染病减少所带来后果的严重程度可能不亚于当年疾病肆虐产生的影响。人们应该正确认识和对待这一问题，但可怕的未来并非不可避免。我在这里无意论述发展中国家人口过剩或是放弃投资全球健康会让世界变得更好之类的观点，因为本书不是这样一本论著。一个任由病重者自生自灭的地球不会蓬勃发展，只有让这些人改善生活品质，地球才会繁荣兴旺。人们应继续努力减少低收入国家的传染病、早夭和不必要的苦难。各国政府、援助组织和政府间机构应尽一切可能加快这一进程。

人口增长并不一定导致穷人数量增加。如果传染病的减少可以同时伴随教育质量、基础设施和正式就业机会的改善，它将加速经济增长，提升治理水平。巴西、伊朗和沙特阿拉伯等不同国情的国家都在没有采取严厉的人口控制的情况下实现了生育率下降。20 世纪农业生产领域的创新使粮食增产继续满足人口增长的需求，尽管长期以来人们都对此存在恐惧并持有相反的预测。

但是，打消了新马尔萨斯主义关于低收入国家人口爆炸的恐惧，并不意味着我们应该忽略抗击传染病进展中出现的新挑战。我们不应假定低收入国家可以或将会走上与高收入国家相同的道路。

在过去，相比之下疾病较多的反而是发达国家。直到较近的一个历史时期，热带和亚热带低收入国家因传染病和寄生虫死亡的人数才显著高于其他地区。第 1 章讲述了这一变化的过程，传染病的历史与农业、贸易、城市化和人类其他文明习惯之间的联系，以及高收入国家为改善健康所经历的漫长道路。开篇的场景选在了2003年那场艾滋病流行的暴风眼——南非。那时，最低收入国家与最富有国家的传染病发生率之差可以说达到了有史以来的最大值。

接下来的四章描述了近年来低收入国家传染病减少的方式、取得这一进展所经历的不同路径以及相应的后果。每章都将围绕一个主题，运用具体疾病和国家的案例展开探讨。

第2章的切入点是与殖民地和征服相关的疾病——天花和疟疾。这一章的主题是传染病、对外援助和国家之间的联系。本章详细回顾了20世纪50年代全球疾病根除行动的军事和殖民起源，以及它们对于低收入国家抗击传染病所采取的针对特定疾病、通过技术驱动的策略产生了怎样的影响。事实证明，这种方法虽然在应对目标传染病方面取得了巨大成功，但并没有像许多高收入国家那样，带来政府在传染病日常防控应对和管理能力上的广泛提升。在人口快速增长、城市化和成年人口增多的叠加作用下，低收入国家不完善的医疗体系正腹背受敌，在抗击埃博拉病毒等新发传染病疫情的同时，还要竭力应对非传染性疾病前所未有的增长。

第3章讨论的是儿童疾病，包括麻疹和其他呼吸道疾病。这些疾病一旦成为地方病，就会对儿童造成尤其严重的影响。这一章的主题是传染病与经济之间的联系。首先讲述的是1982年发起的一场运动，这项大胆的举措在短短8年内将儿童免疫接种推广到了世界上最贫困的地区。随后，这一章讨论了儿童疾病死亡率的下降如何在短短几十年内帮助曾经的一些低收入国家改变了经济命运。这一章还解释了为什么传染病减少所创造的经济机遇转瞬即逝并且可能蕴含危险，届时将讲述中国和肯尼亚的故事。

第 4 章讲述的是城市等定居点的疾病，如结核病、霍乱和其他肠道疾病。这些疾病曾在欧美第一批工业化城市中肆虐。这一章的主题是传染病与城市化之间的联系。人们采取了节俭式创新的措施应对这些疾病，从而促进了大城市的发展和扩张。这曾经是专属于高收入国家的景象，现如今在低收入国家最为常见。这一章将从地球上人口最稠密的城市——孟加拉国达卡的繁忙街道开始讲起。

第 5 章讨论的是地方性疾病。这些疾病，包括脑膜炎和其他被忽视的传染病及寄生虫病，几乎只发生在世界上最贫穷和生态环境最为恶劣的地区。过去的 15 年里，在国际卫生运动的英勇冲锋下，这些目标疾病开始减少。近年来健康改善所拯救的婴幼儿逐渐长大成人，并开始做一件许多传染病控制的受益者都在做的事情——移民。这一章的主题是传染病和人口迁移，重点讲述尼日尔和爱尔兰的故事。

本书的第 6 章，也是最后一章，开篇将引用威廉 · H. 斯图尔特（William H. Stewart）的故事，以及他的那句现代医学中知名度最高、使用最广泛，同时也是误用最多的名言。这一章将解释斯图尔特实际表达的意思如何提供了一个有效的思维框架。在这个框架下思考政策建议，能够缓解人们的担忧，并让世界继续变得更好。

低收入国家有机会决定它们的未来，创造出更具普惠性的经济增长，对医疗体系和教育进行更明智的投资，享有更自由的贸易，实现技术的持续进步、农业生产的可持续发展，达到更好的治理水平。只有那些国家的政府和居住在那里的人民才能实现这样的未来。与此同时，国际援助机构、慈善组织和私营部门还可以做出更多贡献，帮助那些国家持续应对迫在眉睫的人口挑战。本书提出了相应的议程，但要采用并有效地实施其中的解决方案，我们需要更加深入地了解问题的本质、基本历史、起源和成因。本书接下来几章的任务即是如此。

第 1 章　世界是怎样开始变好的？

药在哪儿？药在那儿，在没有疾病的地方。那疾病在哪儿？疾病在没有药的地方。

——彼得·马根尼（Peter Mugyenyi）博士，

2000 年德班世界艾滋病大会

“我有一个办法。”

这是我在艾滋病法律项目（AIDS Law Project）工作的第一天。我刚从法学院毕业，加入了这个位于南非约翰内斯堡的非政府组织，急切地希望做出点贡献。当天的周例会上，我的新老板询问谁有办法把一支奈韦拉平注射液安全地带给农村地区一位即将分娩的女性，我自告奋勇请求出战。

等待接收这支注射液的是 S[1]，一位新晋妈妈，同时也是 2001 年南非 400 万名艾滋病病毒感染者中的一员。[2] 那一年，每 4 名接受产前门诊检查的女性中就有 1 名 HIV（人类免疫缺陷病毒）检测呈阳性，S 就属于那 1/4。[3] 子宫内的胎儿通常不会感染 HIV，但是据估计，当时南非每年有 7 万名婴儿因为在分娩或哺乳期间接触了母亲的血液而受到感染。在怀孕的第八个月，S 得知自己感染上了 HIV，胎儿也处于危险之中。S 在电视上听说有一种药可以防止婴儿患上这种疾病，但南非当时还没有这种药物。S 花了两个星期的时间，挺着孕肚挤上闷热拥挤的小巴，驶过尘土飞扬的崎岖道路，穿梭于非政府组织运营的诊所和宗教慈善机构之间，恳求别人告诉她怎样才能挽救自己还未出生的女儿。经一位修女提示，S 拨打了一个热线电话，随后就被引荐给了我们。我的老板设法从一位医生朋友那里拿到了合适剂量的奈韦拉平。现在需要我们做的，就是在 S 分娩之前把注射液交到她手上，而分娩随时可能发生。

S 和她未出生的女儿成为受害者要归咎于地点不利、运气不佳。S 只与一个伴侣（一个年轻同乡）发生过性关系，但在 2001 年，南非的成年人中约有 1/5 是 HIV 阳性。1996 年，抗逆转录病毒药物三药组合方案研发成功，艾滋病从可怕的杀手变成了在高收入国家可控的慢性病。时任南非总统塔博・姆贝基（Thabo Mbeki）承认艾滋病是一个严重威胁，但否认艾滋病是由 HIV 导致的——这在当时早已是科学界的共识。他坚持要找到非洲独特的解决方案，而不是依赖西方制药公司的产品。[4] 当时，卫生部长曼托・查巴拉拉 – 姆西芒（Manto Tshabalala-Msimang）是总统的忠实信徒，没有任何反对党能对执政的非洲人国民大会（African National Congress）构成挑战，其他政府部门也纷纷站队支持。即使制药企业向南非捐赠了奈韦拉平，政府依然拒绝批准使用。此外，其他治疗艾滋病的专利药太过昂贵，像 S 这样的患者根本无法负担。2001 年，南非中年死亡的人口比例超过了 60 岁和 70 岁两个年龄段，其中大部分死于艾滋病。[5]

艾滋病至少还有药可医。在南非和撒哈拉以南非洲的其他国家，疟疾、结核病等传染病同样造成了巨大负担。其中许多疾病即便有对应的治疗药物，这些药要么是发明于殖民时期，要么是“老药新用”的兽药且通常具有一定毒性。[6] 在 2001 年被世界银行定义为高收入的国家中，只有 6%的人死于传染病。但是在撒哈拉以南非洲，每 100 例死亡中仍有 54 例是由传染病造成的。除艾滋病（相对较新）外，这些传染病都已经折磨了人类数千年。[7]

散会之后，我去了厨房，从公司新买的烤面包机的包装箱中掰下一块泡沫，带回我的新办公室。虽然注射器有一个塑料针头保护帽，但它需要被牢牢固定住，以免压下柱塞。我试着用房门钥匙在泡沫上优雅地挖出一个凹槽，但发现并不起作用，于是果断改用手指。白色的泡沫颗粒撒得到处都是，有的嵌进办公室的棕色薄地毯，在那待了好几个月。就这样工作了 1 个小时后，注射器终于严丝合缝地放进了泡沫。由于药物不需要冷藏，我们将它直接邮寄给住在 S 家附近的一位联络人,送达时注射器完好无损。两天后 S 临产，助产士在她开始分娩的时候给她注射了药物。她的女儿出生时一切健康，后来 HIV 检测也呈阴性。S 使用婴儿配方奶粉喂养孩子，并在 6 个月后为她加强了一针奈韦拉平，这些都有助于维持婴儿的健康状态，防止她通过母乳感染 HIV。

2002 年，艾滋病法律项目和它的姊妹组织“治疗行动”（Treatment Action Campaign）在法庭上赢得了里程碑式的胜利——法院判决南非政府应当向携带 HIV 的孕妇提供奈韦拉平。[8] 但南非政府仍然不执行判决，于是我们在约翰内斯堡中心商务区举行游行，在首都比勒陀利亚的街道上演出死亡场景以示抗议。我的同事无所畏惧，直接起诉跨国公司对 HIV 救命药定价过高。经过两年的努力，南非政府终于开始执行法院命令，抗 HIV 治疗逐渐普及。一直到 2006 年，南非卫生部长都还在国际艾滋病会议上宣传政府支持的植物疗法，这种疗法使用的药方包含大蒜、甜菜根和橄榄油。姆贝基总统于 2008 年卸任后，南非政府对抗 HIV 治疗项目的抵制才完全平息。[9]

THABO YOUR IDEAS ARE TOXIC.
H = Hope
I = Information
V = Victory
H.I.V. POSITIVE

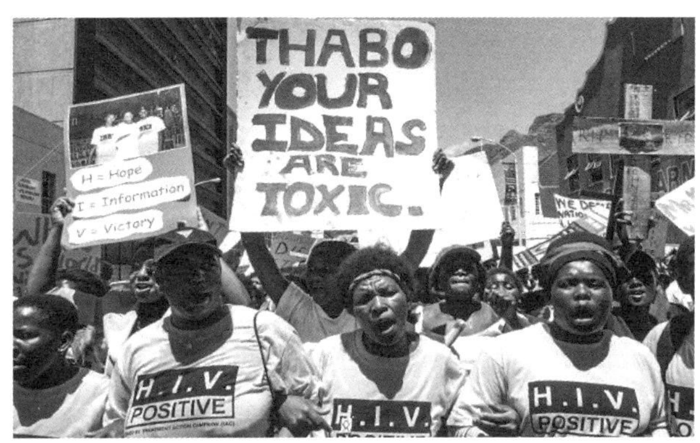

图 1.1 艾滋病患者权益活动人士在南非开普敦参加抗议活动

资料来源：安娜·泽明斯基（Anna Zieminski）；摄于 2001 年 11 月 26 日；法新社/盖蒂图片社（Getty Images）

在此期间，我身边陆续有人因艾滋病去世，其中包括我的客户、抗议领袖和同事的好友。哈佛大学公共卫生学院的研究人员估计，由于南非政府拒绝实施可行的治疗方案和预防计划，额外有 3.5 万名婴儿出生时就被感染 HIV，33 万人死于艾滋病。[10] 这可能只是保守估计，其他研究得出的结论是，原本可以避免感染 HIV 的婴儿的人数几乎是上述保守估计数字的两倍。[11] 在南非期间，我积极投身诉讼和抗议活动，努力为扩大治疗可及性做出贡献。不过老板开玩笑说，琢磨出寄注射器的点子或许才是我在那儿做过的最有用的事情，我对此倒也无法反驳。

我只见过 S 一次，我告诉她：你是你女儿的英雄。后来她友好地邀请我参加她的婚礼。我至今仍然会想起 S 和她的女儿，她的女儿现在应该有 16 岁了。

我在南非的时候，全球健康的发展正处于一个极不平衡的时期，尤其是以历史标准来衡量。尽管目前大多数传染病都集中在热带和亚热带地区，但这一特征形成于相对较近的一段历史时期，最早也不过是追溯到 20 世纪初。瘟疫曾经在北美、北欧和东亚等温带地区广泛传播。然而到 2003 年，撒哈拉以南非洲国家因传染病死亡的比例已经比高收入国家高出将近 9 倍。[12] 传染病地理分布上的这种巨大差异可能是数百年来，甚至是人类结束新石器时代的渔猎生活以来从未有过的。传染病在世界范围内传播，然后在高收入国家中缓慢下降。人类努力克服文明进步给健康带来的不利影响，但这种传播趋势却反映出了文明发展历程中不平衡的一面。

死亡、疾病和史前人类的衰落

传染病是由病毒、细菌、分枝杆菌、真菌、原生生物和寄生虫等微生物引起的疾病。鉴于传染病在低收入国家大量存在，人们可能会因此认为瘟疫是欠发达社会独有的灾害。然而在大多数历史时期，情况却恰恰相反。传染病负担的日益增加始于人类社会的一系列行为，包括从事农耕、驯养动物以及发展贸易和更加便捷的交通等，这些特征传统上都与发达社会关系更加密切。[13]

有关人类早期与传染病接触的已知信息大多来自考古证据、

遗传模型，以及对少数生活在20世纪的狩猎采集者的研究。通过还原传染病的历史，人们发现，对于大多数寄生虫、细菌和病毒而言，狩猎采集者算不上理想的猎物。他们群体规模不大，通常是三四十人成群结队而行。这些人移动多、分散广，几乎没有让疾病在个体之间传播的机会。根据目前最好的估计，一名狩猎采集者需要搜索大约1平方英里（约2.6平方千米）的土地才能觅得足够的食物，平均每年需要迁徙7次。[14]许多微生物在室内更加活跃，因为不用担心阳光中紫外线的消杀能力，同时还可以免受迁徙和觅食所带来的温度和湿度变化的影响。

影响早期狩猎采集者的传染病有两类。第一类传染病是由主要寄生在动物身上的微生物引起的（人畜共患疾病），人类在偶尔接触这些微生物的时候被感染。这些疾病是致命的，因为大多数狩猎采集者从未感染过。第二类是一些作用缓慢的、不那么致命的疾病，比如雅司病。引起这种皮肤病的细菌会在感染者体内存活很长时间，从而尽可能地增加找到下一个人类宿主的概率。狂犬病和炭疽病是致命的人畜共患疾病，据考证狩猎采集者是因为偶然接触已遭感染的野生动物而被传染的。感染破伤风和肉毒中毒等细菌性传染病，以及旋毛虫病和其他绦虫病等寄生虫病的风险，则来自屠宰和食用野生动物。[15]苍蝇、蚊子、啮齿动物、虱子等携带的疾病（媒介传染病）可能对史前社会产生了影响，但大多数受到地理和气候的限制（如曾经仅在埃及和非洲大湖区出现的鼠疫），或是以当前低毒性疾病的形式存在（例如三日疟和间日疟等形式的疟疾）。[16]结核病、百日咳和伤寒等许多传染病在原始社会时期暗中潜伏，随着人类开始耕作、驯养动物、迁居城镇，这些疾病逐渐发展为人类的主要杀手。[17]

大约一万年前，人类迁徙至底格里斯河、幼发拉底河和约旦河流经的一片绵延起伏的地区，在此修建了村庄和农田。这一地区被称作新月沃地（Fertile Crescent），位于今天土耳其、叙利亚、伊朗、伊拉克和以色列所在的区域。考古研究表明，农业在其他各个地区独立发展，然后以不同的速度和影响力从各地区的中心向周边传播。[18] 到公元前 5000 年，两河流域诞生了第一批主要依靠农作物和牲畜满足生存需求的农业村庄。与此同时，中国、巴基斯坦、中亚、秘鲁、墨西哥和东撒哈拉等地区也开始栽种农作物和驯化动物。两千多年后，农业生产成为整个欧洲的支柱并传播到新几内亚。到公元元年，世界上几乎所有人都以农业为生。[19]

农业的起源仍然是一个争论不休的话题，但是现在许多学者相信，狩猎采集者并不是被农耕生活的好处和魅力所吸引，而是在人口压力、气候变化、干旱等因素的驱使下被迫从事农业。[20] 历史学家伊恩·莫里斯推测，发明农业的应该是主要负责采集工作的女性，尽管这一发明有利有弊。男人主要负责狩猎，需要更长的时间来做出变化（也许是因为更懒），但最后还是完成了向放牧以及最终驯养动物的转变。[21] 这两种做法都对传染病和人类健康产生了重大影响。

转向农业的结果中，有一些是积极的。农业生产促进了食物和人口的增长。规模更大、生活更加固定的群体更好地适应了环境，在面对至今仍会困扰国际旅行者的本地微生物时，他们表现出更强的抵御能力。定居的生活方式还提供了照顾病人的机会，人类学会了储存食物并使用较重的陶罐，在提高烹饪效率的同时，也降低了因生食野味和肉类而感染相关疾病的概率。[22]

总的来说，随着农业、动物驯化和其他文明进步的出现，传染病对人类健康的损害显著增加。[23] 农业生产需要永久定居点，因此产生了规模更大、人口更稠密的社区。有关早期定居点的考古研究发现了大量人类废弃的物品，包括动物骨头碎屑和混杂其中的工具残片及人类遗骸。[24] 考古学家比尔·雷斯杰称："在大多数历史时期，人类处理垃圾的方式都非常固定，那就是就地扔掉。"[25] 不出所料，害兽、啮齿动物和昆虫闻风而至，造成黄热病、弓形虫病、狂犬病等致命疾病在永久定居点频繁暴发。[26]

室内居住使人群更紧密地聚集在一起，而由于无法通过阳光直射和空气流通清除细菌、病毒，人类开始患上结核病、麻风病和流行性感冒等疾病。储存食物让人类能够稳定地获得营养，但如果储存不当，也会导致沙门氏菌、肉毒杆菌等细菌和真菌的感染，造成身体不适。人越多，废弃物就越多，不管是人体内的还是其他地方产生的。人类排泄物在地面腐烂分解会导致钩虫进入土壤，这种肠道寄生虫在 1910 年以前一直困扰着美国东南部的居民，现如今许多低收入国家的农村地区仍然深受其害。[27] 废弃物还可能渗入水中，滋生细菌和原生生物，导致霍乱等腹泻病。扁虫和吸虫能够在污水中繁殖并会导致血吸虫病，这种古老的寄生虫病可造成肾功能衰竭、肝损伤甚至死亡。[28]

人类对动物的驯化使后者的数量大幅增长，也使得放牧过程中人畜接触更加密切。[29] 有人认为，一些日后罪行累累的传染病起初就是随着这一发展而产生或加速传播的。麻疹、白喉和轮状病毒性肠炎（一种腹泻病）最早来自牛、山羊和绵羊，流感和旋毛虫病来自猪和家禽，普通感冒则来自骆驼。[30] 疾病的传播也会反向进行。最近的基因组研究表明，牛的绦虫病和结核病就是由人类传染的。[31]

耕种和灌溉都属于劳动密集型工作，需要大量的人力和耕牛，而这些活动产生的沟渠会积存雨水，为蚊子的繁殖和疟疾的传播创造理想的环境。[32] 开垦非洲赤道地区的森林导致恶性疟疾的产生，这种疟疾造成的死亡人数可能比任何其他传染病都多。[33] 土地的开垦破坏了啮齿动物和其他野生动物可能的栖息地，增加了村民感染天花、鼠疫等新老疾病的概率。[34]

农业、动物驯养等标志着文明进步的生活方式使人类面临更多的传染病。一个表现是，尽管人类获得了更稳定的食物来源，但没有证据表明世界上任何一个区域的人类预期寿命在进入农耕时代后的数千年里实现了持续提高。人们对伊朗、伊拉克和美国中西部地区的人类遗骸进行了研究，结果表明，进入农耕时代后，人类感染病毒和细菌的比例有所增加。在早期的农业社会中，女性可能会生育 4 至 7 胎，但其中有 1/3 以上的儿童在 5 岁前夭折，据估计这一比例甚至高于之前渔猎时期的水平。在农耕时代，分娩是女性的主要死亡原因。即便生育率有所提升，早期农业社会人口也只是稳定而缓慢地增长，直到公元前 3000 年左右第一批国家开始出现。[35]

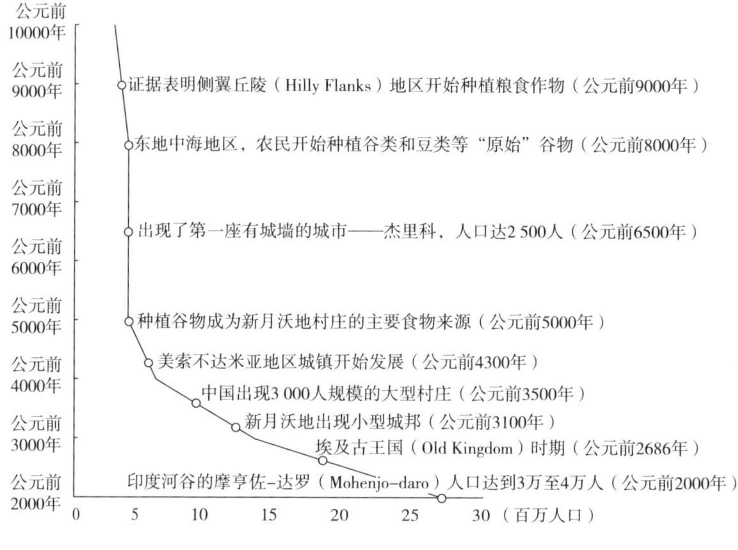

图 1.2　世界人口（公元前 10000 年至公元前 2000 年）

资料来源：麦克伊韦迪和琼斯，《世界人口历史图集》（*Atlas of World Population History*），1978 年；克雷默，《人口增长与技术变革》（*Population Growth and Technological Change*），1993 年；威廉姆斯，《卡塞尔世界历史年表》（*Cassell's Chronology of World History*），2005 年；斯科特，《反对谷物文明》（*Against the Grain*），2017 年；贝洛克，《城市与经济发展》（*Cities and Economic Development*），1988 年；莫里斯，《西方的统治》（*Why the West Rules*），2010 年。

历史上最早的国家是以城邦形式存在的，它们出现在美索不达米亚南部、埃及、印度河谷和黄河流域，内部开始表现出一定程度的分工，并发展出了一套组织架构，从而在社会、政治、经济等方面对居民加以控制。正如政治学家詹姆斯·C. 斯科特观察到的，这些文明最早都是立足于农业生产的农耕文明，发源于平坦的冲积平原，并且都形成了以粮食生产为基础的社会。这些国家的运转需要有足够数量的劳动者来从事繁重的工作，生产额外的食物和纺织品供应给统治精英和其他社会阶层人士（如神职人员、文官、士兵、工匠等）。在那个时代，战争的目的往往不是占据领土，而是通过发动军事突袭，从周边的狩猎采集者和小型定居点掠夺人口和财富。[36]

这些早期国家出现在泥沙淤积的洪泛平原地带，那里有丰富的水资源和肥沃的土壤，适合耕种、捕鱼和放牧，但缺少精英新贵垂涎的商品以及国家建设所需的战略物资。位于今天伊拉克南部的古代苏美尔城市乌鲁克（Uruk）建立了第一个贸易网络，用大麦、纺织品和椰枣换来铜，黑曜石（黑色火山岩）换来武器和工具，木材和石灰石换来建筑，象牙换来艺术品。[37] 近岸航行船只的发明使贸易距离更远、旅行更快、与其他人类定居点的互动更加频繁。古埃及的红海贸易航线一直延伸到 1 500 英里（约 2 414 千米）之外的也门。到公元前 400 年，腓尼基人和希腊商人往来于整个地中海和黑海，穿梭在非洲东西部海岸之间，最远甚至到过印度。几个世纪后，罗马帝国扩大了这些贸易通道，为富裕的罗马公民输送各种他们渴望获得的商品，有康沃尔的锡器、托斯卡纳的葡萄酒，以及重金购得的中国的丝绸、马拉巴海岸的胡椒和印度的珍稀动物。[38]

城市发展、航海贸易和军事力量可能成就了罗马和其他早期文明的伟大与荣耀，但其带来的后果却是惊人的。斯科特认为，美索不达米亚地区的第一批国家“见证了人口密度 10~20 倍的增长，这是人类历史上从未经历过的”。[39] 古代出现的第一个大城市是巴比伦，人口在 20 万~30 万之间。雅典在高峰期大约有 10 万名居民。到公元前 1 世纪晚期，罗马人口已达 100 万，四周是星罗棋布的小城市。[40] 这些定居点和城邦已经是人山人海、鼠患横生、牲畜遍地，加之军团四处征战、商队往来频繁、个人卫生堪忧，它们一个个都成了滋生细菌和寄生虫的温床。

早在公元前2000年左右，苏美尔早期文字记载中就出现了类似于结核病、斑疹伤寒、腺鼠疫、天花和麻风病的疾病。[41]《旧约》成书于公元前700年左右，其中《申命记》一卷记载，上帝向希伯来人许诺，若他们从埃及拥挤的城市回到自己人口稀少的家园，将“使一切的病症离开你，你所知道埃及各样的恶疾……不加在你身上”。[42]痢疾、伤寒等通过食物和粪便传播的传染病可能是早期城市生活中最为常见的主要杀手，但真正为历史所铭记的，还是瘟疫的流行。[43]伯罗奔尼撒战争的第二年，一场瘟疫经由埃及和利比亚到达比雷埃夫斯港口，造成雅典军队1/4的官兵死亡，无数居民丧生。修昔底德的记载称，这场瘟疫让雅典进入了“前所未有的混乱状态”。[44]公元165年，马库斯·奥雷里乌斯和他的军团从美索不达米亚带回了一种至今仍未确定的传染病，该病引发的“安东尼瘟疫”造成罗马1/3的居民死亡，其中包括奥雷里乌斯的共治皇帝。[45]在随后的几十年里，疾病不断卷土重来，使得罗马帝国屡遭重创、人口骤减，最终被游牧部落占领。[46]公元541年，“查士丁尼瘟疫”暴发，这场如今被认为是腺鼠疫的瘟疫在埃及全境传播，并沿着帝国的海上补给线到达君士坦丁堡。[47]瘟疫席卷地中海世界达18次之多，平均每12年就暴发一次大流行，使得罗马的人口下降到2万。到7世纪末，反复肆虐的瘟疫和连年不断的战争两相叠加，令欧洲损失了一半的人口，加速了拜占庭帝国的瓦解。[48]同样的疾病在公元610年到达中国的海港，在人口稠密的南方和沿海郡县造成了最为严重的破坏。国力削弱的唐朝①失去了对丝绸之路的控制，欧洲与亚洲之间的贸易几乎不复存在了。[49]

在之后那个被称为“黑暗世纪”的时代，欧洲退化成为一个贫穷的农业社会，几乎没有大的城镇，也没有留下什么文字记录，但是在此期间，人们的健康状况实际上得到了改善。温暖、稳定的气候条件促进了农业的蓬勃发展。在长达 6 个世纪的时间里，欧洲与亚洲之间几乎没有往来，两地的疾病库很大程度上是独立存在的。

从公元 1000 年到 1300 年，欧洲的人口翻了一番，达到一千多年来的峰值。新的城市开始建立，人口也更加稠密，其中一些城市的居民多达 10 万人。欧洲人口从 8 世纪的 2 600 万增长到 14 世纪初的 8 000 万。据估计，当时亚洲的人口是欧洲的 5 倍之多。罗马沦陷后遗留的破败道路得以重建，蒙古人的征服战争扫清了陆上丝绸之路的阻碍，重新建立了贸易路线。地中海地区的海上贸易网络开始复兴，改良设计后的船舶能够胜任几个世纪前无法做到的工作，运输更加快捷，全年无休。[50]

随着人口增长和定居点之间贸易的蓬勃发展，传染病裹挟着致命的威胁卷土重来，从 14 世纪 30 年代开始再度肆虐欧洲（见图 1.3）。

---

① 此处“唐朝”疑为误引，原文为“The same disease arrived at China’s seaports in 610 and did its worst damage in the populated south and coastal provinces. The weakened Tang dynasty lost control over the Silk Road, and trade between Europe and Asia virtually disappeared.”。据查，中国关于鼠疫症状的描述最早出现于公元 610 年的隋朝（581 年—618 年）医学家巢元方主持编撰的《诸病源候论》，有人认为这场瘟疫加快了隋朝的灭亡。隋炀帝在位时期（604 年—618 年），丝绸之路重新贯通，随后因战乱短暂中断。陆上丝绸之路于唐朝（618 年—907 年）初期恢复，后因安史之乱衰落并再次中断，但并未见有关唐朝暴发大规模鼠疫的记载。——译者注

中亚地区暴发了一场鼠疫，也就是后来令人闻风丧胆的“黑死病”。欧洲流行的确切来源尚不确定，但一些历史学家将其归结于 1346 年鞑靼人围攻热那亚贸易重镇卡法（Caffa，现为克里米亚地区城市费奥多西亚）。战争中，攻城方用投石机将携带病菌的尸体投向城内，这一做法可能导致了守城方的感染。[51] 毫无疑问，瘟疫一旦暴发，便开始顺着海上和陆上丝绸之路的贸易路线继续蔓延。[52]

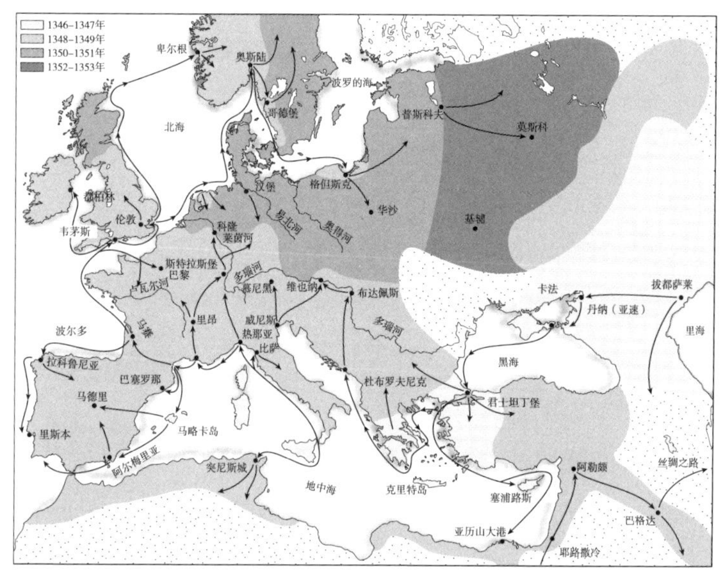

图 1.3　1346—1353 年，黑死病沿陆上和海上贸易路线传播情况

资料来源：改编自本尼迪克托（Benedictow）《黑死病全史：1346—1353 年》（*The Black Death 1346–1353*），2006 年。

在 7 年的时间里，黑死病席卷了欧洲、中亚和北非。与大多数流行病不同的是，黑死病的传播并不太依赖人群聚集，而是更多地取决于散布鼠疫的鼠群及跳蚤的密度，因而城市和乡村都难以幸免。[53] 一名幸存者描述说，佛罗伦萨的乱葬岗堆叠着满是泥土的尸体，“像是有人在用面团和奶酪做意大利千层面”。[54] 锡耶纳（Siena）的一位父亲回忆说，他亲手埋葬了自己的 5 个孩子，当时死者如此之多，以至“所有人都以为那就是世界末日”。[55] 到 1353 年，整个欧洲估计有 1/3 的人死于鼠疫——全欧洲 7 500 万人口中约有 2 500 万人在不到 10 年的时间里死亡。[56] 鼠疫在接下来的几个世纪中屡屡发生，以至欧洲大陆直到 300 年后才完全恢复曾经的人口规模。伊斯兰世界的死亡情况甚至可能更加严重。[57] 埃及的艾斯尤特（Asyut）地区有 98% 的纳税人死亡，开罗到巴勒斯坦沿途尸横遍野。[58] 阿拉伯世界伟大的历史学家伊本·赫勒敦在黑死病席卷突尼斯时失去了双亲，几年后，他写道：

> 瘟疫给东西方的文明都造成了毁灭性的打击，致使国家疲敝，人口凋零。它吞噬了文明之中许多美好的事物，并将这些事物的印记永远地抹去。[59]

毫无疑问，黑死病导致欧洲以及亚洲和非洲受影响地区的文明产生了巨大变化，但这些变化并不都是负面的。例如，随着欧洲人口减少，劳动力变得稀缺，这在北欧等地带动了工资和生活水平的提高，并导致封建制度的瓦解。[60] 人们开始加大力度投资能够节约人力的发明，印刷机就是其中一项。[61] 资本主义开始繁荣发展，土地分配进一步优化，权力在民族国家内变得更加集中。统治者拥有更大的行政权力，能够获得更高的税收，因此可以为商业性质的航行和探险活动提供资金支持。[62] 然而，随着这些文明的进步，传染病又带来了更大、更广泛的威胁。

在克里斯托弗·哥伦布登陆巴哈马群岛海岸之前，天花、麻疹、霍乱、流感和其他许多传染病在美洲并不存在。[63]当时居住在“新大陆”的是美洲原住民，他们的祖先上万年前从亚洲北部出发，穿过白令陆桥到达美洲，之后便过着相对与世隔绝的生活。这一地区很少有动物被驯养，而那些已经驯化的动物也没有像欧洲、亚洲的牛、猪和马那样，变成疾病的高效孵化器。番鸭、火鸡和大羊驼没有成群结队地生活，亦没有被室内饲养或是大量圈养，人们也不喝动物的奶。[64]

美洲原住民长久以来过着相对与世隔绝的生活，与携带疾病的牲畜也鲜有接触。这两点非常关键，因为人类的免疫系统是通过接触疾病而发展的。对于每一种新入侵的病原体，人体都会产生具有持久记忆的细胞；一旦相同的病原体再次出现，幸存者身体的免疫系统就能做出强有力的反应。对美洲大陆和世界上其他边远地区的原住民而言，由于接触的多是前所未见的传染病，大批人被欧洲人探险、殖民和征服所带来的病毒、细菌和寄生虫夺去了生命。[65]

在短短200年的时间里，美洲3/4的原住民消失，传染病正是造成这一结果的罪魁祸首。历史学家威廉·麦克尼尔发现，天花和麻疹是1521年埃尔南·科尔特斯能够以不到600名士兵征服拥有百万之众的阿兹特克帝国的原因。麦克尼尔写道：

> 每当有新的地区或是与世隔绝的印第安人开始与外界经常接触，传染病就会周而复始，产生新的力量，残害无助的原住民群体。[66]

墨西哥大约有 300 万阿兹特克人死于天花、麻疹和其他该地区之前未曾见过的传染病。[67] 根据一名西班牙修士的描述,阿兹特克人“像床虱一样成堆地死亡……因为他们一下子全都得了病,没法互相照料”。[68] 印加帝国及其 8 万余人的军队也遭受了同样的厄运,在 1532 年被弗朗西斯科 · 皮萨罗(Francisco Pizarro)率领的 168 名士兵打败,其中只有 62 人拥有马匹。[69] 哥伦布到达伊斯帕尼奥拉岛后,天花和其他传染病的叠加暴发让当地的原住民人口几乎灭绝。[70]

由于探险者和早期移民带来了天花等传染病,等清教徒到达北美时,新英格兰地区多达 90% 的美洲原住民已经因感染这些疾病而丧生。[71] 在暴力、强制迁徙和镇压下,原住民受困于食物短缺且卫生不佳的艰难境地,这为传染病的传播创造了理想的条件。[72] 欧洲人把原住民的困境当作上帝的恩赐,借机占领了他们的土地。马萨诸塞州第一任总督约翰 · 温斯罗普写道:“原住民几乎都死于天花,这是上帝在赋予我们拥有这些土地的权利。”[73] 某些情况下,殖民者甚至主动为上帝送上帮助,驱散他们土地权属的疑云。他们将天花患者盖过的毯子分发给周围的美洲原住民部落,通过这种早期形式的生物战攫取土地。[74]

美洲原住民人口的急剧减少促使欧洲开始参与西非的奴隶贸易,并且在规模上远远超出阿拉伯商人的运作。奴隶贸易给加勒比、南美和美国东南部地区带来了黄热病和致命的恶性疟原虫。疟疾学家马歇尔 · A. 巴伯将疟疾传播与奴隶制之间的关系概括为“非洲大陆为自己的孩子遭到劫掠而发起的复仇”。[75] 这些地区的疟疾发病率之所以居高不下,是因为甘蔗和棉花种植园的卫生状况,包括排水不畅、饲养牲畜以及“雇用”数千名营养不良的种植园工人等，这为蚊子滋生创造了绝佳环境。[76] 埃及伊蚊传播的黄热病更加致命，这种蚊子偏爱贸易船只上的木桶和城市地区储存雨水用的水箱。[77] 一些人认为梅毒起源于美洲，而后由探险家和殖民者带回欧洲，但这尚无定论。[78]

更为确定的是，经历了地理大发现和奴隶贸易的扩张之后，各类传染病在每 10 万人中的发病情况因地理环境差异呈现出不同特征（热带地区更多，沙漠和冰冻苔原地区更少），但这种特征的差异在人数和种类上都大大低于现在或是过去几个世纪的水平。[79] 通往亚洲和美洲的新航路开辟后，贸易规模不断扩大，一个新的商业城市网络随之在北欧兴起，由最初的里斯本、布鲁日、安特卫普等城市扩展到阿姆斯特丹和伦敦。[80] 就传染病危害在不同地区之间的差异而言，经济更发达、人口更稠密的社会可能遭受了更大的影响。[81] 正如人类学家马克·内森·科恩所写：

> 一个很有说服力的例子是，（14 世纪和 18 世纪）欧洲的城市居民可能是人类历史上营养最差、患病最多、寿命最短的人口……现代文明显然是成功的，因为它们养活了越来越多的人，即便是直到最近才开始对个人的健康和营养有所裨益。[82]

农耕、放牧、定居和贸易生活开启之后，人类在辛苦的耕种劳作中艰难度日，在死亡和传染病的夹缝中勉强生存。人们很容易相信，这一切是因为人类失去了在伊甸园采摘的恩典——毕竟这是《创世记》中提出的观点。上帝因亚当和夏娃吃了知善恶树的禁果而将他们驱逐，并惩罚这对夫妇和他们的子孙世代为农：

> 土地必为你的缘故受咒诅。你必终身劳苦，才能从土地里得到食物。土地必给你长出荆棘和蒺藜来，你也要吃田间的菜蔬。你必汗流满面才得糊口，直到你归了尘土。[83]

人类学家、普利策奖得主贾雷德·戴蒙德（Jared Diamond）同意这种悲观的评价，认为农业导致了寿命缩短、暴政和战争，称其为“人类历史上最严重的错误”。[84]

人们很难不同意《圣经》和戴蒙德的观点，但二者钟爱的狩猎采集生活可能被过度美化了。斯蒂芬·平克（Steven Pinker）在《人性中的善良天使》一书中总结称，大量研究表明，狩猎采集社会多数是高度暴力的。这一时期，战争造成的死亡比例十分惊人，某些情况下甚至要占一半之多，此外还有证据表明当时食人之风盛行。[85]

不可否认的一点是，在过去的几千年里，人类在矢志不渝地建设一项伟大的工程，那就是努力克服因选择文明进步而遭受的健康危害。这是一项全球工程，并且在人类历史上大多数时期都以惨败收场。人口增长是周期性的，受到饥荒、瘟疫和战争的干扰，可能在很长一段时间内也只有微小的增长。据估计，英国在 1728 年的人均预期寿命（25 岁）并不比巅峰时期的罗马帝国（22 岁）或古希腊（18 岁）长多少。[86] 直到几百年前，人类寿命仍停留在较低水平，世界各地或多或少都面临着高死亡率、高出生率、高传染病负担的恶劣健康状况。

富裕国家的健康改善之路

从 1650 年前后起，人类的健康状况开始缓慢改善，最初始于英国、瑞典和北欧地区，随后扩展到美国、新西兰和澳大利亚等与欧洲有渊源的国家。这些国家健康水平的改善要早于发明有效治疗药物的时间。[87] 人类历史上的第一支疫苗发明于 1796 年，含磺酰胺的药物（磺胺药）、青霉素和其他抗生素直到 20 世纪二三十年代才出现。许多人曾准确地指出，工业革命带来的营养改善和收入增加在获得早期健康成果方面发挥了作用，但至于其作用的大小，研究人员和历史学家仍持不同看法。[88] 经济学家、诺贝尔奖获得者安格斯·迪顿（Angus Deaton）指出，虽然人均预期寿命有所增加，但直到 1750 年，锦衣玉食的英国贵族也并没有比普罗大众提升更多。[89] 欧洲新兴工业城市的居民收入要高于农村地区，但在这些烟尘弥漫的中心城区，人们的健康水平却要差得多。1841 年，利物浦和曼彻斯特的人均预期寿命比英国乡村地区少了 10 多岁。[90] 营养水平更佳的儿童死亡率更低、抵抗力更强，但即便是营养状况并未直接改善的婴儿群体，他们的生存率同样有所提升。[91] 社会规范的变化、对传染病认识的加深以及政府应对能力的提升也是推动这一发展的重要力量。

在 17 世纪和 18 世纪，社会对穷人和儿童的普遍态度是冷漠与敌视。1798 年，托马斯·罗伯特·马尔萨斯（Thomas Robert Malthus）牧师的著作《人口原理》（*An Essay on the Principle of Population*）付梓。他指出，“除极端情况外，人口的实际发展几乎不受具体健康状况的影响”，而试图改善健康状况只会增加粮食耗尽和大面积饥荒的风险。[92] 在《圣诞颂歌》（*A Christmas Carol*）一书中，查尔斯·狄更斯（Charles Dickens）借助主人公埃比尼泽·斯克鲁奇（Ebenezer Scrooge）的话描述了当时社会的这种普遍态度。如果你今年碰巧也带孩子去看了这部经典舞台剧，就会听到斯克鲁奇这样讲：

> “既然你问我想要什么，先生们，那就是我的答案。我自己不会在圣诞节寻欢作乐，也无法让那些无业游民开心。刚才提到的那些组织，我都给了支持。它们让我破费够多了，穷困潦倒的人必须去那里。”“许多人去不了那里，还有许多人宁愿死掉。”“如果他们宁愿死掉，”斯克鲁奇说，“他们最好这么做，这样过剩人口就变少了。”[93]

这一态度的转变始于启蒙运动。英国哲学家杰里米·边沁（Jeremy Bentham）认为，社会的目标应该是“最大多数人的最大幸福”。边沁的著述影响深远。在这种功利主义观念的感召下，社会改革者敦促欧洲那些快速发展的城市着力改善卫生条件。[94] 人们对婴儿期有了新的认识，认为其代表着人类纯真、善良的本性，这种看法促使法国发起了一场社会运动，鼓励女性进行母乳喂养并确保子女身体的清洁。[95] 英国随后也开展了类似的活动，包括演讲、分发传单和创建全国女性卫生知识传播协会（Ladies' National Association for the Diffusion of Sanitary Knowledge）等志愿服务组织。[96] 法国率先开始采取行动，通过节欲、禁欲等方式控制生育次数。

福音派基督徒奉行通过社会行动传播福音的宗旨，他们像狄更斯的著作所倡导的那样，建立综合医院和药房，为儿童和“值得救助的穷人”（deserving poor）提供免费的医疗护理。[97] 天花在当时造成的死亡仍占到欧洲死亡总人数的 10%，私人慈善组织为此出资支持并积极推广接种天花疫苗。[98] 一些欧洲国家的政府越发认识到人口增长的重要性，认为这是扩大帝国海外版图和军队规模以及发展国家经济的重要途径，因此开始投资优生优育项目，并将其看作“帝国的重要任务”。[99]

这样一系列运动推动了北欧地区社会规范和卫生状况的进步，有助于减轻传染病危害，减少婴儿死亡。在这些运动中，民族主义者、慈善组织、社会改革者和福音派基督徒首度组成了联盟，这在以往是无法想象的。几个世纪后，在抗击撒哈拉以南非洲艾滋病流行的斗争中，这些力量再度结盟。边沁认为：“所有人都有与生俱来的谋生和学习的能力，且不应该因为疾病或早逝而失去兑现这些能力的机会。”与之相通的是比尔及梅琳达·盖茨基金会（Bill and Melinda Gates Foundation，以下简称盖茨基金会）的格言：“人人都应当有机会过上健康而富有成效的生活。”[100]

尽管这些早期的社会改革取得了进展，但欧洲大部分地区仍然经常受到霍乱、痢疾、斑疹伤寒和伤寒等疾病流行的侵害（本书第 4 章详细讨论了这些城市疾病）。可以说到目前为止，这些疾病造成的死亡人数远远少于中世纪欧洲的鼠疫，但仍然引起了人们极大的恐惧。在 19 世纪，东欧、西欧、俄国、北美和南美普遍暴发的霍乱引发了城市暴乱。这些暴乱背后并没有势力在指挥协调，而且发生在政治、经济体制截然不同的国家。在利物浦和纽约，暴徒袭击了医院和医护人员。在匈牙利，城堡遭到攻击，贵族死于非命。在那不勒斯，暴徒以政府多年来虚假承诺且改善城市卫生条件和基础设施工作不力为由，袭击了中央政府的办公室。[101]

政府和精英阶层的首要任务因此发生了改变，他们需要让民众看到自己应对霍乱时付出的努力，需要实施政策举措以期维持或恢复民众的信心。起初的许多措施不仅没有效果，还适得其反。[102] 但是，传染病造成的恐惧促使另一些人继续采取行动，这些人包括崛起的中产阶级以及新一代的社会改革者和医生，他们不太愿意静候上帝垂青，对政府采取的无效方案也不甚满意。这些人的行动促成了两大进步，极大地遏制了传染病的传播，将少数欧洲国家取得的成果进一步扩大。[103]

第一项关键进步是基于一系列发现提出的微生物理论。19 世纪初期的普遍看法是，疾病源于患者的道德败坏以及肮脏环境和死水所产生的毒气。避免接触污水和妥善处理垃圾确实能降低生病的概率，但是这种将疾病视作污秽的观念导致了对移民、妓女和宗教少数群体的迫害，以及对看不见摸不着的微生物威胁的忽视。针对这种观点打响第一枪的是约翰·斯诺（John Snow）医生，他在 1854 年的经典研究最终确定伦敦布罗德街上的一个水泵就是霍乱传播的污染源头。罗伯特·科赫（Robert Koch）、约瑟夫·李斯特（Joseph Lister）和路易·巴斯德（Louis Pasteur）的后续发现为斯诺的研究提供了科学依据，确认了疾病的载体是微生物，而非难闻的气味或道德败坏。这些发现共同开创了流行病学和微生物学这两大全新的学科领域，引导人们找到了导致结核病、霍乱、伤寒和许多其他传染病的病原微生物。同样重要的是，微生物理论推动了第二项关键进步——公共卫生体系的出现，从而让这些理论付诸实践并服务于公共利益。

要让微生物理论真正发挥效用，政府需要响应民众的健康和社会诉求并采取行动，这听起来像是老生常谈，实际上却是一项革命性的进展。霍乱和黄热病的暴发促使伦敦等欧美城市首度设立市政卫生局并开展公共卫生立法。[104] 面对来自愤怒的公民、社会改革者和企业的压力，欧洲其他国家的市政部门也开始建立供水和排污系统。欧洲清洁用水的推进速度如此之快，以至被人们戏称为“净水热潮”（water mania）。[105] 在美国的许多城市，建立清洁、安全的给排水系统经历了更为漫长的斗争。美国人更担心政府威权主义，通常倾向于由私人承包商提供街道清扫、清洁用水等城市基本服务。在当时美国的许多城市，政府裙带和贪腐之风盛行，承包商偷工减料，还经常在疫情期间停止提供服务。在几十年的时间里，丑闻不断上演，民众也在持续发动社会力量呼吁更大力度的政治改革，美国市政当局终于开始对排污和供水设施的建设承担起更多责任。到 20 世纪初，美国已建立了近 1 700 个公共给排水系统，地方市政在这些系统上的支出甚至超过了联邦政府除邮政和军队之外的任何一项支出。[106]

有效的环境卫生体系需要公共卫生机构来建立和维持，后者在减少传染病和改变政府在民众日常生活中的角色方面持续发挥着作用。这些机构后来通过出台制度法规关停了廉价出租屋以降低结核病的发生率，还要求对牛奶进行巴氏消毒。1900—1936 年，美国城市死亡率显著下降，据大卫 · 卡特勒（David Cutler）和格兰特 · 米勒（Grant Miller）估计，其中有 43% 要归功于饮用水的过滤和氯化消毒措施。[107]1850—1920 年，在欧洲高收入国家、与欧洲渊源深厚的国家（澳大利亚、加拿大、新西兰和美国）以及日本，一系列公共卫生领域的创举使婴儿死亡率大幅降低，而许多低收入国家直到近些年才终于达到前者当年的水平。[108]

总而言之，这些先发国家在减少传染病和改善健康方面的大多数成就，都是在技术水平相当低的情况下取得的。这些成就是各个领域进步的产物，包括社会规范和教育的不断变革、对疾病成因的更深层认识、公共卫生机构的发展和积极回应关切、知行合一的政府治理方式。仅靠财富并不能确保减少传染病。一些工业化国家生活水平的改善经历了漫长的过程，而在此之前这些国家的人口死亡率就已经开始下降了。[109]

历史学家马克·哈里森（Mark Harrison）认为，传染病为现代国家和政治体制的出现创造了条件。[110] 应对瘟疫的威胁需要政府采取协调一致的行动，并将公共利益置于商业和个人利益之上。各个国家采取的具体行动有所不同，这取决于该国先前应对流行病威胁的经验和政府的管理能力及资源。[111] 但是，无论是隔离检疫和预防接种，还是住房改革和卫生、安全的用水系统，这些措施都为其他形式的社会治理开辟了道路，比如义务教育、高效公共管理和城市基础设施投资等。[112]

但并不是所有国家都经历了这一过程。遭受殖民主义破坏的贫困国家没有什么机会建造排污和安全的供水系统，更不会有机会将微生物理论用于实践。面对疾病威胁，投入资源的方式和地点完全由殖民列强决定，相比于在殖民地构建可持续、系统性的公共卫生投资，他们通常更倾向于保护自己。[113] 殖民主义不仅剥夺了前殖民地

1890年，
伤寒死亡率：
每10万人口80~100人
伤寒
抓住他！
我来也！
滤水池
1906年，
伤寒死亡率
降低至每10万
人口32.1人
你的死期
到了！
滤水池
1918年，
伤寒死亡率
降至每10万
人口7人
液氯

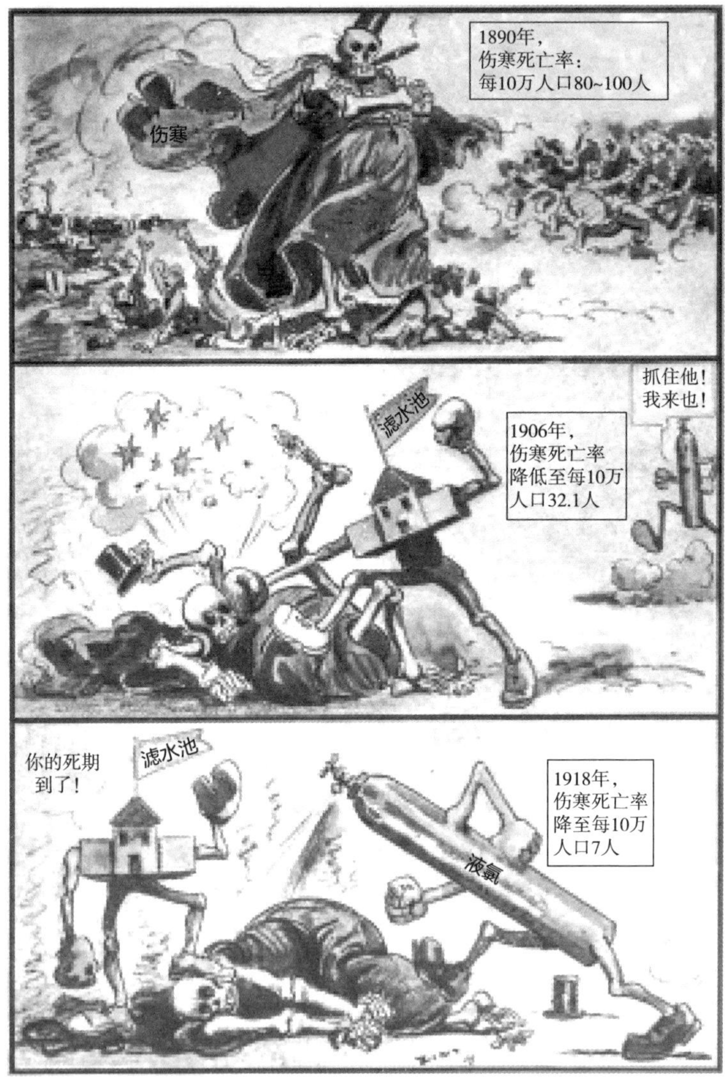

图 1.4　消灭通过水传播的伤寒，你居住的城市开始冲锋了吗？

资料来源：尤金·（齐默）齐默尔曼（Eugene “Zim” Zimmerman），《美国都市》第 21 期（1919 年 9 月），第 247 页。

国家的自然资源，阻碍了政治发展，还致使当地精英逃避对公民应负的责任。许多国家刚刚独立，又要面对压榨民众的统治者。20 世纪 70 年代，全球大宗商品价格崩盘，随后的 20 世纪 80 年代又发生了债务危机，拉丁美洲和撒哈拉以南非洲等地的许多国家政府被迫大幅削减了对医疗卫生体系和社会服务的支持，有时还会面临来自世界银行和国际货币基金组织等贷款方的压力。[114]

人们探索研发出了更有效的医疗手段，与此同时，“富国”和“穷国”之间健康水平的差异却在进一步扩大。[115] 磺胺药发明于 20 世纪 30 年代的染料工业，是第一种能够有效治疗多种细菌感染的药物。[116] 十多年后，青霉素和其他抗生素才陆续问世。新的抗毒素和疫苗相继研发成功，用于治疗一系列疾病，包括破伤风和白喉（1890 年）、百日咳（1914 年）、黄热病（1936 年）、流感（1943 年）、脊髓灰质炎（1955 年）、麻疹（1963 年）、腮腺炎（1967 年）、风疹（1969 年）和乙型肝炎（1981 年）。1980 年，在艾滋病严重侵害撒哈拉以南非洲等地区的贫困国家之前，抗逆转录病毒药物的成功研发在美国和欧洲率先引起广泛关注，而后改变了艾滋病流行的发展进程。这些医学技术的发展，包括艾滋病抗病毒药物等只能有限使用的高成本技术，加剧了全球健康和传染病负担方面的不平等现象，这也是我在南非生活期间感受最为突出的一点。

一个更美好的世界始于一个更加不平等的世界

安格斯·迪顿认为，历史上人类健康的发展几乎总是不平衡的。通向更美好世界的道路往往始于一个更加不平等的世界。

我们基本上没有国家层面的数据能够用来评估这一论断以及人类健康和传染病的长期发展历程。当你读到这里时，你可能跟本书的很多其他读者一样，会理所当然地认为人人都拥有出生证明，死亡时也会由官方机构记录下死亡原因。然而现实是，有 100 多个国家仍未建立基本的出生和死亡登记制度，而非仅仅是那些最贫穷的国家。医生需要正确地将死亡原因归类，这样才能统计出相对准确的重要数据，而能够做到这一点的国家少之又少。[117] 直到 1990 年，才开始有了关于全球各国死亡和致病原因的更可靠数据，这一点要归功于华盛顿大学的克里斯托弗·默里（Christopher Murray）所做的开创性工作，他领导的全球疾病负担（Global Burden of Disease）项目有全球上千名研究人员参与，取得了翔实的数据。

出生时人均预期寿命是少数能够衡量一个国家人口健康长期变化的标准之一。它无法精确衡量健康状况，甚至不能准确评估传染病死亡率和发病率的变化，但这已经是目前最好的长期指标，能够对我们有所启发。预期寿命对婴幼儿死亡率的变化较为敏感（1 岁死亡的人数对于平均数的影响要大于 30 岁死亡的人数），历史上造成婴幼儿死亡的原因很多也都是传染病。

图 1.5 改编自牛津大学经济学家马克斯·罗泽（Max Roser）领导的“数据看世界”（Our World in Data）项目的成果，并引用了盖普曼德（Gapminder）的数据。[118] 该图展示了不同历史时点的世界人口平均预期寿命，简要列示了部分国家的人口比例。在 1800 年（短划线所示），各国人均预期寿命没有一个超过 40 岁，也没有一个低于 25 岁，极差较小。到 1950 年（点划线所示），欧洲和

北美国家的预期寿命显著提高，达到 71 岁。取得这一进展时，青霉素等有效治疗药物投入使用不久，预防脊髓灰质炎、麻疹等疾病的那些今天看来最重要的疫苗都尚未研发成功。相比之下，以印度为代表的许多国家人均预期寿命只有 34 岁左右，几乎没有提高。预期寿命最高和最低国家之间的差距接近 38 岁。

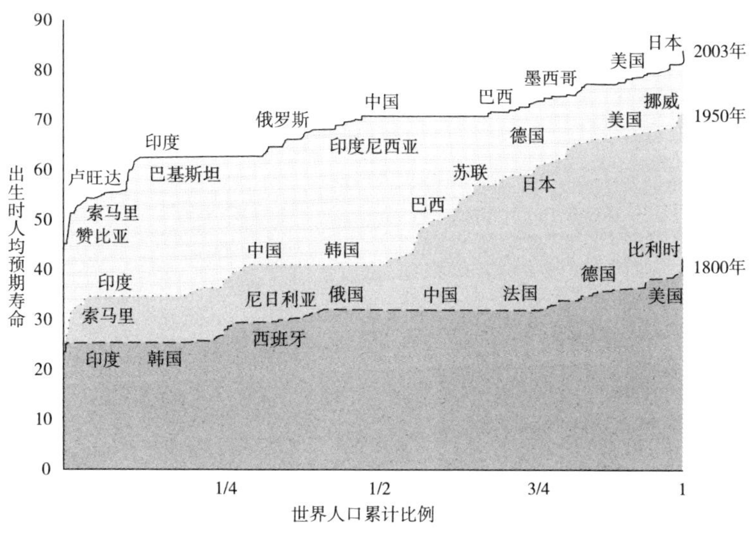

图 1.5　1800 年、1950 年和 2003 年世界人口平均预期寿命

资料来源：盖普曼德；改编自马克斯·罗泽 / 数据看世界项目。

到 2003 年（实线所示），也就是我离开南非后不久，传染病对高收入国家健康的影响已经非常有限。在日本、冰岛、澳大利亚和意大利等国家，出生时人均预期寿命已经超过了 80 岁。中国、巴西、印度尼西亚和印度等人口众多的发展中国家也大幅提升了国民健康水平，预期寿命在 63~72 岁之间。然而，由于艾滋病流行的肆虐，津巴布韦、斯威士兰、赞比亚等撒哈拉以南非洲的较低收入国家人均预期寿命仅有 44 岁。从绝对数值来看，几乎可以肯定，最高收入国家和最低收入国家之间的寿命差距已经达到了有史以来的最大值。

这是一个令人震惊的统计结果，但这之后发生的事情更加令人震撼。如图 1.6 所示，2003 年之后，传染病发病率不仅在高收入国家和新兴经济体中逐渐降低，而且在撒哈拉以南非洲和南亚的最贫穷地区也在不断下降。

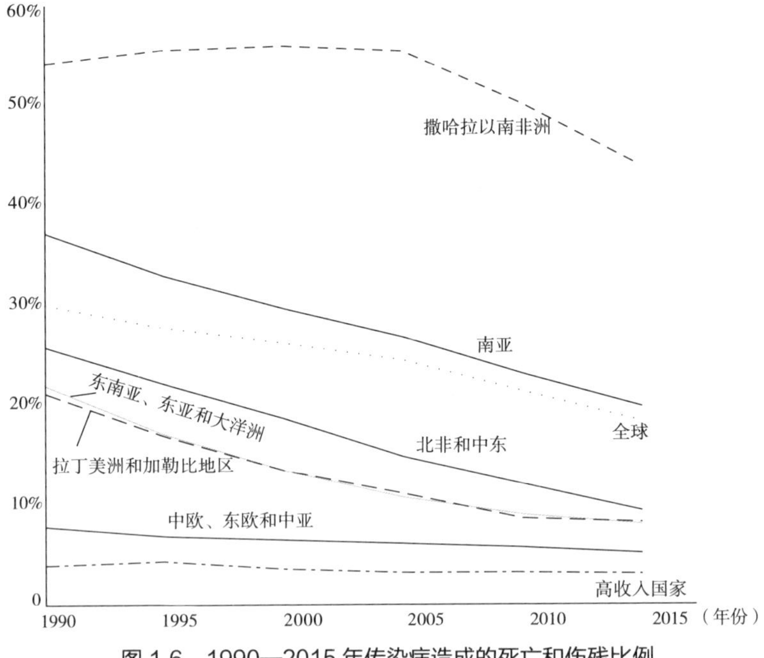

图 1.6　1990—2015 年传染病造成的死亡和伤残比例

资料来源：华盛顿大学卫生计量与评估研究所，全球疾病负担（GBD）项目，2015 年。

这些期待已久的传染病减少是如何实现的？这一结果的实现路径既不同于高收入国家，也不同于中国这样的国家。教育和社会规范的进步，特别是在母乳喂养和分娩方面，对低收入国家和高收入国家的人口健康起到了相似的积极作用。然而，许多国家近些年来虽然健康状况有所改善，却没有像高收入国家那样，在摆脱传染病影响的同时完善公共卫生机构职能，提高回应型治理能力，并带来相应的生活水平的提升。[119]

针对 S 在南非曾经面临的那个难题，国际援助机构、政府间组织和地方政府都在努力寻找解决方案，这也是近些年来取得上述进展的关键所在。各方都发挥了自己的聪明才智，想方设法把救命药交到世界上最贫穷的人民的手上，将他们从传染病的致命魔爪中解救出来。南非和其他国家的艾滋病流行加快了国际合作的步伐，而合作策略则起源于历史上殖民地和军队的健康管理。下一章就将讲述这一时期的故事。

第 2 章　疾病与殖民征服

人类不必生活在一个瘟疫肆虐、政府无能、冲突频发和健康风险失控的世界中。只要有一批人能够携手行动、坚定奉献，人类就可以规划并创造一个更加美好的未来。天花已被彻底消灭这个事实不断提醒我们，为了这样一个未来，我们应该竭尽全力。

——威廉 · H. 福吉（William H. Foege），《着火的房子》[1]

如果你不是来自埃塞俄比亚，年龄又在 30 岁以上，那么当你听到这个国家的名字时，可能很容易联想到儿童忍饥挨饿的画面。1984 年 10 月，英国广播公司播报了该国北部高地（Northern Highlands）的提格雷（Tigray）省发生饥荒的消息。饥荒发生时，埃塞俄比亚正处于激烈的长期内战之中。当时把持大权的军政府“德尔格”扣下粮食援助，利用饥荒迫使村民前往特定的营地接受集中管理，防止他们给反政府军补充力量。从照片上看，这些营地触目惊心：一个个男孩女孩无精打采地站在尘土飞扬的营地里，身形消瘦，肚子却胀得突起，脸上、眼睛上爬着苍蝇。这场饥荒中的死亡人数多达 50 万。在这些影像资料的刺激下（如图 2.1 所示），人们为募集救济资金纷纷采取行动，包括英国流行歌星演唱的圣诞歌曲《他们知道现在是圣诞节吗？》（“Do They Know It’s Christmas?”）、国际群星联合献声的《天下一家》（“We Are the World”）以及伦敦和费城现场同步举办的演唱会。我姐姐买到了那首英国单曲的45转黑胶唱片；我们弟兄几个一遍又一遍地用歌曲询问非洲同胞们知不知道“现在是圣诞节”，就这么不着调地唱了好几个月。（“巧合”的是，大多数埃塞俄比亚人都信奉基督教，“很可能”知道这个节日。）[2] 许多年来，非政府组织的募捐广告中都能看到埃塞俄比亚饥荒的镜头。发展经济学家阿比吉特·班纳吉（Abhijit Banerjee）和埃丝特·杜弗洛（Esther Duflo）表示：“没有哪个影响世界贫困人口的事件能像20世纪80年代初期的埃塞俄比亚饥荒那样，紧紧牵动全球公众的神经，令全世界慷慨解囊。”[3]

今天，大多数埃塞俄比亚人的健康和营养状况都得到了大幅改善。疟疾、艾滋病、结核病和大部分其他传染病都有所减少。2005年以来，仅疟疾造成的过早死亡一项就减少了96%。[4] 这些情况的改善使埃塞俄比亚的婴儿死亡率自1990年下降了2/3。随着儿童死亡的减少，家庭和政府加大了对教育的投资力度。埃塞俄比亚小学适龄儿童入学率从1995年的22%上升到2010年的74%。埃塞俄比亚每名女性平均生育子女数由之前的8个降低到现在的4个。[5] 全球仅有8个国家能够在短短10年之内将女性人均预期寿命提高至少10岁，埃塞俄比亚就是其中之一。在此期间，该国男性人均预期寿命也提高了8岁，这一成就同样令人惊叹。[6]

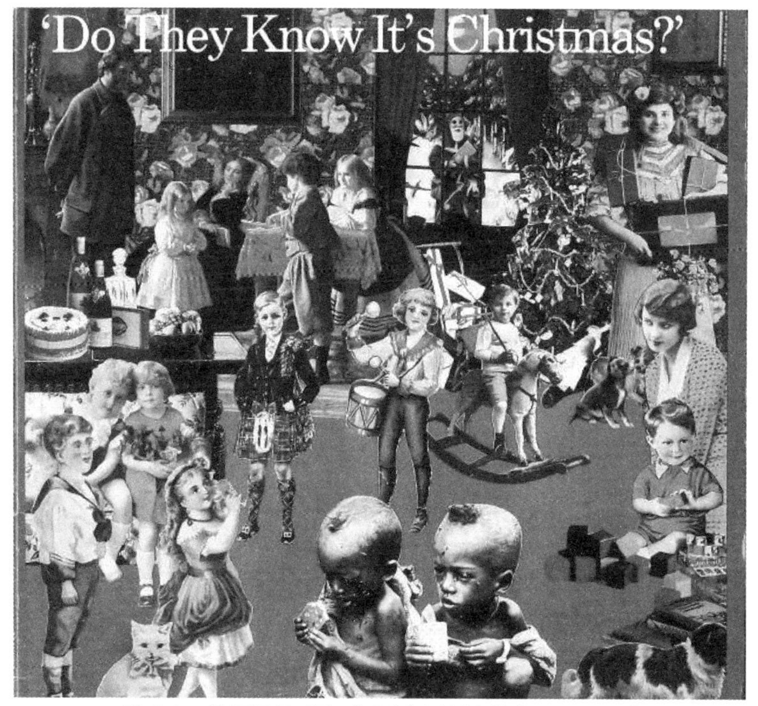

图 2.1　英国超级乐队“乐队援助计划”（Band Aid）

资料来源：哥伦比亚唱片公司（1984 年）；图片由安德莉亚·博伊基·珀塞尔（Andrea Bollyky Purcell）提供，根据合理使用原则出版使用。

随着健康状况的改善，埃塞俄比亚的人口从 1990 年的 4 800 万人激增至 2017 年的 1.04 亿人，人口快速增长的同时，经济也在同步发展。[7] 国际货币基金组织的数据表明，埃塞俄比亚是过去 5 年来全球发展最快的经济体之一。该国首都亚的斯亚贝巴几乎每一条中心街道都有新建的高楼大厦拔地而起（如图 2.2 所示）。过去的几年里我曾去埃塞俄比亚出差，那里翻天覆地的变化很难不让人为之折服。卫生领域取得的巨大进步为埃塞俄比亚赢得了世界的尊重，一个标志性事件就是该国前卫生部长谭德塞（Tedros Adhanom Ghebreyesus）成为世卫组织首位来自非洲的总干事。

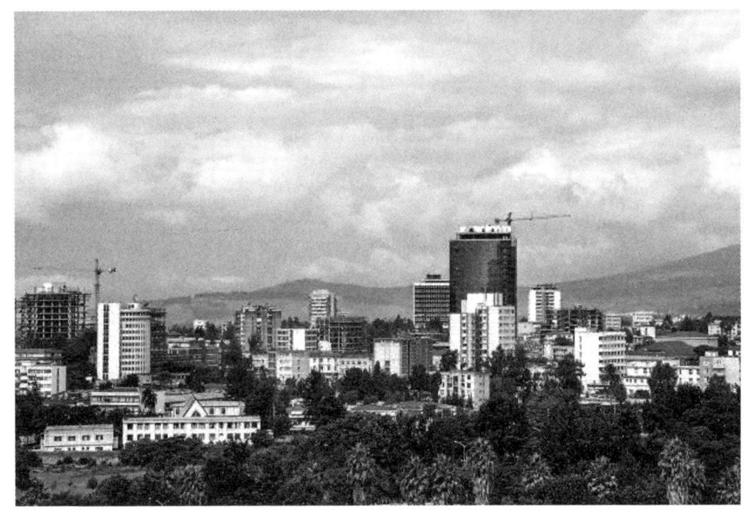

图 2.2　2015 年，亚的斯亚贝巴市中心商业区的天际线

资料来源：盖蒂图片社。

不只是埃塞俄比亚，其他国家在近年来抗击传染病的斗争中也取得了进展。世界各国的传染病发病率都在快速下降，一些发展中国家虽然经济增速不及埃塞俄比亚，但也出现了相同的发展态势。下文引用自华盛顿大学全球疾病负担项目的数据和图表突出展现了这些积极趋势。[8]

如图 2.3 所示，在 2003 年的高峰期，疟疾每年要夺去近 100 万人的生命；与那时相比，全世界因疟疾而死亡的人数已减少了近 27%。全球因艾滋病死亡人数由 2005 年的 190 万下降到 110 万。在 19 世纪的欧洲，结核病患者的死亡率一度高达 80%，现如今这种疾病造成的死亡人数在短短 10 年内就已经减少了将近 1/4。在许多低收入国家，腹泻病是儿童的致命杀手，其导致的死亡人数在同样的时间里也下降了 1/5 以上。麻疹曾一度肆虐印加和罗马两大帝国,如今死于这种疾病的人数（68 220 人）仅有 10 年前的 1/4。

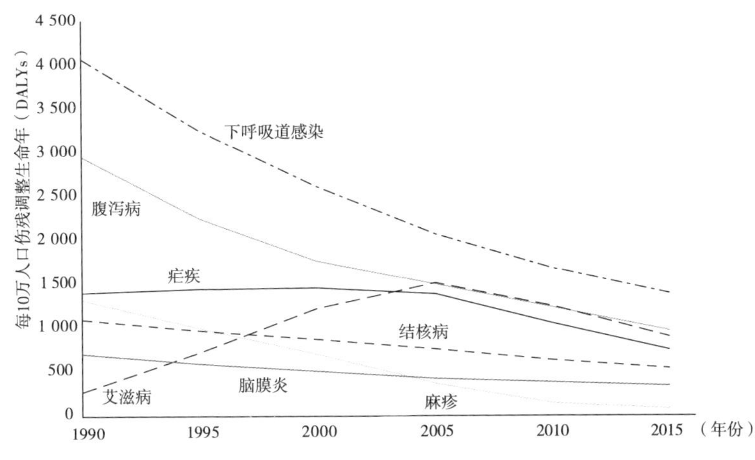

图 2.3　1990—2010 年导致死亡和伤残的主要传染病

资料来源：华盛顿大学卫生计量与评估研究所，全球疾病负担项目，2015 年。

通常只出现在热带地区最低收入国家的外来寄生虫、细菌性疫病和罕见病毒曾经夺去大量生命，现在它们造成的死亡人数也在急剧下降。[9] 因狂犬病和利什曼病死亡的人数是 10 年前的一半。非洲锥虫病是一种寄生虫病，又称昏睡病，其死亡人数已减少了 3/4 以上。类似的例子不胜枚举。所有主要传染病导致的死亡和伤残情况呈全面下降趋势（以伤残调整生命年“DALYs”衡量）。

在减少传染病方面取得的进展也对其他传统的健康衡量指标产生了积极影响。在 1960 年的发展中国家，几乎每 4 名新生儿中就有一名在 5 岁前夭折。这一比例在撒哈拉以南非洲甚至更高。[10] 由于健康状况的改善，在过去的 55 年中，低收入国家的儿童死亡率锐减了 78%。世界上每一个发展中国家的儿童死亡率都在下降，没有例外。图 2.4 显示了不同地区儿童死亡率的下降情况，其进展令人惊叹。

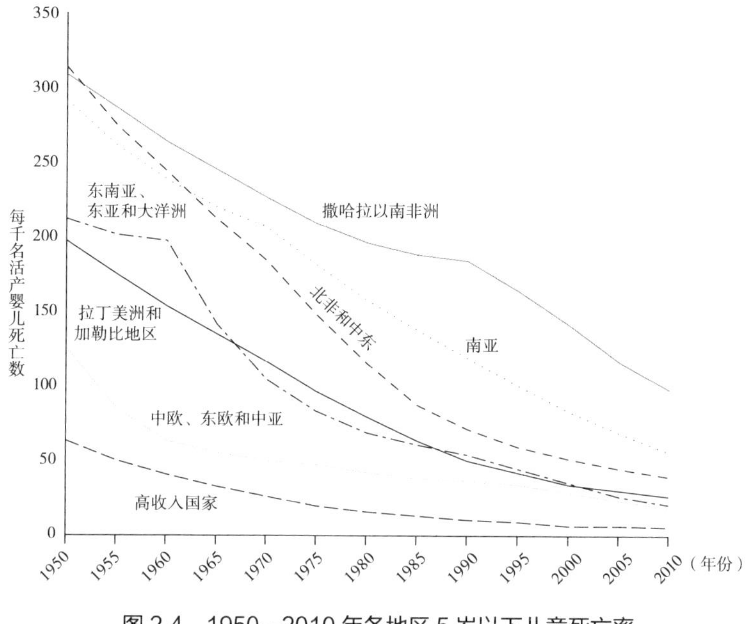

图 2.4　1950—2010 年各地区 5 岁以下儿童死亡率

资料来源：《联合国世界人口展望》（*UN Population Prospects*）。

随着儿童死亡率的下降，低收入国家女性的高生育需求也开始减弱。在 20 世纪 60 年代初期的发展中国家，每名女性一生中平均要生育 6 个孩子。到 2010 年，这一数字骤降到 3 个左右，尽管如图 2.5 所示，撒哈拉以南非洲的下降速度相对较慢。生育率是很重要的指标，因为分娩会影响到女性的健康，尤其是在医疗卫生条件较差的国家。此外,过早生育过多的子女会对女性接受教育、进入劳动力市场构成障碍。得益于低收入国家出生率的下降，孕产妇死亡人数显著降低，1990 年以来每年减少了 23 万人。过去的 25 年中，数百万低收入国家女性的生命得到了挽救。

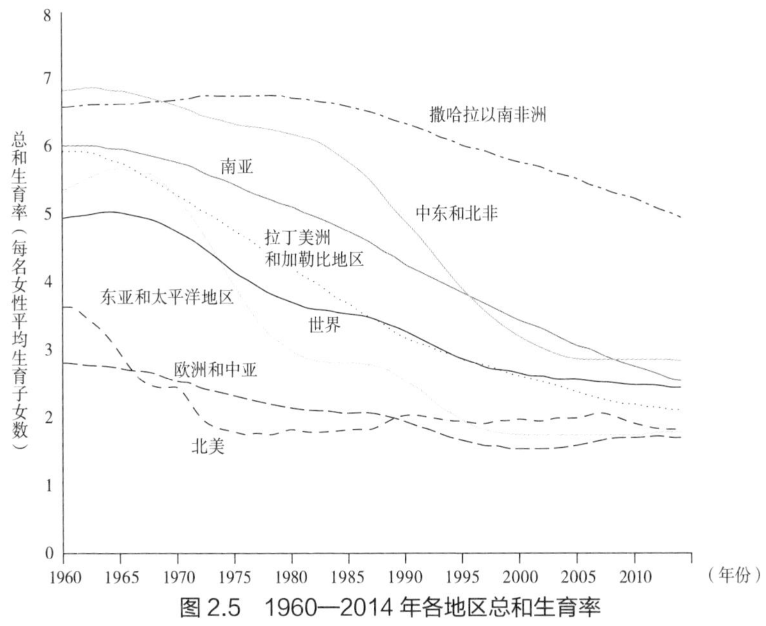

图 2.5　1960—2014 年各地区总和生育率

资料来源：世界银行,《世界发展指标》(*World Development Indicators*)。

健康领域的巨大进步使发展中国家人口的出生时人均预期寿命有了惊人的提高。1990 年，一名出生在低收入国家的婴儿预计能够活到 53 岁。到 2015 年，这一数字已经提升到 62 岁。在这 25 年中，低收入国家和中高收入国家的出生时人均预期寿命之差缩小了近 18%。

在传染病减少的同时，低收入国家人民的生活水平得到了明显改善。根据世界银行确定的日均生活费 1.9 美元的国际贫困线标准，2015 年，全世界极端贫困人口占比首次降至 10% 以下。非洲大陆现在有 71%的人口可以获得安全的饮用水。[11] 健康改善与这些更广泛的经济及基础设施提升之间的关系依旧是人们热烈讨论的话题（本书下一章将围绕这一主题展开具体讨论）。可以肯定的是，低收入国家传染病的减少是一项举世瞩目的成就，它让数亿人摆脱了英年早逝的诅咒和终生恶疾缠身的痛苦，这一成就之伟大或许在人类历史上也能位居前列。

抗击瘟疫在当今时代的成效与以往不同。在如今的高收入国家，传染病的减少经历了几个世纪的努力方见成效，而低收入国家仅用了一两代人的时间就得以实现。即便是在一些政府效率低下、社会动荡的国家，近年来传染病也有所减少。尼泊尔在十几年前才结束武装冲突，到 2015 年，这个低收入国家的人均寿命已经达到了 70 岁，比 1990 年提高了 11 岁。还有许多人们普遍不会认为是社会安定的国家，预期寿命也提高了十多岁，例如安哥拉、赤道几内亚、利比里亚、马尔代夫、尼日尔、卢旺达、东帝汶、乌干达，当然，还有埃塞俄比亚。一方面，在援助机构的资金支持下，以疾病治疗为导向的各类倡议行动帮助埃塞俄比亚等低收入国家在减少传染病方面取得了非凡的成就。另一方面，这些倡议行动并未像其他大多数地区的传染病控制那样，建立起强大的公共卫生体系，提升回应型治理能力。这些国际援助行动的模式始创于军队和殖民地开展的抗疫运动。

全球健康与殖民和军事活动的渊源

在历史上的大多数时期，瘟疫、疾病、虫害都是一个国家内部的事务。直到 19 世纪下半叶，各国才开始就传染病控制和卫生问题展开谈判。也正是在这一时期，各国政府在电报、邮政、度量衡和时区等多个领域缔结了国际条约。所有这些条约的基本目的是相同的——通过标准化促进贸易。尽管检疫是遏制微生物和传染病从港口和火车站传播的主要手段，但是政府经常滥用这种做法来使本国的商人受益，或是惩罚其他国家。[12]

关于船舶和港口检疫的第一份国际协议签订于 1892 年。[13]1902 年，泛美卫生组织（Pan American Health Organization）的前身国际卫生局（International Sanitary Bureau）正式成立，目的是帮助协调传染病控制工作。[14]5 年后又创建了国际公共卫生办公室（International Office of Public Hygiene），负责监督隔离检疫规则的制定实施并共享世界各国卫生部门的统计数据。然而，这个机构只有 6 名员工，几乎无法履行自身的使命。[15] 面对肆意摧残国民健康的传染病，大多数国家无论贫富依旧是各自为战。随着工业化国家对传染病致病因素的认识进一步深化，它们加大了对国内公共健康和环境卫生的投入，同时减少了隔离措施的使用。这些国家对于国际卫生合作的兴趣也因此有所减弱。[16]

国际社会各方共同致力于低收入国家的传染病控制，但这并非源自人类因抗击传染病而觉醒的全球团结意识。实际上，全球健康与西方殖民和征服的历史有着深厚渊源。人们更多关注的是微生物在跟随军队和探险家击垮庞大帝国时所起到的历史作用，但事实上传染病也挫败了许多次远征，阻碍了殖民地的扩张。在传染病控制上的投入加快了征服者的步伐，提升了热带地区的宜居程度和当地劳工的生产效率。它还推动实现了殖民帝国的一些人道主义和道德目标，使西方殖民者与当地人民之间的紧张关系有所缓解。

如今的高收入国家政府在寻求解决低收入国家的健康问题时，仍然和当年一样，受到自身利益、地缘战略重点和人道主义关怀的共同驱使。这些行动针对的目标并不总是与死亡和伤残的最主要来源相一致。在发展中国家传染病防治的策略方面，国际援助倡议传统上倾向于发起目标明确的运动来实施科学干预，而非通过改善当地治理水平或是减少贫穷和不平等现象来防治。全球健康与殖民和军事活动的渊源有助于解释这种策略上的偏好。下文将简要讲述天花和疟疾的历史，以及高收入国家和低收入国家针对这两种疾病的不同应对方式，从而增进读者对这一话题的理解。

恐怖的脓疱

天花是人类历史上最可怕的杀手之一。证据表明，天花病毒的前身是一种以沙鼠为宿主的病毒。大约 3 500 年前，病毒通过这种非洲的啮齿动物感染了人类和骆驼，并沿着贸易路线传播到亚洲南部和尼罗河三角洲地区的早期城镇中心。[17] 人们在公元前

1155 年的埃及木乃伊脸上看到了典型的麻坑，其中就包括法老拉美西斯五世（Ramses V）——这些瘢痕可能是天花存在的最早证据。[18] 在随后的几个世纪中，天花造成了无法估量的损失。据估计，仅在 20 世纪，这种疾病就造成了高达 3 亿人死亡（是该世纪各大战争死亡人数的 3 倍多）。[19]

天花的感染始于患者吸入既往感染者留下的传染性物质。一旦到达人体内部，病毒就会进入淋巴结繁殖并扩散到血液中。大约 1 周后，患者开始出现头痛、发烧、身体疼痛和呕吐等症状。3 天之后，皮肤出现大批蜡状、坚硬和痛感强烈的脓疱。这些脓疱遍布口腔、喉咙和身体各处，像是拼成了一条“鹅卵石街道”。[20] 这些脓疱很容易滋生细菌，造成脓疮和角膜溃疡，继而导致失明。天花患者中有 20%~50% 的人死亡，死因通常是并发的败血症。[21] 在天花形成地方性流行的地区，这种疾病主要对 1 岁以下的儿童构成威胁。但是对于没有疾病接触史的人群而言，所有人都难逃厄运。

天花对无接触史人群的威胁使其在殖民地征服时期释放了巨大的破坏力——但这只是胜利者书写的历史。天花也是造成军事失利和帝国分裂的一个主要原因，不仅仅是对于印第安人，其他帝国也是如此。匈人在高卢和意大利被某种流行的传染病击退，人们认为该传染病就是天花。这场传染病据称是在一名曾感染过该病的主教被斩首之后传播开来的，这位主教就是圣尼凯斯（Saint Nicaise），后人将他奉为天花患者的守护者。[22] 美国遭遇的第一次重大战场失利是在独立战争初期的魁北克攻城战（Siege of Quebec），当时天花的流行导致美国大陆军丧失了一半的战斗力。[23] 有人称，天花是加拿大还能留在英联邦的原因。[24]1779 年，天花的暴发再一次拯救了英国，这次是挫败了法国和西班牙对英格兰的海上入侵，当时前者的船只数量是后者的两倍。[25]

到 18 世纪后期，天花仍然是欧洲的主要死亡原因之一，同时也是打乱许多王室继承计划的重要因素。死者包括：奥地利皇帝约瑟夫一世（Emperor Joseph I of Austria）、法国国王路易十五（King Louis XV of France）、俄国沙皇彼得二世（Tsar Peter II of Russia）、西班牙国王路易斯一世（King Luis I of Spain）、瑞典王后乌尔莉卡·埃莉奥诺拉（Queen Ulrika Eleonora of Sweden），以及英国斯图亚特王朝末代君主安妮女王（Queen Anne of England）的唯一继承人——11 岁的威廉王子（Prince William）。[26]

1796 年，爱德华·詹纳（Edward Jenner）发明了一种天花疫苗，这种疫苗使用的是一种能够感染牛的病毒，但可能实际上是马痘病毒。[27] 这是历史上第一种真正能够有效预防传染病的医疗措施。欧洲的王室成员和政界领袖很早就接受并积极鼓励使用这种新疫苗，这一点并不令人意外。为促进天花疫苗接种运动的开展，各地出台了新的卫生法律法规，首先是意大利北部和瑞典，接着是英格兰和威尔士，然后是法国和德国。在一名中国皇帝死于天花流行后，日本派遣了一个代表团赶赴欧洲学习生产疫苗，并于几年后实施了强制接种。[28] 俄国皇太后下令将第一个接种天花疫苗的孤儿命名为瓦希诺夫（Vaccinoff①），并宣布其终身受国家庇护。[29] 托马斯·杰斐逊（Thomas Jefferson）是美国早期的天花疫苗支持者，他积极倡导在这个年轻的国家开展预防接种，其本人更是身

① 译者注：与“疫苗”一词相近。

体力行，给自己、家人、邻居以及碰巧来访的莫西干（Mohican）部落最后的幸存者都接种了疫苗。[30]

虽然疫苗接种计划在较早实施的一批国家收获了显著成效，令天花造成的死亡人数大幅下降，但也因自身的成功而走向失败。[31] 天花发病率的骤降给反疫苗接种运动提供了生存土壤，尤其是在那些对于国家介入十分警惕的移民和农村社区。这些团体随即在英、美等国展开了猛烈反击，几个国家因此缩小了强制接种的规模。[32] 围绕天花疫苗接种的争论迫使各国政府在确保公共利益与尊重个人权利之间努力维持艰难的平衡。[33] 这些争论为制定义务教育、兵役制度等其他形式的社会规范铺平了道路。

关于天花这种疾病还有一件事值得关注，那就是它第一次表明了有效的传染病控制能够在战争中起到扭转乾坤的作用。作为天花的幸存者，乔治·华盛顿（George Washington）将军决定让他在福吉谷（Valley Forge）的部队全部接种疫苗，这个决定或许为他的部队战胜对天花抵抗力较弱的英军提供了帮助，从而逆转了独立战争的形势。[34]1870 年普法战争期间暴发了天花，疫情随着军事行动和巴黎涌出的难民逐渐扩散，最终造成欧洲 50 万人死亡，其中包括 2 万名法国士兵，相较之下构建起免疫保护屏障并最终取得胜利的德军只损失了 500 人。[35] 普法战争之后，对军队和殖民地传染病控制及研究领域的投资有所扩大，特别是针对疟疾等通过蚊子传播的疾病。

未能智胜蚊子的代价

和天花一样，疟疾也是一种古老的疾病。大约在数千年前农业出现的时候，这种寄生虫病就成了人类的一大杀手。[36]引起疟疾的寄生虫对携带它的冷血蚊子并不致命，然而一旦进入人体内温暖的红细胞，就会快速繁殖并突然暴发，引起发烧和虚弱无力的症状。当寄生虫感染的红细胞聚集并阻塞脑血管时，就会发生脑型疟疾，如果不加以治疗则可能致命。疟疾引起的发热可使寄生虫在血液中自由移动 1~2 天，这时另一只蚊子可能叮咬患者并将寄生虫吸入体内，从而开始一个新的传播循环。没有接触史的人群一旦染上疟疾，症状会更为严重，并且对儿童尤其致命。人体建立疟疾免疫力的过程非常缓慢，一旦不再反复接触还会迅速减退。携带疟原虫的按蚊可以适应任何有积水的温暖环境，并能够在村庄、军营和农场的水井、沟渠中不断繁殖壮大，依靠这些地方众多的人员数量维持这种寄生虫的传播。

从历史作用来看，相比于为外来者的军事征服提供便利，疟疾更多地是作为殖民地的疾病对殖民者探索和定居构成阻碍。著名疟疾学家保罗·罗素（Paul Russell）领导了美军在第二次世界大战期间的抗疫行动。对于疟疾产生的破坏，他这样写道：

> 人类像巨兽一样在大海破浪前进，像雄鹰一样在天空展翅翱翔；能千里传音，目及宇宙；可令山岳移动，沙漠开花；

能将旗帜插上地球的南北两极；然而，每年却有数以百万计的人类，因为未能智胜蚊子而轰然倒下。[37]

非洲当地流行的疟疾类型是对外来者尤为致命的恶性疟。几个世纪以来，它击退了各路探险家和渴望征服这片大陆的殖民者。在 16 世纪六七十年代，葡萄牙多次尝试将传教士和军队从欧洲带到莫桑比克，向非洲内陆扩展帝国的据点，结果牧师和士兵纷纷倒下。[38]1805 年，苏格兰医生、畅销书作家蒙戈·帕克（Mungo Park）率领 42 人启程探险，他们的目的地是传说中祭司王约翰（Prester John）埋藏宝藏的地方——廷巴克图（Timbuktu）。他们中有 40 人死于疟疾，只有帕克和另外一个人幸存下来，最终，这两个人遭遇图阿雷格人（Tuaregs）的伏击而被迫逃进尼日尔河一片鳄鱼出没的地区，可能因此丧生。帕克的儿子托马斯后来带领探险队寻找他父亲的下落，最终也可能死于疟疾。[39]

中国汉朝（公元前 202 年至公元 221 年①）起初向黄河流域和长江流域扩张时一度遭遇了疟疾的阻击，自那时起，疟疾就一直是行军打仗的绊脚石。[40]1 000 多年后，疟疾仍然是军事行动面临的一大障碍。美国南北战争期间，有超过 100 万名士兵感染了疟疾。[41]第一次世界大战期间，疟疾的流行导致马其顿、东非、美索不达米亚和巴勒斯坦地区的部队陷入瘫痪。1918 年，英军 4 万名士兵追击奥斯曼军队进入约旦河谷，其中有一半因感染疟疾而丧生。[42]

在殖民扩张加剧和 20 世纪两次世界大战的背景下，对疟疾防

① 此处疑为笔误，汉朝应为公元前 202 年至公元 220 年。——译者注

控和疾病本身的研究也有所增加。但等到研究成果开始显现的时候，疟疾在高收入国家已经急剧减少。在 16 世纪的英格兰和北欧地区，疟疾的症状一度十分常见，在莎士比亚、但丁、乔叟的作品中都有所提及。然而到了 1880 年，随着排水系统的优化和土地的广泛开垦，容易滋生蚊子并助长疾病传播的沼泽地大量减少。农业机械化程度的提升和农村住房条件的改善进一步遏制了该疾病的传播。[43]

美国同样是在研发出能够有效消灭疟蚊的杀虫剂之前就已经在控制疟疾方面取得了进展。从 1912 年开始,美国公共卫生局（US Public Health Service）在洛克菲勒基金会（Rockefeller Foundation）的资助下，测试了不同的疟疾防控策略，从而确定出成本效益最大的方法，并在美国南方获得了公众的支持。[44] 排水系统的建立减少了疟蚊滋生,并同时提高了工人的生产效率。这一措施初见成效后，美国公共卫生官员立即向当地企业寻求支持，以进一步推广应用。在诉讼和联邦法规的压力下，美国蓬勃发展的水电行业也不得不改变堤坝的设计以清理流通不畅的水道，压缩蚊子的栖息地。[45] 等到后来高效杀虫剂研发成功时，美国战争地区疟疾控制项目（美国疾病控制和预防中心的前身）开始使用这些药剂消灭蚊子，使疟疾发病率直线下降。在大萧条时期，美国尚有超过 10 万例疟疾患者。到了 1952 年，美国就已经完全消灭了这种疾病。[46]

对于低收入国家而言，它们没有太多机会在应对疟疾、天花等传染病时采取全国性或地方性的控制措施。这些国家大多贫穷落后，城市化水平低，并且在西方的军事征服和殖民统治中遭到过破坏。许多国家气候较为炎热，这意味着热带疾病会造成更大负担。至今仍有 91 个国家或地区存在疟疾的地方性流行，其中大部分是低收入国家。[47] 在 19 世纪和 20 世纪，尽管有效的疫苗已经问世，天花在低收入国家仍然夺去了上亿人的生命。[48]

疾病根除行动与最早的国际卫生运动

在詹纳发明天花疫苗后不久，西班牙帝国和大英帝国发起了远征行动以推广疫苗接种，这也是最早在低收入国家开展传染病预防的国际运动。英国的远征行动于 1802 年发起，目标是印度。西班牙 1803 年创建的皇家慈善疫苗接种远征队（The Spanish Royal Philanthropic Vaccine Expedition）更加雄心勃勃，计划通过 10 年的努力将天花疫苗从西班牙先后运往加勒比、新西班牙（墨西哥）、危地马拉、委内瑞拉，再沿南美洲太平洋海岸到达安第斯山脉沿线诸省，最终运抵菲律宾和中国（如图 2.6 所示）。[49]

为了在温暖气候和长途旅行的条件下保存好天花疫苗，这些早期的远征行动充分利用了疫苗的两个特性。首先，与大多数现代疫苗不同，天花疫苗是一种可以通过皮肤接种的活病毒（天花病毒和牛痘或马痘病毒的混合物）。接种时需要用一种叫作柳叶刀（lancet）的小刀划出一些细小的伤口（后来的天花疫苗接种运动中发明了用来代替柳叶刀的分叉针），然后将疫苗涂抹在伤口处。病毒潜伏一段时间后，这些伤口就开始病变形成痘痂，渗出充满病毒混合物的脓液。通过挤压尚未愈合的痘痂收集到的脓液可以用来为下一个人实施接种。其次，痘痂出现之前要经历漫长的潜伏期，通常是 9~10 天，这意味着在这些全球远征行动期间，想要维持疫苗活性，队伍只需数十人而非上百人。

远征队中被选中承担这项任务的是一群孤儿，其中一些只有 5 岁大。通过这种手臂到手臂的接力方式，孩子们把天花疫苗从巴格达带到孟买，开启了英国在印度的免疫运动。1804 年，在前往加勒比地区长达两个月的航行中，西班牙动用了一家孤儿院的 21 名孤儿运送疫苗。孤儿院的院长，也是船上唯一的女性，出发时还带上了她的儿子，以便他在这次任务中可以有所贡献。[50] 收集制作疫苗的过程可能导致感染和致命的并发症。根据英国孟加拉卫生委员会主任的叙述，这一过程“通常会给儿童造成强烈的痛苦”。[51] 西班牙的航行队伍中有 4 名儿童死亡。[52] 在后来的疫苗接种运动中，人们改用牛犊来运送和收集制作疫苗，直到几十年后才发明了热稳定性强和使用冷冻干燥法制造的疫苗。[53]

早期的疫苗接种有多种目的。英国和西班牙政府认为，在几乎没有其他传染病预防和治疗措施的情况下，开展疫苗接种为其释放善意和展示殖民的好处提供了机会。在一些以农业、纺织业等劳动密集型产业为主的殖民地，健康的劳动力能够带来更高的生产效率。[54] 殖民地官员是否安全也取决于他们周围的人接种疫苗的情况。[55] 此外，人道主义也同样发挥了作用。[56] 查理四世（Charles IV，西班牙波旁王朝国王）的兄弟死于天花，女儿也感染了病毒。经历这样的不幸后，他便致力于在西班牙帝国推广疫苗接种。[57] 西班牙和英国的疫苗接种远征行动累计为多达 50 万人接种了疫苗。[58]

殖民加剧了疟疾的暴发，为此，殖民地和军队的医生开始采

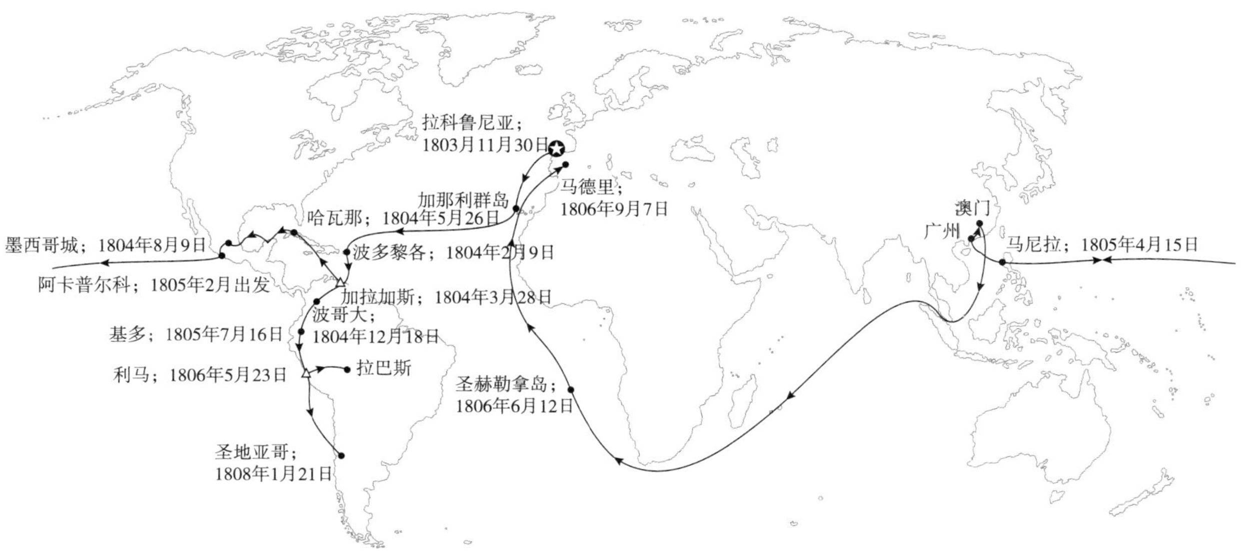

图 2.6　1803—1808 年西班牙皇家慈善疫苗接种远征队行进路线

资料来源：改编自索托–佩雷斯–德–赛利斯（Soto-Pérez-de-Celis），“皇家慈善疫苗接种远征队”，2008 年；弗兰科–帕雷德斯（Franco-Paredes），拉穆格利亚（Lammoglia）和桑托斯–普雷西亚多（Santos-Preciado），“西班牙皇家慈善远征行动”，2005 年。

取应对措施，并因此催生了在低收入国家的国际抗疟行动。对原材料需求的不断增长刺激了欧美工业化国家殖民地的生产转型，这些国家在殖民地建立矿区和种植园式的农场，然后开凿运河来运输所生产的商品。种种变化改造了当地的景观，并将大量当地劳工集中起来，这些都为疟疾传播创造了有利环境。[59] 随着殖民地政府不断扩大，文职和军事人员日益增加，殖民地陆续建立了驻军医院和医疗中心。这些医疗设施主要为欧洲人服务，但有些也为“本地人”设立了专门的病房。[60] 后来，随着热带病学这门研究传染病和寄生虫病的学科正式建立，派驻在各个医疗单位的军队和殖民地医生成了这一新兴学科的首批从业者。[61]

法国医生查尔斯·拉韦朗（Charles Laveran）在阿尔及利亚康斯坦丁的一家军队医院工作。1880 年，他发现引起疟疾的并不是人们之前以为的脏水和污浊的空气（瘴气“mal aria”，疟疾 malaria 名称的由来），而是一种寄生虫。在印度加尔各答工作的英国军医罗纳德·罗斯爵士（Sir Ronald Ross）发现，蚊子唾液腺中携带的寄生虫通过蚊子叮咬传播疟疾。殖民地和军队的卫生官员建立了利物浦热带医学院、伦敦热带医学院等研究机构，这些机构制定了疟疾防控的策略，培养了一代又一代传染病领域的专家。[62]

来自美国亚拉巴马州的军医威廉·克劳福德·戈加斯（William Crawford Gorgas）就是这些策略的奉行者之一。他借助罗纳德·罗斯关于疟疾的发现，同时结合沃尔特·里德（Walter Reed）有关黄热病的研究，通过发起灭蚊行动，第一次用实践证明了根除疾病的可能性。法国曾经试图在巴拿马开凿一条连接太平洋和大西洋的运河，但这一努力被疟疾和黄热病的肆虐彻底挫败。1904—

1913年，戈加斯在美国领导的巴拿马运河委员会（Panama Canal Commission）担任首席卫生官。他在任职期间清淤疏浚的面积达到100平方英里（约259平方千米），此外还使用数百万加仑的石油和煤油破坏蚊子的滋生地，并付钱给儿童让他们捕杀成蚊。这场灭蚊行动取得了成功，减少了80%的疟疾病例，消除了黄热病，并成功地修建了运河。[63] 戈加斯的灭蚊行动开始时，巴拿马运河区的死亡率比美国本土高出3倍；到1915年行动结束时，运河区的死亡率已降至美国的一半。[64] 戈加斯与前殖民地卫生官员和美国陆军医疗队的退伍军人一起，将这种军事风格的、针对单一目标疾病的卫生运动推广到了洛克菲勒基金会和早期的国际卫生机构（如图2.7所示）。[65]

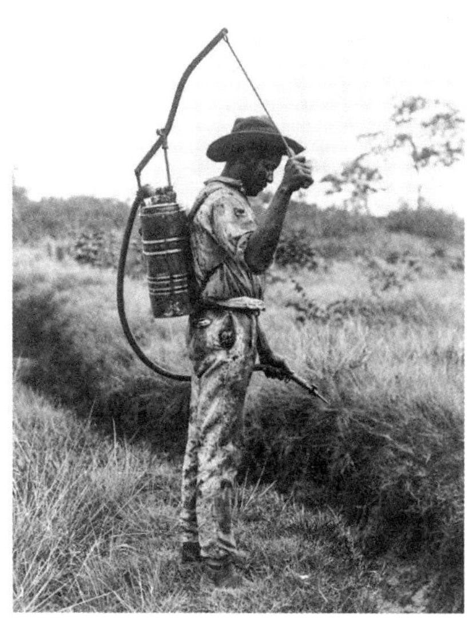

图2.7　在巴拿马，一名工作人员朝蚊子的滋生地喷油

资料来源：经美国国会图书馆许可转载。

国际联盟于第一次世界大战后成立，旨在通过集体安全、裁军和国际争端仲裁防止未来发生战争。根据机构使命，国际联盟建立了一个卫生部门，即国际联盟卫生组织（League of Nations Health Organization）。该组织于1924年设立了疟疾委员会，针对欧洲南部战争地区病例激增的情况，评估抗击疟疾的策略并推动实施，最终工作范围遍及拉丁美洲和加勒比地区以及亚洲的部分国家。[66]

在第二次世界大战的推动下，这些抗疟策略的实施规模急剧扩大。当时，奎宁是唯一有效的抗疟药，产于荷兰在印度尼西亚的种植园。德国入侵荷兰、日本占领爪哇岛后，盟军失去了奎宁的来源。[67]随着太平洋和地中海战场深入疟疾疫区，疾病造成的死亡人数不断增加。战争初期，道格拉斯·麦克阿瑟（Douglas MacArthur）将军估计，他在南太平洋的部队中一度有2/3的人患有疟疾。[68]在巴丹半岛战役中，疟疾侵袭了美军各支部队，帮助日军击败了美国和菲律宾军队。南太平洋的美军广播电台播报了大量关于预防疟疾的信息，以至美军士兵戏称其为“蚊子电台”。[69]1943年，美军甚至将苏斯博士（Dr. Seuss）招入军中，让他创作关于防止按蚊叮咬的卡通宣传画册，并署上他的真名西奥多·盖泽尔（Theodore Geisel）。画册的开头颇有挑逗意味，画的是透过钥匙孔看到的一只姿态妖娆的蚊子，旁边写着“这是安，她想死你了”（如图2.8所示）。即便付出了这样的努力，据估计，在第二次世界大战期间仍有50万名美国士兵感染了疟疾。[70]

约翰斯·霍普金斯大学的美国抗疟研究项目在测试了上千种化合物后，终于研发出了氯喹，这是17世纪30年代耶稣会传教士记载金鸡纳树皮（奎宁）的药效以来，人们第一次发明能够治疗疟疾的新药物。[71] 滴滴涕这种杀虫剂最初是作为一种控制虱传斑疹伤寒的手段投入测试的，首次使用是在 1943 年 10 月盟军解放那不勒斯期间，之后在美国海军陆战队攻占贝里琉岛和塞班岛时被用于防控疟疾。[72] 这一系列努力带来的成功促使美国在第二次世界大战结束后批准滴滴涕开放民用。[73] 这种杀虫剂极其有效，使美国在 1952 年就根除了疟疾，欧洲大部分地区几年后也取得了同样的成就。[74] 发明者保罗·穆勒（Paul Müller）因其关于滴滴涕的研究发现获得了 1948 年的诺贝尔奖。

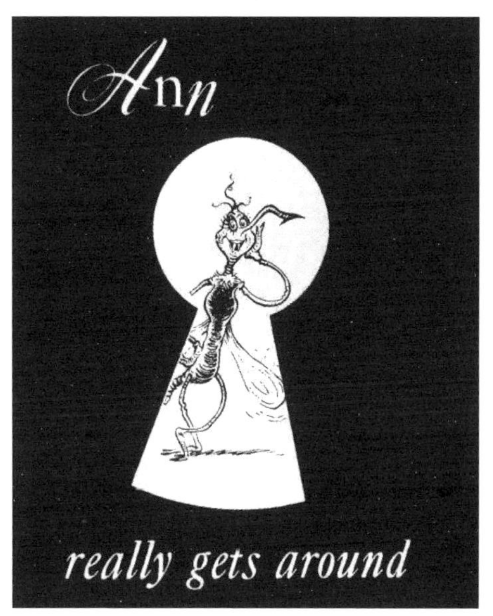

图 2.8 《这是安，她想死你了》（***This Is Ann: She's Dying to Meet You***）

资料来源：西奥多·苏斯·盖泽尔所绘宣传册；华盛顿哥伦比亚特区：美国政府印刷局，1943 年。

第二次世界大战带来的医学进步，加之天花疫苗发明后各类抗生素和疫苗的陆续研发，加强了快速应对疾病威胁的能力，同时开辟了一条提升健康水平的捷径，让后来者不需要再去重复发达国家那种缓慢、全方位的健康改善之路。[75]第二次世界大战的惨痛经历促使全球各界领袖纷纷致力于建立新的国际合作形式，推动经济发展，应对战后遗留的人道主义危机。1946 年，世卫组织作为联合国的一部分正式成立，并被赋予了促进健康的宏大使命。然而，它并未获得与这一使命相匹配的资源。迫于美苏冷战造成的紧张局势，世卫组织将重点放在了见效快、影响力大的传染病控制项目上，希望在众多发展中国家纷纷挣脱殖民枷锁的背景下，借助这些项目赢得广大发展中国家的青睐。[76]

在美国的支持和“滴滴涕运动”等成功经验的共同推动下，1955 年，世卫组织发起了全球根除疟疾项目，这是人类第一次努力尝试让一种传染病从地球表面彻底消失。3 年后，在苏联的支持下，世卫组织又启动了消灭天花的运动。

世卫组织这项抗疟运动有两大目标：一个目标是依靠喷洒滴滴涕杀死传播疾病的蚊子，从而阻断疾病传播；另一个目标是通过发现和治疗疟疾感染者来防止叮咬过患者的蚊虫再次携带病原。在 10 年的时间里，有 26 个国家消除了疟疾，比例超过参与该运动国家的一半。在其他参与的国家，疟疾发病率急剧下降。[77]但后来，蚊子对滴滴涕产生了抗药性，世界各国出于对环境问题的担忧停止了杀虫剂的使用（主要是因为高收入国家农业生产过度使用杀虫剂）。正因如此，一些曾经取得进展的领域出现了倒退。到 1969 年，世卫组织不得不承认，这场抗疟运动将永远无法实现其在全球范围内消灭疟疾的目标，这对世卫组织本身及其声誉都是一次重大打击。尽管如此，据估算，截至根除疟疾项目取消时，该项目在 10 年的时间里让 11 亿人免受疟疾的侵害，为此付出的成本高达 14 亿美元，相当于今天的 100 亿美元。[78]

消灭天花计划的实施则是事半功倍。相比疟疾，天花是一个更理想的消灭对象。虽然在 20 世纪 50 年代后期，天花每年仍造成约 200 万人死亡，但仅有巴西、印度、巴基斯坦、阿富汗、尼泊尔、印度尼西亚和撒哈拉以南非洲的大部分国家存在地方性流行。[79] 天花留下的特殊麻点和它的传播方式（人与人之间而不是通过蚊子传播）使这种疾病更易于被识别、追踪并最终消灭。然而，在世卫组织内部，抗击天花的行动几乎得不到支持，多年来也迟迟没有进展。一个重大的转折出现在 1965 年，当时的美国总统林登·约翰逊需要提出一项纪念联合国“国际合作年”（International Cooperation Year）的倡议，于是美国表态支持开展抗击天花的升级行动，两年后这项行动正式开启（如图 2.9 所示）。[80]

经过 10 年艰苦卓绝的努力和超过 3.7 亿人次预防接种，消灭天花运动终于将天花病例数降到了零。埃塞俄比亚是世界上最后一个发生天花流行的国家。最后一例天花发生于 1977 年 10 月 26 日埃塞俄比亚和索马里交界处的默卡（Merka）镇，患者名叫阿里·毛·马林（Ali Maow Maalin），是当地一家医院的厨师（如图 2.10 所示）。[81] 这场消灭天花的升级行动耗资 3.13 亿美元。[82]1980 年，世界卫生大会宣布：“全世界的人民战胜了天花，夺回了自由。天花曾是对人类危害最大的疾病，自文明伊始，天花疫情就以摧枯拉朽之势横扫众多国家，夺去生命，带走光明，毁坏容貌，直到 10 年之前还在亚非拉地区肆虐横行。”[83]

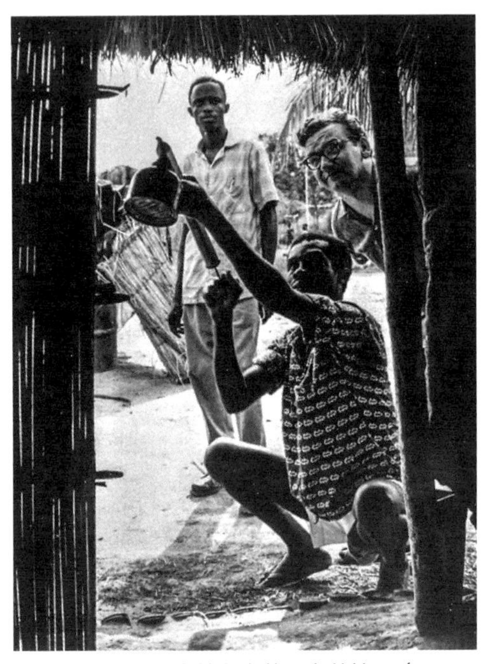

图 2.9　1950 年世卫组织科学家帕斯夸莱·卡普拉里（Pasquale Caprari）在加纳监督指导抗疟运动工作人员向棚屋喷洒滴滴涕

资料来源：世界卫生组织 / 联合国，由世界卫生组织提供。

消灭天花运动留下的宝贵财富不单单是根除这种疾病本身。曾经参与指导这场运动的人中，有许多日后都成了全球健康这一全新领域的领导者，包括 D.A. 亨德森（D. A. Henderson）、威廉·福吉（Bill Foege）、大卫·海曼（David Heymann）等。人们之所以铭记消灭天花运动还有一个原因，那就是这场运动为低收入国家的健康改善提供了一个全新模式，并证明了这个模式的可行性。这一模式针对特定的疾病，由国际机构和传染病专家负责协调，地方工作人员和志愿者负责实施。这种方式现在被称作“垂直”项目模式，具体表现为全球（自上而下）统一指挥，针对一种疾病，通常采取疫苗接种或是其他单一措施。[84]

这种改善全球健康的方式并非唯一选择。洛克菲勒基金会首任国际卫生部主任威克利夫·罗斯（Wickliffe Rose）认为，基金会的目的不应该是根除某种疾病，而是要展现专业运作的公共卫生项目所能带来的成效，从而激励地方机构和政策制定者坚定不移地从事这项事业。[85] 然而他的意见遭到否决，本人最终也被排挤出部门。洛克菲勒的慈善事业顾问弗雷德里克·盖茨（Frederick Gates）认为罗斯提出的机构使命"再过一千年也无法完成"。[86]

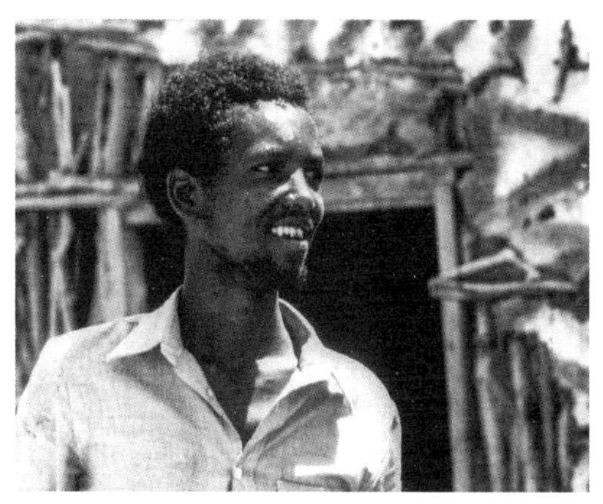

图 2.10　阿里·毛·马林，世界上有记载的最后一名地方性天花患者

资料来源：约翰·F. 维克特（John F. Wickett），摄于 1979 年；由世界卫生组织提供。

在印度等国家，地方官员的日常创新和灵活应对在消灭天花运动期间实际上发挥了重要作用。[87] 世卫组织一些工作人员主张，应该更多地通过当地的卫生服务中心开展消灭天花运动，从而强化此类机构提供基本卫生服务的能力。但是无论长期效益如何，这种策略都会导致成本增加和疫苗接种率下降。[88]“垂直”项目模式起源于殖民地和军队的热带病防控措施，在降低目标传染病的发病率方面依然高效，但并未像以往的传染病控制那样，带来回应型治理能力上的大幅提升。

低收入国家的健康改善之路

第二次世界大战后，低收入国家在抗击传染病方面取得了进展，但它们并非完全依靠国际援助行动或医疗干预。中国、哥斯达黎加和斯里兰卡等国发现了预防传染病的廉价而巧妙的方法。这些先行者中有许多是社会主义国家的政府，它们提升人民群众健康、教育和文化水平的能力构成了自身执政合法性的一部分。这些国家受益于世卫组织的技术支持，但最终给它们带来最大健康收益的是成本低廉的“土办法”。具体方法包括对农民进行培训，让他们在当地社区从事一系列工作，比如担任健康推广专员、挖旱厕、协助产妇分娩、除掉村庄周围沟渠中携带寄生虫的钉螺等。[89] 1946 年至 1953 年间，斯里兰卡的预期寿命增加了 12 岁。[90] 牙买加和马来西亚的预期寿命连续十余年每年增加一岁。[91] 早在中国和这些国家实现经济增长之前，其国内健康水平就已经有所提升。[92]

但是，第二次世界大战结束后发展中国家传染病的减少大多依靠抗生素和疫苗，有些时候还要倚仗援助。某种程度上，这是个时机问题。这些国家开始卫生转型的时候已经有了有效的药物，因此政府和卫生工作者选择物尽其用。[93]据人口统计学家塞缪尔·普雷斯顿（Samuel Preston）估计，发展中国家死亡率在 20 世纪 70 年代末的下降有一半要归功于疫苗和抗生素的使用。[94] 国际援助在取得这些早期成果的过程中戏份不多，但却作用巨大。在国际援助的影响下，各国得以制定新的低成本卫生措施、培训医务人员以及扩大有效药物的使用。收入的作用比过去更为重要，拥有更多财富的新兴国家有能力在疫苗、抗生素和提升产科水平方面投入更多。到 2000 年，拉丁美洲、东亚和中东的儿童死亡率降低了 75%甚至更多，惊人的下降速度远远超过了高收入国家曾经取得的成绩。甚至在那些公共卫生体系脆弱、生活条件差、营养不良率高的国家，国民健康水平也获得了提升。[95]

然而，许多发展中国家却出现了掉队的情况，特别是那些极端贫困和饱受战乱的国家。1990 年，在这 20 多个国家中，每千名儿童就有多达 175 名在 5 岁之前死亡，而且传染病仍是造成大多数死亡和残疾的原因。[96] 艾滋病流行的暴发险些让之前所有的健康成就灰飞烟灭。直到国际社会针对艾滋病采取行动后，这些最低收入国家人民的健康状况才有了巨大改善。

艾滋病给全球健康领域带来了彻底的改变。它不仅将传染病上升到外交政策优先事项的高度，还助力筹集了数十亿美元的资金用于新药的研究、开发和分销，以满足世界上最贫困人口的需求。始于 20 世纪 80 年代的艾滋病流行已在全球造成 3 500 万人死亡（截至 2016 年底）。[97] 仅非洲大陆的统计数字就超过了 HIV 阳性病例总数的 2/3，死亡病例的 3/4。[98] 流行高峰时期，该病导致撒哈拉以南非洲一些国家的预期寿命缩短了多达 15 岁。博茨瓦纳、斯威士兰和莱索托有 1/4 的成年人感染 HIV。艾滋病救命药的出现扭转了高收入国家疾病流行的形势，但实际上直到1998年出现国际危机，公众才了解到在撒哈拉以南非洲和其他地区的低收入国家，仍有许多人因无法获得艾滋病救命药而死亡。

两个事件的发生引起了国际争议。一是经过全球贸易磋商，世界贸易组织正式成立，各成员必须承诺采取最低限度的标准实施知识产权保护，保护范围包括药品专利等。二是针对欧美国家艾滋病疫情研发的救命药——抗逆转录病毒药物取得成功。

由于担心影响发达国家市场销售，制药公司采用了全球统一定价。按人均国内生产总值（GDP）调整后，抗逆转录病毒药物1998年在南非的售价要高于瑞典和美国。[99] 抗议活动不断蔓延，甚至干扰了世界艾滋病大会和1999年世界贸易组织西雅图会议的进程。[100] 强制许可的存在允许政府绕开专利而无须征得专利所有者同意，但围绕这一工具的贸易争端和法庭纠纷随之而来。民众对制药企业和国际贸易的支持急剧下滑。

在这场危机的背景下，国际社会对发展中国家健康改善的投入开始增加。在接下来的10年里，用于解决低收入国家传染病问题的援助每年都增长10%以上，援助金额从108亿美元增加到282亿美元（如图2.11所示）。[101] 与此同时，用于研究艾滋病、疟疾、结核病等传染病新疗法的资金投入扩大到原来的30倍，总额超过了30亿美元。[102] 美国政府、盖茨基金会以及其他援助机构建立了新的项目，向世界上最贫穷的人们提供药品和疫苗。这些项目包括2000年成立的全球疫苗免疫联盟（Gavi），2002年建立的抗击艾滋病、结核和疟疾全球基金（Global Fund，以下简称“全球基金”），以及2003年设立的美国总统防治艾滋病紧急救援计划（PEPFAR）。对于一些在高收入国家几乎没有市场需求的传染病治疗药物，制药公司和高校实施了专利捐赠或自愿许可。市场竞争和自愿降价使低收入国家的抗逆转录病毒治疗价格从 1996 年的每年 12 000 美元下降到 2004 年的每年 200 美元。[103] 如今，撒哈拉以南非洲有超过 1 000 万名艾滋病感染者依靠这些救命药维持生命，而 2003 年时这一数字仅为 10 万。[104]

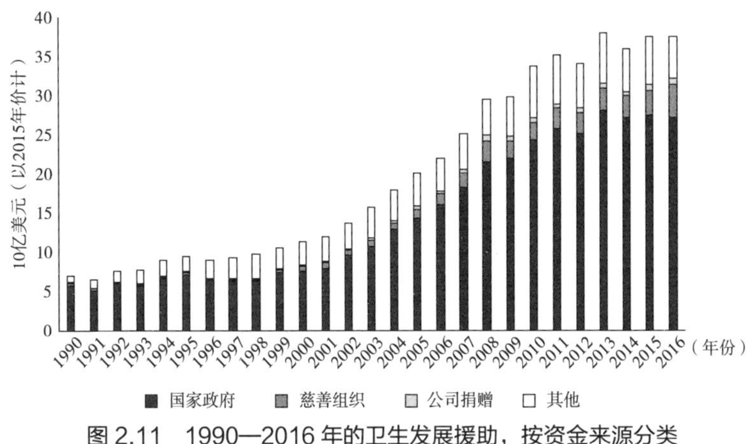

图 2.11　1990—2016 年的卫生发展援助，按资金来源分类

资料来源：华盛顿大学卫生计量与评估研究所，2016 年《全球卫生融资报告》（*Financing for Global Health*）。

这些举措共同为数以百万计的人们提供了药物、防虫蚊帐和疫苗，极大降低了传染病造成的负担，挽救了许多生命。从全球情况来看，传染病已不再是造成死亡和伤残的首要因素。2005 年以来，艾滋病、疟疾、麻疹和几内亚线虫病等各大全球健康倡议所针对的目标传染病，始终是所有疾病中发病率下降最快的。

这样的进展令人欣慰，但其中显现出来的一些征兆也令人对未来的国际卫生行动感到担忧。多种行为动机的另类结合刺激了近年来抗击传染病领域的投资激增。与殖民征服时代的情况一样，这些动机中有些是人道主义方面的，有些是地缘战略方面的。据报道，在决定启动总统防治艾滋病紧急救援计划时，乔治 · W. 布什（George W. Bush）总统问道，面对一场规模如此之大的可防、可治的疫情流行，美国如果不采取行动，将会被各界如何看待。[105]彼时的美国刚刚在伊拉克发动了一场不得人心的战争，扩大全球健康支出的举动则提升了美国在非洲大陆的正面形象。[106]针对艾滋病药物高昂价格的大规模抗议活动也让全世界把目光投向一个存在已久的问题——全球医药研发体系没有回应发展中国家的健康需求。抗议活动促使制药企业及其支持者为平息这一争议付出更多努力。[107]

事实证明，仅靠简单复制这种不同动机的组合难以应对其他全球健康挑战。正因为如此，虽然在低收入国家许多传染病造成的负担有所变化，但国际援助针对这些疾病的资源分配却没有改变。例如，目前艾滋病在低收入国家造成的死亡和伤残仅占 5%，但却占据了 30% 的卫生发展援助。[108]

国际艾滋病项目已在合作伙伴、诊所和当地卫生工作者身上投入资源，为低收入国家提供抗逆转录病毒药物和相关服务，但这些项目基本上沿袭了以往针对特定疾病的“垂直”项目模式。即使是那些确立了改善孕产妇、新生儿和儿童健康等更广泛目标的全球健康项目，也大多遵循着和原先疾病根除计划相同的方式，而没有去投资强化国家的卫生体系。[109]

低收入国家的医疗卫生支出有所增加，但比起高收入国家仍处于较低水平。[110] 撒哈拉以南非洲的 48 个国家政府在 2014 年的医疗卫生支出（670 亿美元）加起来还不及澳大利亚一国财政在该领域的开支（680 亿美元）。[111] 同年，代表 59 亿人口的所有中等及以下收入国家的医疗卫生财政支出，与人口合计 3.6 亿的美国和加拿大政府支出大致相当。[112] 事实上，经济学家乔·迪勒曼（Joe Dieleman）和迈克尔·汉隆（Michael Hanlon）的研究表明，低收入国家的政府正在将资源从援助机构所针对的卫生议题向其他方面转移。[113]

在非洲、拉丁美洲和亚洲的许多国家，即使是对于一些常见的疾病，农村地区的患者也必须长途跋涉才能获得治疗。尽管公立医院提供平价或免费的医疗服务，但往往是人满为患，医护人员人手不足。补液、一次性注射器、纱布等基本医疗用品严重短缺。X 射线机和核磁共振（MRI）扫描仪等较为昂贵的仪器通常缺乏维护。[114] 在许多国家，药品仍然要个人自掏腰包购买，费用往往超出了贫困家庭的承受能力。[115] 一些药物曾帮助低收入国家在抗击传染病方面取得奇迹般的成就，但在孟加拉国、巴基斯坦等低收入国家，医院对抗生素使用的监管不力和患者的过度集中致使微生物耐药性问题日益严峻。[116] 在印度、尼日利亚、埃塞俄比亚和其他一些低收入国家，对于医院建设的私人投资正在不断增加，但是迄今为止受益于这些投资的主要还是少数富裕和中产阶层人士。[117]

鉴于压力巨大的公共卫生体系、有限的个人财富和拮据的医疗卫生预算，面对以往未获资金援助的领域出现的健康挑战，许多低收入国家已然脆弱不堪。

死亡与人口特征变化

阳光灿烂的赤道气候和丰富的土地资源吸引了英国人在20世纪20年代来到肯尼亚、乌干达和坦桑尼亚定居并开办农场。随后到来的还有数十名前往政府或教会医院工作的英国医生。与众多本国同行一样,这些英国医生开始利用闲暇时间创办医学期刊。《肯尼亚医学杂志》(*Kenya Medical Journal*)和其他期刊的早期文章都在讨论一个巨大的医学之谜——非洲人是否天生易患终生低血压。这片地区此前从未有过高血压病例的记录，直到20世纪40年代初才出现第一例。肥胖症更是极其罕见，以至英国生物学家朱利安·赫胥黎爵士（Sir Julian Huxley）惊奇地记录说，自己在东非4个月的时间里见到过唯一超重的人是一名在内罗毕啤酒厂工作的女性，这让他甚至开始思考啤酒导致发胖的可能性。[118]

如今，在撒哈拉以南非洲发现心脏病和肥胖症的病例要容易得多了。实际上，在大多数发展中国家，心脏病、癌症、糖尿病和其他非传染性疾病的病例正在迅速增加。[119]1990年，这些非传染性疾病在低收入国家造成的死亡和伤残约占1/4。预计到2040年，其中一些国家的比例可能会跃升至80%。届时，心脏病等非传染性疾病给埃塞俄比亚、孟加拉国和缅甸带来的负担将与英国、美国等高收入国家不相上下（如图2.12所示）。区别在于，高收入国家从传染病向非传染性疾病为主过渡的时间大致是低收入国家的3~4倍。[120]

死于传染病的青少年和婴幼儿越来越少，这有助于解释为什么低收入国家有越来越多的人患上这些非传染性疾病。人最终必定会死于某种原因，如果不是传染性疾病，那么相比于意外事故、伤害或暴力，死于非传染性疾病的概率要更高一些。

然而，传染病的减少并不能解释为什么比起高收入国家，低收入国家有如此之多的人在更为年轻的时候就患上了这些慢性疾病，并且病情要严重得多。1990 年以来，撒哈拉以南非洲地区因高血压性心脏病导致的过早（59 岁及之前）死亡增加了近 50%。[121] 发展中国家早发性心脏病和其他慢性病也在增加，但这并不仅仅是收入增加或选择不健康的西方生活方式带来的副作用。即便按照过去的标准来衡量，今天的低收入国家仍然很贫穷。2011 年，这些大多位于撒哈拉以南非洲的国家终于成功将人均预期寿命提升至 60 岁，达到了高收入国家 1947 年的水平，但人均 GDP 中位数（1 072 美元）仅为当年高收入国家居民平均财富（4 334 美元）的 1/4。[122] 在低收入国家，缺乏锻炼和高脂饮食等不健康的生活习惯日益增加，但仍要比中等收入国家和高收入国家少得多。

非传染性疾病的迅速增加，实则是低收入国家传染病减少方式产生的副作用。在那批早些年实现健康转变的国家，随着儿童健康水平的提高，成年人健康状况也有所改善，尽管幅度上不及前者。例如，在 18 世纪末至第一次世界大战开战前，法国 30 岁以上人群的死亡风险降低了约 25 个百分点。[123] 在第二次世界大战结束后传染病日渐退散的发展中国家，成年人健康水平也有所提升。相比之下，在那些近期才经历健康转变的低收入国家中，除了艾滋病死亡人数在援助机构的支持下显著减少，在其他方面，这些国家 15~50 岁成年人的健康水平只取得了相对很小的进步。

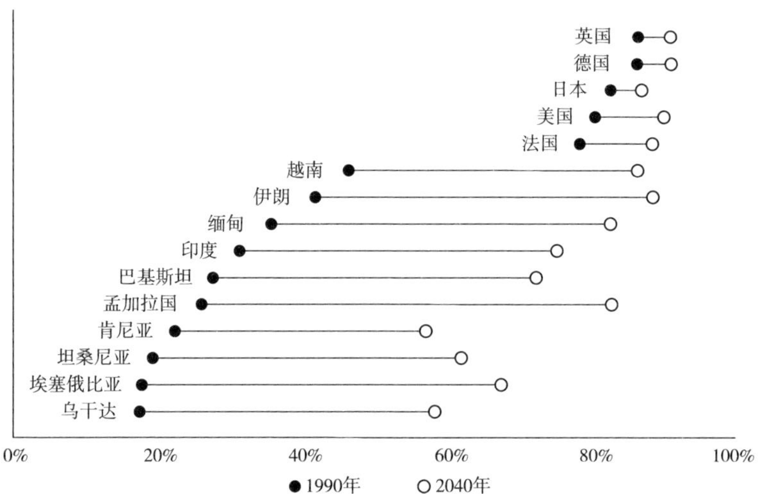

图 2.12　1990—2040 年部分国家的非传染性疾病健康负担预期比例

资料来源：博伊基等（Bollyky et al.），《卫生事务》（*Health Affairs*）（2017）。

事实上，低收入国家和高收入国家在成年人预期寿命上的差距已经扩大。当前，在许多低收入国家，15 岁时的预期寿命与本国 1990 年的水平相比没有变化。相较之下，高收入国家同龄青少年的预期寿命为 80 岁，在 1990 年水平的基础上提高了 5 岁。即使排除艾滋病的因素，全球范围内成年人口健康水平的差距依然在扩大。

对于低收入国家及其日趋老龄化的人口而言，成年人健康状况改善不足并不是一个好兆头。图 2.13 按国家收入类别总结了 4 种主要疾病自 1990 年以来造成的死亡和伤残情况。适龄劳动人口罹患中风（脑血管疾病）或宫颈癌等疾病后的生存概率取决于所在国家的财富水平。[124] 心脏病、糖尿病等许多过去被称作“富贵病”的非传染性疾病是诱发过早死亡的风险因素。现如今从统计学角度看，相比于艾滋病、登革热等许多传染病，这些“富贵病”带来的风险与一国贫穷程度之间的相关性更加显著。[125]

不幸的是，随着许多发展中国家的人口特征开始变化，这个问题只会变得更糟。传染病开始减少时，这些国家中有许多人口增速远远高于欧美高收入国家。而先前欧美高收入国家健康转变发生的时候，相关国家中人口年均增长率超过 1%的少之又少。这意味着从 1750 年到 1950 年，正常情况下，一个欧洲国家的人口会增长 3~5 倍。而在近期经历了健康转变的发展中国家，人口年均增长率通常超过 2.5%甚至 3%，短短 10~20 年内人口就能翻一番。许多低收入国家的劳动力人口（15~64 岁）每 5 年就能增长 15%甚至更多。[126]

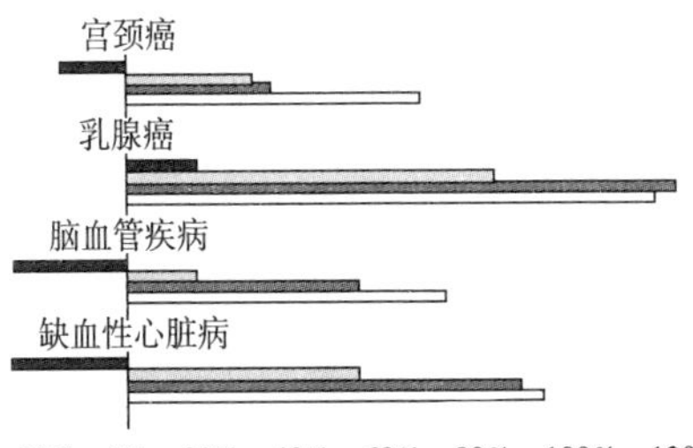

图 2.13　1990—2015 年死亡和伤残导致的寿命损失年变化百分比

资料来源：华盛顿大学卫生计量与评估研究所，全球疾病负担项目，2015 年。

人口的快速增长意味着在许多低收入国家，即使心脏病死亡率（每千人死亡人数）没有增加，存活至成年并更有可能患上心脏病等非传染性疾病的人数仍将急剧增长。[127]以孟加拉国为例，这个低收入国家的年龄中位数从1990年的18岁增长至2015年的26岁。在此期间，该国人口增加了50%以上。结果就是相比25年前，孟加拉国25~64岁的成年人口增加了3 800万。[128]这一情况带来的后果是，心脏病等非传染性疾病在孟加拉国造成的疾病负担比例从1990年的26%扩大到2015年的61%。在埃塞俄比亚，类似的人口结构变化已使非传染性疾病的负担在25年内增加了一倍以上。预计到2030年，这些疾病将代表该国健康需求的主要方向。类似的巨变还发生在肯尼亚、缅甸、尼加拉瓜和坦桑尼亚等低收入国家。这些国家正在经历从传染病向心脏病等非传染性疾病为主的转变，预计这一转变不仅会持续下去，其速度之快更将是前所未见。[129]

与大部分传染病相比，非传染性疾病多为慢性疾病，需要更完善的医疗卫生基础设施和更多训练有素的卫生工作者，治疗费用也更高。[130]2013年在坦桑尼亚开展的一项研究估计，癌症和心脏病等慢性病造成了该国1/4的健康负担，却占到住院病例总数和住院天数的一半。[131]有其他研究表明，非传染性疾病患者接受住院手术治疗的频率是传染病患者的两倍多。[132]还有一项研究发现，从传染病向非传染性疾病为主转变最快的发展中国家，也是对这种转变准备最不充分的。[133]大多数撒哈拉以南非洲的国家尤其如此。

迄今为止，无论是国内卫生支出还是国际援助预算，都没能填补这一缺口。低收入国家，如埃塞俄比亚，一般每年的人均医疗卫生财政支出是23美元。以印度、越南和尼日利亚为典型的中低收入国家的人均医疗卫生财政支出略高一些，达到每人 133 美元。与之形成鲜明对比的是，美国的人均医疗卫生财政支出达到 3 860 美元，英国为 2 695 美元。大多数援助机构并没有兴趣去解决糖尿病和心脏病之类的慢性疾病。[134]2011 年，联合国大会召开了一次高级别会议，动员各方采取行动应对非传染性疾病发病率上升的问题。数十位国家元首和上千个非政府组织参加了这场会议。5 年之后，每年针对非传染性疾病的援助金额为 4.75 亿美元，基本上仍然是原来的水平，仅占每年全球医疗卫生援助的 1% 多一点。[135]

随着低收入国家对烟草制品、酒类、加工食品和饮料的消费不断扩大，上述情况的恶化似乎是板上钉钉的事。超市和跨国食品公司已经渗透到世界各地，甚至是农村地区。[136] 新鲜果蔬的供应有所减少，尤其是在东亚、东南亚和撒哈拉以南非洲等地区。[137] 从 1970 年到 2000 年，发展中国家的香烟消费额扩大了两倍。[138]

许多发展中国家尚无基本的消费者保护和公共卫生法规来应对这些变化。[139] 这些低收入国家中有许多是规模较小的消费者市场，无论是要求改变产品标识还是变更全球消费的食品、酒精和烟草制品的成分构成，其政府的影响力都十分有限。大型跨国公司通常比监管它们的政府拥有更多的资源。菲利普·莫里斯国际公司（Philip Morris International）的市值（截至 2017 年 7 月）为 1 870 亿美元，该公司旗下的万宝路及其他品牌的香烟产品在 180 个国家出售，而其中大多数国家的经济体量还不及该公司的市值。

特别是烟草公司，它们通过广告牌、卡通画、音乐活动赞助等发达国家早已禁止的营销方式，拼命地围猎低收入国家的青少年和女性。[140] 当乌拉圭、多哥和纳米比亚等国提议限制香烟广告和标识时，跨国烟草公司起诉其违反贸易和投资协议，以阻止或延缓法律政策的实施。[141] 这些活动帮助烟草公司提升了在亚洲、东欧、拉丁美洲以及最近加入榜单的非洲的烟草销售额。

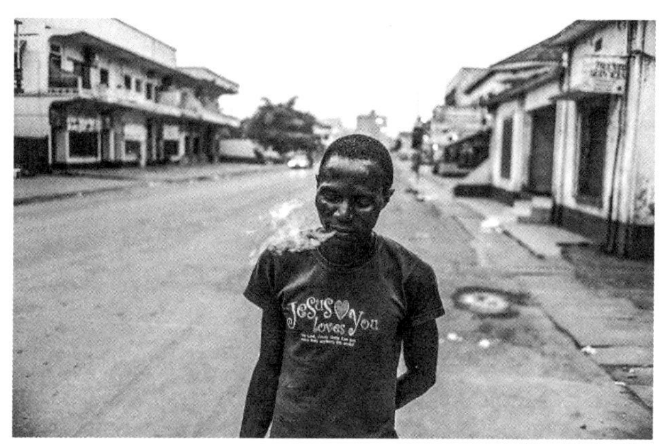

图 2.14　中非共和国首都班吉的街道上，一名男子正在抽烟

资料来源：弗雷德·杜富尔（Fred Dufour），摄于 2014 年 2 月 14 日；法新社 / 盖蒂图片社。

由于缺乏预防医疗且面临更多诸如此类的健康风险，相比于高收入国家，撒哈拉以南非洲和其他地区低收入国家的适龄劳动人口更容易患上癌症、心脏病等非传染性疾病。缺少慢性病护理服务，加之家庭自费支付医疗费用的财力有限，这些人未来发生残疾或早逝的风险也更加突出。

总而言之，中等和低收入国家在全球健康问题上面临的最大危机可能不是各位读者想象的那种情况。这个危机不是外来寄生虫、细菌性疫病和罕见热带病毒造成的，尽管它们长期以来一直是国际卫生倡议行动和媒体关注的焦点。仅 2015 年一年，各类常见病，包括癌症、心脏病、糖尿病等非传染性疾病，就在中等和低收入国家 60 岁以下人口中造成了 800 万人死亡。世界经济论坛预测，2011—2030 年，非传染性疾病将给发展中国家造成 21.3 万亿美元的损失，数额几乎赶上了这些国家 2015 年的经济总产值（26 万亿美元，按 2010 年不变价美元计算）。

埃博拉之殇

全球健康来自其他方面的威胁暴露了当前健康改善方式存在的局限性。埃米尔·瓦穆诺（Emile Ouamouno）居住在几内亚的梅里昂杜（Meliandou）。2013 年 12 月，这个两岁的小男孩生了一场病，出现了发烧、呕吐、大便发黑的症状。生病期间母亲照料着他，但四天后他就去世了，而后埋葬在村里。过了几天，他的母亲出现了同样的症状，之后不幸离世。两周之后，埃米尔的两个姐妹也步了他们母子的后尘。他的祖母也有了相同的症状，由于前车之鉴，她对此有所警觉，于是便前往附近的城市，也就是与邻国利比里亚和塞拉利昂有着贸易往来的盖凯杜（Guéckédou）寻求帮助。负责收治她的护士没有医疗用品，因此也无能为力。埃米尔的祖母回到梅里昂杜后就去世了。接待她的护士也得了病，尽管 2014 年 1 月下旬已经开始出现有关疫情暴发的早期报道，但这并没有阻止她前往附近的马桑达（Macenta）寻求治疗。这位护士在那里不幸离世，为他治疗的医生也生病了。无国界医生（Médecins Sans Frontières）到达盖凯杜开展调查，并将样品送往法国里昂的实验室进行分析，最终于3月20日确认造成这一系列死亡的罪魁祸首就是埃博拉病毒。当天晚些时候，美国疾病控制和预防中心（CDC，以下简称“美国疾控中心”）宣布几内亚、利比里亚和塞拉利昂暴发疫情。[142]

国际社会之所以对这次疫情反应迟缓，部分原因在于，2013年疫情暴发之前，埃博拉病毒在过去28次暴发中造成的死亡人数不到2 000，并且全都在中部非洲。[143]1976年首次发现的埃博拉病毒病是一种可怕的疾病，但并不十分容易传播。它不像麻疹病毒可以通过空气传播——一名麻疹患者平均会传染18个人；埃博拉病毒是通过接触体液传播，其感染者平均传染不到两个人。[144]此外，在医疗资源匮乏的国家，埃博拉病毒感染者通常会迅速死亡，客观上降低了这些不幸的受害者继续传播疾病的概率。

截至2016年3月29日世卫组织宣布埃博拉疫情不再构成“国际关注的突发公共卫生事件”时，该病已造成11 323人死亡，累计确诊感染病例28 646例。[145]一名尼日利亚外交官在到达拉各斯机场后发病并被送往一家私人医院，随即被确诊感染埃博拉病毒，这使得疫情几乎蔓延到尼日利亚。美国疾控中心紧急行动中心与尼日利亚政府展开合作，成功追踪到与该官员接触过的9名卫生工作者。[146]如果埃博拉病毒传播到拉各斯集中连片、拥挤不堪的贫民窟，可能会引发更大的悲剧。

但是，仍有8例埃博拉病例造成了西非地区以外的传播，这足以在国际社会引起恐慌。每晚的新闻播报中都可见到国际卫生工作者在西非的照片，他们穿着笨重的防护服，旁边站着埃博拉病毒受害者惊恐不安的孩子和悲痛万分的亲人。从欧洲城市出发的航班超过 1/3 被取消；美国中西部地区埃博拉病毒生存包销量激增。[147] 这场疫情还成了美国国会选举中的一个辩论话题。世界银行的最新估计显示，仅 2015 年一年，塞拉利昂、利比里亚和几内亚就损失了 16 亿美元的经济产值，占三国 GDP 总量的 12%以上。[148]

那么，这次暴发的埃博拉疫情与之前的几次相比有何不同？导致疫情结果不同的因素中，有许多正是致使低收入国家非传染性疾病发病率增加的原因。随着贸易的增长和地区内外旅行的日益频繁，一旦有像埃博拉病毒这样的新传染病出现，相比于乡村地区，这些疾病更有可能在城市摧毁人们的健康，因为这里卫生体系尚不健全，人口拥挤不堪且仍未摆脱贫困，这些都为疫情的暴发创造了理想的条件。与非传染性疾病的情况一样，长期以来人们不断动员援助机构为防范传染病大流行提供更大支持，但这些努力始终无济于事，致使低收入国家缺乏资源，无法通过强化自身能力来监测和控制疾病的暴发。[149]

从 20 世纪 90 年代中期开始，世卫组织及其成员国政府着手修订完善应对危险传染病事件的全球框架，即《国际卫生条例》（International Health Regulations）。修订后的《国际卫生条例》赋予了世卫组织新的权力，包括允许世卫组织使用非国家行为体提供的数据以及根据疫情发布科学的应对建议。此外，它还要求各国监测、控制和报告传染病暴发的情况。然而，对于这些功能和职责的资源支持却始终没有到位。

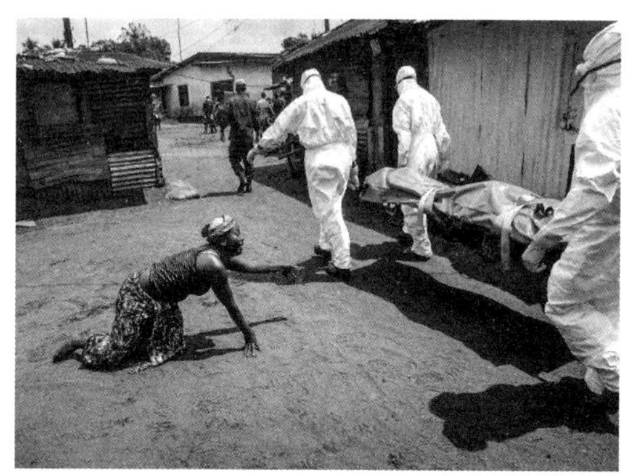

图 2.15　在利比里亚首都蒙罗维亚，一名女性爬向埃博拉殡仪小组，殡仪小组的工作人员正在抬走她姐妹的遗体

资料来源：约翰·摩尔（John Moore），摄于 2014 年 10 月 10 日；盖蒂图片社。

世卫组织的预算资金中，一部分由 194 个成员国的会费构成，而这部分资金还不及纽约市卫生局的预算金额。世卫组织收到的其他资金属于自愿捐款，具有特定的投向领域，从以往情况来看，也没有优先考虑提升低收入国家防范应对区域性和全球性疾病流行的能力。2013 年，只有不到 0.5%的国际卫生援助资金用于建立应对传染病暴发的全球性措施。[150] 这意味着全球大流行的防范工作很大程度上与 19 世纪的情况并无二致——它仍属于一项国内事务。

许多低收入国家没有准备好承担这项重任或是适应传染病发病率下降带来的其他变化。到 2014 年，世卫组织 1/3 的成员国已履行了《国际卫生条例》规定的核心义务。[151] 然而，受埃博拉疫情影响最大的西非国家却并不在列。

在疫情暴发之前，几内亚、利比里亚和塞拉利昂在减轻本国传染病负担和提高儿童生存率方面均取得了值得称赞的进步。考虑到该地区在 20 世纪 90 年代经历了旷日持久的战争和动荡，这一成就尤其来之不易。尽管这三个国家的儿童死亡率仍然处于高位，其 2002 年以来的下降幅度都超过 33%。[152] 在塞拉利昂，儿童基本疫苗接种率由 2002 年的 53% 提高到 2012 年的 93%。各国通常将麻疹疫苗接种率作为一项基本指标广泛运用于健康绩效的衡量，其中塞拉利昂、利比里亚和几内亚的麻疹疫苗接种率分别上升至 83%、74% 和 62%。人均预期寿命方面情况也有所改善，其中几内亚和利比里亚分别达到 58 岁和 61 岁。[153] 在埃博拉疫情暴发前的 10 年里，几内亚、利比里亚和塞拉利昂通过美国总统防治艾滋病紧急救援计划、美国总统防治疟疾倡议、世界银行和全球基金共获得了 10 亿美元的资金支持。

援助项目的投资挽救了许多生命，但遗憾的是，这些项目在其他方面所做的工作极其有限，未能支持这些国家建立起运转良好的卫生体系以应对其他健康威胁和需求。埃博拉疫情暴发之前，几内亚、利比里亚和塞拉利昂三国政府的卫生投入依然少之又少，每年的人均支出分别为 9 美元、20 美元、16 美元。许多医疗服务是由援助机构、宗教慈善组织和非政府组织在当地的工作人员提供的。尽管这些国家的卫生工作者队伍有所扩大，但规模上仍然不足。利比里亚全国只有 51 名医生。几内亚每万人拥有的外科医生数为 1 人。塞拉利昂共有 1 017 名护士和助产士，全国每 5 319 人中才有 1 名。中等收入国家的医生和护士平均人数是上述国家水平的 10 倍，高收入国家则达到 37 倍。

这些西非国家的医院缺少自来水、手术服、手套等控制感染的基本物质条件。卫生工作者最先接触埃博拉病毒并因此丧生，这进一步削弱了卫生体系，导致人们不愿前往医疗机构，而是试图在家中治疗亲属。在这场危机中，这些国家的医务志愿者和殡仪小组最终凭借英勇无畏的表现以及美国疾控中心的支持，很大程度上也拯救了自己。然而，卫生体系建设的不足带来了高昂的代价。在西非以外的地区，由于接受埃博拉病毒治疗的患者能够得到输液等基本的支持性照护，这些患者中最终只有 1/8 的人死亡。在西非地区，埃博拉病毒感染者的死亡率则达到 40%。

对于旨在遏制传染病疫情暴发的国际体系而言，这是一场惨痛的失利。而对于世卫组织来说，与埃博拉疫情的斗争是一场彻底的溃败。领导层的失误、区域和国家办事处的失职以及监测和应对能力的不足，极大地削弱了该机构的能力，以至控制疫情的责任被赋予了联合国埃博拉应急特派团。许多国家无视《国际卫生条例》，对西非国家实行惩罚性的和过度的贸易和旅行限制。无国界医生组织秘书长杰罗姆·奥伯赖（Jérôme Oberreit）说："我们没有一个全球机制能够有效应对暴发在卫生体系脆弱的国家的全球大流行，这已经是摆上台面的事实。"[154]

世卫组织前任总干事陈冯富珍呼吁各国"化危为机，以 2014 年的埃博拉疫情为契机，建立一个更强大的体系，捍卫全球卫生集体安全"。45 份关于埃博拉危机的专家独立评估报告公开发布，其建议基本相同：对世卫组织进行机构改革并为其筹措更多资金，同时在低收入国家加大对区域性和全球性流行病的监测、防范及应对的投资力度。[155]

尽管各方已经为应对下一次疫情暴发采取了重要措施，但这些措施大多沿用了以往全球健康倡议的手段。在盖茨基金会、惠康基金会以及挪威、日本和德国政府的支持下，一项旨在应对未来疾病流行的全新疫苗研发计划得以建立，不仅组织架构完备，而且资金充裕。[156] 截至 2017 年 4 月，共有 21 个低收入国家参与了外部评估，以明确本国在预防人类和动物疾病暴发方面所需采取的措施，然而只有 3 个国家将这些评估结果付诸实施。埃博拉疫情暴发后，美国虽然投入 10 亿美元帮助低收入国家在预防、探测和应对全球大流行疾病威胁方面开展基本能力建设，但这一重要计划将于 2019 年到期，届时美国用于防范全球大流行的资金将降至 10 年来的最低水平。由于世卫组织始终无法募集到足够的捐赠资金，为其应对疾病流行的全新体系提供支持，所以埃博拉危机后收到的深层次机构改革建议中有许多还未能着手实施。[157]

2015 年暴发的寨卡病毒疫情成为对这种全新体系的首次考验，然而国际社会对此反应漠然，这对于未来应对全球卫生紧急事件是个不好的预兆。[158] 距离埃博拉疫情已经过去数年，在防范应对区域性和全球性流行方面，工作协调和资金支持仍然是临时性的，而且依赖媒体的关注。“我们仍未准备好迎接一场大考，”美国前埃博拉特使罗恩·克莱因（Ron Klain）在 2017 年 10 月接受《华盛顿邮报》采访时如是说，“坦率地讲，我们还没有准备好迎接一场中等规模的挑战。威胁始终存在。”[159] 尽管埃博拉危机为提升全球卫生安全提供了大量机遇，但可能有许多机会已经被白白浪费。

卫生援助带来的变化

近年来，人们围绕国际援助的效用展开了激烈的辩论。经济学家威廉·伊斯特利（Bill Easterly）等人观察到，大量的援助并没有让海地这样的国家在脱贫致富方面有丝毫改善。[160] 国际援助还招致了其他方面的批评，包括使受援国对援助国产生依赖并成为后者新殖民主义下的监护对象［经济学家丹比萨·莫约（Dambisa Moyo）的观点］，甚至是支持了独裁政权（伊斯特利的又一观点）。[161] 这些都是合理的关切，值得各方像现在这样展开辩论。

然而从现实来看，在埃塞俄比亚农村这样的地方，国际援助在改善健康方面是否奏效这一问题有着直截了当的答案。它当然奏效，并且在抗击传染病方面通常卓有成效。如图 2.16 所示，在埃塞俄比亚，国际援助倡议针对的每一种疾病，无论是艾滋病、疟疾还是新生儿疾病，都已经大幅减少。

埃塞俄比亚在抗击这些传染病的过程中取得的进展极大地降低了 5 岁以下儿童的死亡人数。如图 2.17 所示，相比于根据收入、教育和总和生育率改善情况所做出的预期，该国儿童死亡率实际降低的速度要快得多。

图 2.16　2005—2015 年埃塞俄比亚因死亡和伤残损失的寿命年百分比变化

资料来源：华盛顿大学卫生计量与评估研究所，全球疾病负担项目，2015 年。

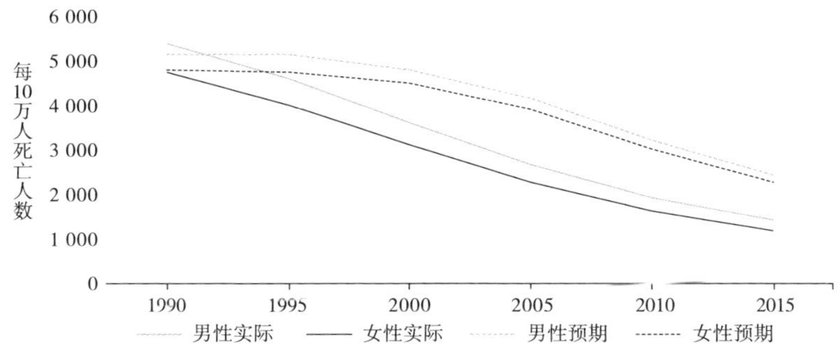

图 2.17　1990—2015 年埃塞俄比亚儿童（5 岁以下）死亡率

资料来源：华盛顿大学卫生计量与评估研究所，全球疾病负担项目，2015 年。

大多数全球健康项目设立的初衷并不是建立初级医疗或公共卫生体系，而且在没有建立这些体系的情况下，项目同样取得了成功。许多低收入国家在投资建设本国的卫生体系方面进展缓慢。在低收入国家，由于缺乏对初级医疗、预防医疗和慢性病护理的投入，许多公民直接暴露在埃博拉病毒等新发传染病造成的威胁和日常非传染性疾病激增带来的压力之下。低收入国家越发依靠援助机构的推动来减少传染病，这也可能意味着，与上述疾病在过去发挥的作用不同，这些来自微生物的威胁无法再迫使各国投资完善本国公共卫生体系并提升政府的应对能力。[162]

受到中国案例的启发，埃塞俄比亚雇用并培训了 3.8 万名社区卫生工作者，在农村地区推广预防医疗，从而提高了儿童生存率，降低了孕产妇死亡率。埃塞俄比亚政府由少数族裔主导，始终强调这些社区工作者和本国健康绩效提升的重要性，并将这些看作巩固执政合法性和获取民众支持的途径。[163]

尽管如此，埃塞俄比亚近年来在健康相关领域取得的成就仍然高度依赖国际援助。该国是撒哈拉以南非洲接受卫生和发展援助最多的国家，每年获得的援助金额高达39亿美元。[164]2012—2014年，美国投入了6.6亿美元，为埃塞俄比亚38万名艾滋病患者提供抗逆转录病毒治疗和相关服务。2003—2009年，埃塞俄比亚在卫生领域也获得了其他组织机构的支持，其中全球基金投入约32亿美元，世界银行提供了7 000万美元。[165]相比之下，埃塞俄比亚用于艾滋病防治的支出不到本国卫生预算的1%。[166]事实上，埃塞俄比亚政府的人均卫生支出总体上要少于同一地区的邻国。[167]至于这部分有限的卫生预算，埃塞俄比亚也极少将其投向那些未获援助机构关注的事项。一项独立评估发现，该国的医务工作者专业能力不足，医护人员极度短缺，以至在一些医院，对住院患者的护理还要依靠前来探望他们的亲人。[168]

埃塞俄比亚在政府治理方面受到的关注已经超出了健康范畴。人权观察组织出于对历史悲剧重演的担忧，指责埃塞俄比亚政府故意扣留援助机构资助的救济粮，以此惩罚农村地区的反对派支持者。[169]在规模庞大、发展迅速的首都亚的斯亚贝巴，反对派和敌对的族裔群体开始发起抗议。埃塞俄比亚政府两次向示威者开枪，作为对这些抗议的回应。该国政府羁押的记者人数在非洲仍位居前列。埃塞俄比亚示威者阻碍世卫组织会议，以抗议该国前卫生部长被推选领导这一组织。关于政府丑陋做法的流言在媒体上铺天盖地，声称埃塞俄比亚政府及其卫生部在国际援助机构面前掩盖了屡次暴发霍乱的事实。[170]

许多援助机构和国际组织显然不愿眼睁睁地看着数以百万计的脆弱儿童因传染病而走向不必要的死亡，希望这种可怕的伤亡最终能够激发低收入国家提升政府的应对能力。埃塞俄比亚政府坚称，该国是一个年轻的民主国家，正在努力改善本国状况。到目前为止，全球卫生援助机构依然继续为其提供支持。

埃塞俄比亚有望摆脱近期的困境，让政府更具普惠性和包容性，然而传染病不太可能催生必要的改革。从这个角度来看，埃塞俄比亚并非个例。在卢旺达、津巴布韦、尼泊尔和尼日尔等许多国家，近年来人均寿命的提升速度也超过预期；这些国家同为采取选举制的国家，它们在健康领域取得的成就同样依靠大量的援助。[171] 卢旺达总统保罗·卡加梅（Paul Kagame）在执政 18 年后，于 2017 年以 98.7% 的得票率再次当选。他表示："衡量民主的真正标准不是选举，而是教育、健康、食物和人民的安全。"[172]

历史并不支持这种说法。托马斯·杰斐逊和另一位《独立宣言》的签署者本杰明·拉什（Benjamin Rush）医生曾表示，病态的政治制度和专制统治是产生病人和疾病的来源。[173] 诺贝尔奖获得者、经济学家阿玛蒂亚·森（Amartya Sen）有一句名言："自由不仅是发展的首要目的，也是实现发展的一项重要手段。"[174] 这些主张得到了实证研究的支持。一些研究表明，在财富水平相当的国家之间进行比较时，那些社会服务更完善、婴儿死亡率等健康指标表现更好的国家，通常有着自由程度更高、选举更为公平的政府；这些国家保障基本的公民权利和人权，让人们能够自发地对公共卫生体系进行改变和创新，这一点是无法依靠外部规划来实现的。[175] 不过，也不难想出与这种历史趋势截然相反的例子。古巴虽然是一个集权的发展中国家，却能够在人民普遍贫穷的情况下，长期保持着较低的儿童死亡率和较高的预期寿命。[176] 人们自然希望埃塞俄比亚和其他近年来全球健康领域的成功国家能够提升政府治理能力，或至少像古巴一样作为特例将成功延续下去。

无论这场辩论有何益处，有一点都十分清楚——健康不再是获取民众支持和巩固执政合法性的桥梁。这一实际状况既不同于19世纪政府的历史经验，也不同于埃塞俄比亚和其他撒哈拉以南非洲国家政府可能抱有的期待。后者所在区域开展的全国性调查结果也显示，尽管传染病在该地区急剧减少，但每10名受访者中就有6人表示自己无法获得高质量的医疗服务。[177]

幸运的是，还有其他替代方案可供选择，不必任由传染病等导致贫困的灾祸自由发展，或是让援助机构介入民众和政府之间。本书的结论部分将探讨一些备选方案，这些方案能够在改善健康状况的同时，强化社会改革者和地方政府的作用。除此之外，埃塞俄比亚和其他低收入国家在减少传染病方面所选择的路径带来了深远的影响，这些影响不局限于健康领域，也不仅仅是揭示了这些国家回应型治理能力的不足。本书的下一章将探讨儿童时期的疾病及其对各国经济命运的不同影响。

第 3 章　疾病与童年

1759年是致命的一年，也是永远不会被遗忘的一年。那一年，上帝命毁灭使者穿越此地，让我们的许多朋友转瞬之间从尘世消失，进入永生。没有一栋房屋未遭浩劫，没有一个家庭幸免于难。它是如此可怕，令每一只耳刺痛，每一颗心流血。在这段时间里，我和我的家人都被那种恐怖的疾病深深困扰。那种疾病就是麻疹。

——伊弗雷姆·哈里斯（Ephraim Harris），
1759年于美国新泽西州费尔菲尔德[1]

罗尔德·达尔（Roald Dahl）是一名作家，他的作品包括《查理和巧克力工厂》和《詹姆斯与大仙桃》，都是奇妙并通常带有黑暗元素的儿童故事。1962年11月，他的女儿奥利维亚（Olivia）不幸夭折。大约1/4个世纪之后，他写下了这样一段话描述当年的情形：

> 我的大女儿奥利维亚七岁时得了麻疹。病情按照正常的轨迹自然发展，在她卧床期间，我记得自己经常给她读书，对病情并没有感到特别惊慌。一天早晨，我坐在她的床上，给正在康复的她展示如何拿清理烟斗用的彩色通条来制作小

> 动物。当轮到她动手制作时，我注意到她的手指和大脑无法协调配合，她什么动作也做不了。“你还好吗？”我问她。“我感觉特别困。”她说。一个小时后，她失去知觉。十二个小时后，她已经没有了呼吸。[2]

奥利维亚·达尔死于脑病。脑水肿、失明和耳聋是麻疹常见的，往往也是极其凶险的并发症。

麻疹极易传染，仅仅通过在他人身旁呼吸就可以完成传播。感染麻疹的症状最早是咳嗽、流涕和从头部开始扩散到全身的小红斑，随后会出现发烧的情况。然而这种疾病真正成为致命的杀手，是在脑病等并发症开始显现的时候。

麻疹源于牛瘟，早在 1 500 年前就找上了人类的麻烦。因为麻疹对许多人来说是致命的，它往往是偶然暴发，来势汹汹，然后就与患者同归于尽，直到几个世纪后人口增长到了足够规模，麻疹才开始以地方性流行的形式持续下去。[3] 与天花一样，在 16 世纪阿兹特克和印加帝国遭遇征服并瓦解的过程中，麻疹扮演了帮凶的角色。麻疹对印加人和阿兹特克人造成毁灭性打击的原因在于这些人没有与该疾病接触的经历，这也正是为什么麻疹等儿科传染病对于像奥利维亚·达尔这样尚未产生免疫力的儿童尤为致命。

1657 年，波士顿和康涅狄格报告了美洲殖民地出现的首批麻疹病例。[4] 在接下来的一个半世纪中，麻疹和其他儿科传染病仍然会间歇性暴发，但直到能够实现接种预防的天花以及结核病开始减少时，白喉、腮腺炎、猩红热和麻疹在欧美国家的重要性才相对开始提升。[5] 到 1900 年，麻疹、白喉和百日咳等呼吸道疾病造成了沉重的负担，占到了 14 岁以下儿童死亡人数的 28%。[6]

对于 1900 年的麻疹患者来说，药物是无济于事的。真要说推荐什么治疗方案的话，大概就是关上门，把孩子和其他人隔离开，然后祈求上帝的怜悯。麻疹是一种病毒性疾病，而 1901 年人们才首次发现人类病毒（黄热病毒）。[7] 半个多世纪后，人们从 13 岁男孩大卫·埃德蒙斯顿（David Edmonston）的血液中分离出了麻疹病毒。9 年之后的 1963 年,人们才研发出了有效的疫苗。5 年之后，莫里斯·希勒曼（Maurice Hilleman）和他在默克（Merck）公司的同事推出了改良版的疫苗，这种疫苗现在每年可以挽救 150 万人的生命。[8] 在这种疫苗发明出来并得到广泛使用以前，美国 15 岁以下儿童中有 90%感染过麻疹病毒。[9] 每年都有数千名美国人死亡或智力受损，这通常是其并发症脑膜炎造成的。

在 20 世纪 60 年代，针对腮腺炎和风疹的有效疫苗也成功研发。这些疫苗的普及极大地改善了西方国家儿童的生命健康，以至这些改善带来的卓越成效被看作是理所当然。英国胃肠病医生安德鲁·韦克菲尔德（Andrew Wakefield）声称，自闭症与麻风腮疫苗之间存在联系，这使一些父母放弃为孩子接种疫苗。[10] 这篇研究对象仅为 12 名儿童的文章后来被接收它的期刊《柳叶刀》撤稿，各种研究分析一遍又一遍地揭穿韦克菲尔德研究结果的谬误，有关机构也做出了吊销其行医资格的决定，另外还有报道称其撰写这篇文章是因为从一名原告的律师那里收受了报酬。即便如此，这一言论仍然在互联网上传播，被轻信的政客在讲话中引用。[11] 受此影响，2014 年美国的麻疹病例数激增至 667 例，比 2010 年的 63 例增长了约 9 倍。幸运的是，美国的麻疹病例数自那之后有所下降。[12]

麻疹在美国和其他一些西方国家的死灰复燃虽然令人遗憾，但相比之下，低收入国家的儿童直到近些年仍在经历更加糟糕的状况。在1974年，这些儿童中只有不到5%有机会接种麻疹和其他致命儿科疾病的疫苗。[13] 麻疹疫情在非洲造成的死亡率有时甚至高达25%。[14] 每年有500万名儿童死于麻疹等可通过疫苗预防的传染病——他们的悲剧本可以避免。

经历了消灭天花运动的成功之后，一些专家认为，此前采取的基本策略可以进一步推广，继续用于在低收入国家消除麻疹和其他儿科传染病。1980年被任命为联合国儿童基金会执行主任的吉姆·格兰特（Jim Grant）即受此启发。格兰特的胆识和勤奋，以及联合国和世界卫生组织的同事及上百万疫苗接种人员和卫生工作者的努力，在接下来的10年里产生了巨大的作用，至今仍然影响着低收入国家的人口和经济发展。

儿童生存革命

联合国儿童基金会（UNICEF，以下简称“儿基会”）最初叫作联合国国际儿童紧急救助基金会（United Nations International Children’s Emergency Fund），后来虽然去掉了“国际”和“紧急”的字眼，但保留了原来的首字母缩略词。儿基会原先是一项临时倡议，目的是为第二次世界大战结束后废墟中的欧洲提供衣物、奶粉和基本医疗保健服务。到了1953年，该机构成为联合国系统的一个永久组成部分，并将工作范围扩展至全球，为生育、喂养和营养项目，根除疟疾行动，以及儿童免疫接种计划等提供基本物品保障和支持。

1980 年吉姆·格兰特刚到儿基会时，它是一个高度分散化的组织，其有限的预算大部分用于以改善健康状况和满足基本需求为目标的小型社区项目。[15] 消灭疟疾项目失利后，彼时的国际卫生界正专注于在全球范围内建立初级医疗卫生体系。

格兰特是“二战”老兵、律师和前美国援助机构官员。他的童年时光在中国的农村度过，父亲曾是洛克菲勒基金会派驻在当地的医务人员。据同事说，格兰特是个工作狂，看到苦难中的儿童时并不会流露太多情感，但他满怀激情地相信，无论情况如何，即使是在极端贫困的环境中也能有所作为。[16]

某次会议上发表的一份报告给格兰特留下了深刻印象。这份报告认为，在发展中国家，通过采取较低成本的预防措施可以减少近一半的儿童死亡。该文章的作者乔恩·罗德（Jon Rohde）写道：“通往健康之路的确存在捷径。”当时，麻疹、百日咳、破伤风和脊髓灰质炎每年造成四五百万名儿童死亡，不过能够预防这些疾病的疫苗已经问世。在这篇文章的鼓舞下，格兰特努力克服了世卫组织起初对儿基会扩大儿童免疫接种工作的抵制。尽管世卫组织于 1974 年启动了自己的扩大免疫规划（EPI），但这项计划仅仅覆盖了全球 10% ~15% 的儿童，且进展缓慢。[17]

最终，儿基会和世卫组织达成了一项协议，双方在世界银行和国际扶轮社（Rotary International）的支持下，于 1982 年发起了儿童生存革命（Child Survival Revolution）。这是一项雄心勃勃的全球计划，在此计划下，各组织承诺加大力度监测儿童的生长发育情况，分发口服补液盐溶液以减少腹泻导致的死亡，提倡母乳喂养，并在 8 年内为全球 70% 的儿童接种 6 种主要儿科传染病的疫苗，包括麻疹、腮腺炎、破伤风、百日咳、白喉和脊髓灰质炎。[18] 这项一揽子组合干预措施也被叫作 GOBI（生长监测、口服补液、母乳喂养和免疫接种的英文首字母缩略词），目标是实现全球儿童死亡人数减半。

这一行动于 1984 年在哥伦比亚波哥大拉开序幕。在 20 世纪 80 年代剩余的时间里，格兰特带着自己的法宝走遍世界。他的法宝是脊髓灰质炎疫苗滴管、口服补液盐和儿童生长发育表。格兰特会见了各国元首，其中有将军和民主领袖，也有反对派指挥官和年迈的君主。他说服这些人作出免疫接种的书面承诺，使这项行动得以开展，并且争取到了当地官员的帮助。在萨尔瓦多，开展疫苗接种运动意味着仅仅为了给儿童进行预防接种，就要促成双方在长达 14 年的残酷内战中停火。[19]

其他的非政府组织和联合国机构负责人不会去面见心狠手辣的统治者，比如海地的“小医生”让 – 克洛德·杜瓦利埃（Jean-Claude “Baby Doc” Duvalier）和埃塞俄比亚的门格斯图·海尔·马里亚姆（Mengistu Haile Mariam）。但是格兰特会这么做，并且能够让这些人相信，预防接种运动将提高他们的民意支持。格兰特认为，儿基会所做的这些工作是为了“有所作为，而不是表明立场”。[20]

即使获得了地方领袖和政府的政治支持，疫苗接种运动仍然是一项浩大的工程。它需要在全球偏远地区建立温控供应链。此外，还要依靠成千上万的志愿者和英勇的疫苗接种人员冒险深入战争波及的地区。格兰特将其描述为和平时期全世界规模最大的一场动员。[21] 仅 1990 年一年，该计划就在 150 个国家为 1 亿名儿童完成了至少 6 次疫苗接种（如图 3.1 所示）。

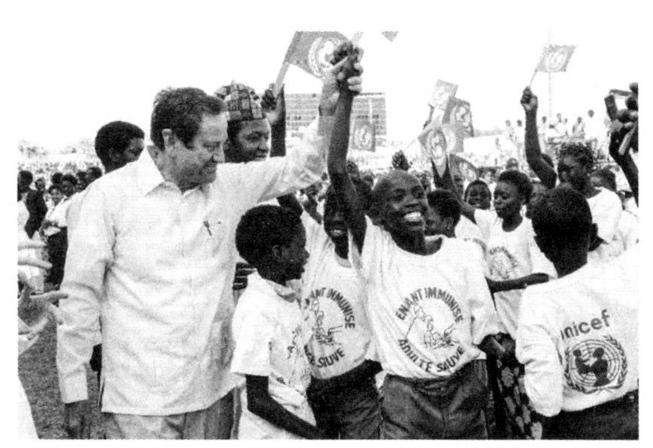

图 3.1　1987 年吉姆·格兰特在塞内加尔首都达喀尔的登巴·迪奥普国家体育场（Demba Diop National Stadium）呼吁提升儿童生存水平

资料来源：约翰·艾萨克（John Isaac），摄于 1987 年；图片由联合国儿童基金会提供。

这场行动实现了既定目标，它与儿基会的水和营养项目共同开展，据估计挽救了 2 500 万名儿童的生命。[22] 到了 1990 年，撒哈拉以南非洲地区只有十几个国家的每千名 5 岁以下儿童死亡人数达到 175 人。[23] 在许多低收入国家，1 岁以下儿童完全接种的比例超过 80%，已经追平甚至超过了一些富裕国家的覆盖率水平。这个令人难以置信的事实鲜有人知，然而故事并没有就此结束。

在低收入国家，国际社会扩大传染病免疫接种范围的努力仍在继续，其他机构也在着手开展这些工作。到了 1999 年，已有 4.7 亿名 5 岁以下儿童完成了接种。[24]2000 年，在盖茨基金会等援助机构的支持下，全球疫苗免疫联盟正式启动，并将免疫计划进一步扩大，从而覆盖新近研发的针对黄热病、乙型肝炎等疾病的疫苗。全球疫苗免疫联盟开展的项目覆盖70多个国家。从2002年到2016年末，全球疫苗免疫联盟累计募集了约90亿美元，来源包括捐赠资金、匹配捐赠和联合融资。这项投资带来了惊人的回报，自该机构成立以来已经挽救了900万名儿童的生命。[25]

成立30多年来，儿童生存革命计划始终名副其实。全球疫苗接种覆盖率达到了前所未有的高度；麻疹、白喉、百日咳、破伤风和结核病疫苗在2016年的接种率均达到或超过85%。[26]例如，在过去的15年中，麻疹造成的儿童死亡人数减少了79%；据估计，仅此一种疫苗的扩大使用就挽救了2 030万人的生命。[27]在这些儿童疫苗和其他全球健康倡议的帮助下，5岁以下儿童每年的死亡人数从990万减少到590万，下降了近一半。尽管减少不必要的儿童死亡仍然需要付出大量努力，但儿童生存革命率先推动的这一进步无疑是一项了不起的成果。

这些令人瞩目的健康成就正在重塑世界人口的区域和年龄分布。巨大的人口变化为低收入国家增加经济财富提供了短暂而重要的机会。但是如果不抓住这个机会，后果可能会非常棘手。为了解释其中的原因，我们需要回顾当年发生在中国的故事。

中国的飞跃

1976年的中国是当时世界上最贫穷的国家之一。其人均GDP

（以现价美元计算）要低于乍得、贝宁和尼日尔。[28] 就在此前 15 年，中国刚刚遭遇了一场饥荒，这场饥荒造成大量人员死亡。1958—1961 年，政府尝试通过让人们从农业生产转向大炼钢铁来实现对西方的赶超，这项运动成为导致粮食短缺的一个因素。[29]1976 年之前，中国仍处于“文革”的风暴之中，这场政治运动导致许多人受到影响，学校被迫停课，数百万知识青年被安排到农村插队，其中就包括中国现任国家主席习近平。

有关中国的非凡故事中，人们耳熟能详的部分就是，在 1978 年开始改革开放后，这个世界上人口最多的国家在不到 40 年的时间里一跃成为世界上最大的经济体之一，让 5.6 亿人摆脱了极端贫困。[30] 故事中还有一部分鲜有人知，那就是到 1976 年，中国的人均预期寿命已经实现了令人瞩目的连续 16 年的增长，增幅达到了惊人的 21 岁。1960 年，中国的新生儿预期平均只能活到 44 岁。[31] 到了 1976 年，国家仍处于动乱之中，后来的经济繁荣尚未发生，但当时新生儿的预期寿命已经能够达到 65 岁。[32]

这是怎么发生呢？第一，预期寿命，或者更确切地说应该是出生时的人均预期寿命，像是一张瞬间快照。过去时间里发生的死亡不会影响以后出生婴儿的预期寿命。第二，也是这个故事中更为重要的一点，预期寿命也是反映过去健康进步的一项滞后指标。

1949—1978 年，中国发动了一场以农村地区为中心的针对传染病的全面战争，大大降低了本国的儿童死亡率。1949 年，中国开展了一项为期 3 年的突击行动，为本国庞大的人口接种天花疫苗，随后又实施了针对结核病和白喉的免疫接种计划。[33]1952 年，政府发起了爱国卫生运动。这项大规模的卫生运动具体包括修建厕所、开展健康教育，以及用筷子从村庄附近的沟渠中夹走携带寄生虫的钉螺（如图 3.2 所示）。[34]

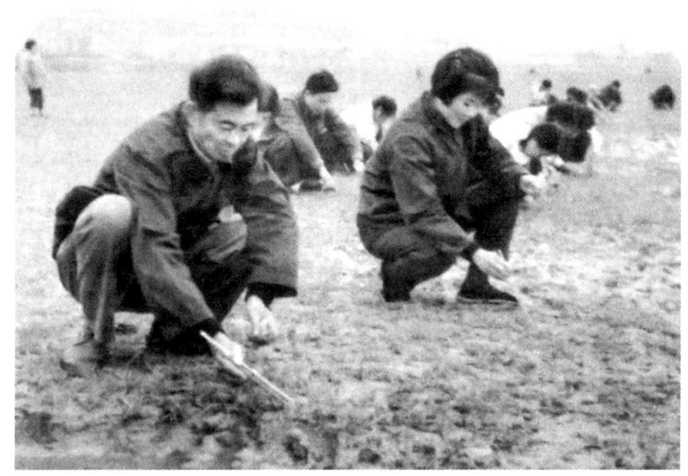

图 3.2 《送瘟神》画册

资料来源：北京：中共中央南方十三省（市、区）血防领导小组办公室，1978 年，第 65 页。

注：与这张爱国卫生运动照片所体现的情况不同的是，根据中国研究学者米里亚姆·格劳斯（Miriam Gross）的说法，用筷子夹除钉螺的烦琐工作大部分由女性和老年人完成。

从 20 世纪 50 年代初开始，一批经过初步培训的医护人员被从农村的人民公社招募过来，负责协助卫生院的医生指导农村卫生工作并分发抗生素。中国还建立了上千个卫生院和防疫站。1968 年，在“文革”高峰时期，这项医疗援助计划正式确立，其中的医疗人员得名“赤脚医生”。这些“赤脚医生”对女性进行孕期指导，在她们分娩时提供护理，并教母亲如何更好地照护她们的孩子。他们还收集了大量粪便样本，每个样本都用纸或树叶包裹起来，外面写上病人的名字，以至一些村民开始戏称他们为“收粪医生”。[35]

血吸虫病也被称作钉螺热，是一种致命的寄生虫肝病，而化验这些粪便样本正是全国血吸虫病防治运动的一部分。毛泽东为江西余江县消灭了血吸虫病欣然命笔，题为《七律二首·送瘟神》。诗的结尾写道：“借问瘟君欲何往，纸船明烛照天烧。”[36] 毛泽东给血吸虫病的送别还只是暂时的——1958 年，包括该病和结核病在内的传染病在中国依然时有发生。[37]20 世纪 50 年代末，政府又发起了一场消灭“四害”（麻雀、老鼠、苍蝇和蚊子）的全民运动。[38] 消灭“四害”之后，蝗虫一度爆炸式增长，造成农作物歉收。虽然中国政府控制传染病的努力并非都有回报，但总体上取得了巨大的进步。那个年代出生的孩子中，一些原本按照过去的情况可能已经离世的孩子，在 20 年后都长大成人，这使中国得以重返世界经济强国之列。

更健康意味着更富裕?

中国在提升人均预期寿命后实现了惊人的经济增长，这一案例常常被援引，作为健康改善带来财富增长的证据。但是，该理论并不存在一边倒的实证依据。

一方面，人们倾向于凭直觉认为，更健康的工人有着更高的生产力。诺贝尔经济学奖获得者罗伯特·福格尔（Robert Fogel）估计，从体重和卡路里摄入的变化来看，从 1780 年到 1980 年，英国国民营养状况的改善使适龄劳动人口的劳动产出几乎翻了一番。[39]还有研究表明，钩虫感染和营养不足会对儿童未来的收入和教育水平产生长远影响。[40]由《柳叶刀》组织、美国前财政部长拉里·萨默斯（Larry Summers）领导的一个委员会得出的结论是，在2000—2011年，人均寿命的提升贡献了撒哈拉以南非洲国家“全收入”增长额的24%，该委员会将这里的“全收入”增长额定义为国民收入增长与死亡率降低的价值之和。[41]2015年，来自44个国家的267位经济学家，包括萨默斯在内，在《纽约时报》上联名签署了一封公开信，表示全民健康覆盖“对于消除极端贫困至关重要”。[42]

另一方面，麻省理工学院经济学家达伦·阿西莫格鲁（Daron Acemoglu）和西蒙·约翰逊（Simon Johnson）在一项多国研究中发现，人均收入随着寿命的延长而略有下降。这是由于预期寿命提升所带来的经济增长相对有限，而且还会因人口增加进一步稀释。[43]经济学家夸姆罗·阿什拉夫（Quamrul Ashraf）、艾什莉·莱斯特（Ashley Lester）和大卫·韦尔（David Weil）研究得出的结论是，从长期来看，预期寿命从40岁提高到60岁将使一国的人均GDP增长15%，但人均收入在短期内反而会由于儿童生存率提高“拖累”经济而降低。[44]

考虑到影响经济的因素多种多样，想要单独研究良好健康的影响始终十分困难。但是，试图在传染病减少与未来财富增加之间寻找一种直接的、机械式的关系，来思考健康对经济发展的潜在贡献，无疑是错误的方式。吉姆·格兰特的儿童生存革命和毛泽东的“赤脚医生”大军之所以重要，是因为这些行动减少了数百万名儿童的死亡。除此之外，还有一个重要原因，那就是它们创造了一个黄金机遇。这一机遇配以正确的社会和产业政策，能够令低收入国家的经济迈上新台阶。

（潜在的）人口红利

哈佛大学公共卫生学院教授大卫·布鲁姆（David Bloom）整个职业生涯都在思考人口与经济的互动作用。他和同事开展的多项研究表明，从年龄结构而不是人口数量的方面思考人口在促进经济增长中的作用，才是真正恰当的方式。

布鲁姆认为，如果一个国家年龄在15~64岁之间的适龄劳动人口比例极高，那么这个国家将具有经济优势，他称这种经济优势为人口红利。人口红利之所以存在，是因为这种年龄结构意味着能够从事生产和创造收入的潜在工人更多，单纯消费产品的受扶养者（儿童和老人）更少。尽管有些读者可能会质疑布鲁姆和其他人口学家划定老年和工作年龄的界限是否妥当，但中国的故事的确为布鲁姆的整体观点提供了令人信服的证据。

从1949年开始，中国的传染病大幅减少，儿童生存状况显著改善，但早期的出生率居高不下。1955年，中国卫生部提出了适当节制生育的计划，但三年经济困难和“文革”中断了这些计划的实施。中国的生育率在20世纪50年代中期有所降低，在此后10年的大部分时间里保持上升，但到了20世纪70年代初开始急剧下降。随着越来越多的孩子存活下来，中国的母亲们不再需要生育那么多的子女。中国采取了降低出生率的措施，推行计划生育政策和独生子女政策。[45] 在三年经济困难期间死亡的人口中，婴儿占到了 1/3。[46] 这些因素的叠加意味着，出生于 20 世纪 50 年代和 60 年代中期并度过了三年经济困难的成年人口有所增加，而随后的几十年中儿童数量则有所减少。这样的结果是，等到 1978 年改革开放将大量制造业就业岗位带到中国时，国内庞大的适龄劳动人口已经蓄势待发。

到了2000年，东亚地区15~64岁的人口占到了总人口的2/3以上。中国等东亚国家在这个奇迹时代取得了举世瞩目的经济增长，据布鲁姆等人估计，其中有 1/3 到一半要归功于人口红利。[47] 经济学家、诺贝尔奖获得者保罗 · 克鲁格曼（Paul Krugman）在 1994 年的《外交事务》杂志上发表了《亚洲奇迹的秘密》一文，他也表示，该地区令人惊叹的经济增长大多归功于劳动力投入的增加，而非生产效率的激增。[48] 经济学家罗伯特 · 戈登同样表达了类似的观点，他认为，1890—1950 年婴儿死亡率的急剧下降，是“美国经济发展史上最重要的事实之一”。[49] 在过去 50 年实现经济持续繁荣的国家中，大多数都有数量庞大且比例不断上升的适龄劳动人口。[50]

对于那些传染病持续减少且儿童生存状况不断改善的低收入国家，上述研究和东亚国家的成功故事提供了三条经验。

第一条经验（这也是一个好消息），即一个国家传染病的迅速减少，加之生育率的下降，能够对本国的经济发展产生巨大影响。劳动力是一国经济发展的重要生产要素，适龄劳动人口与儿童及退休人员的较高比例为加快经济发展创造了可能。[51]

各国无须效仿中国推行的政策。日本、韩国和新加坡在 20 世纪 50 年代依靠自愿措施降低了生育率。从东亚地区总体情况来看，每千名活产婴儿死亡数从 1950 年的 181 例下降到 2000 年的 34 例。[52] 事实表明，儿童存活率的提升在很大程度上影响了女性的生育选择，这种情况在低收入国家表现得尤为明显。[53]

然而，尽管大多数东亚国家都在 20 世纪 50 年代经历了传染病减少、儿童生存率提高和生育率下降的情况，但不是所有的国家或地区都从人口红利中获得了相同的经济收益。中国（包括台湾地区）、新加坡和韩国的经济蓬勃发展。泰国的经济增长相对缓慢一些，菲律宾的发展则依然迟缓。在该地区以外，许多拉丁美洲和北非国家因年龄结构变化而获得的经济收益更是十分有限。

通过这些迥异的结果，我们可以从东亚地区的人口红利中得出第二条经验。人口转变提升了经济政策的重要性，放大了政策选择的优缺点所产生的影响。[54] 由于适龄劳动人口比例提高，潜在工人数量，也就是劳动力的供给随之增加。一个国家需要良好的政策、充足的投资和可靠的机构来创造高质量的教育、职业培训机会和更高的健康水平，而这些特征可以使增加的那部分劳动力队伍在就业市场上更具竞争力。同样，要想让不断扩大的劳动力供给有效发挥作用，就需要有良好的道路、可靠的电力、法治以及合理的监管，这些因素能够使开办工厂和企业家创业更加便利。

传染病的减少一定程度上使得劳动力供给迅速扩大。采取上述这些审慎的政策之后，迅速扩大的劳动力供给可以极大地促进经济的长期增长。[55] 东亚国家之所以能够享受到本国的人口红利，是因为这些国家的政府将人口的快速转变与针对性的职业培训和出口导向的制造业政策成功结合。这提高了劳动人口的就业竞争力，使这些国家能够利用日益增长的需求来充分吸纳本国的劳动人口。[56]

同时，中国和这些东亚国家也是幸运的，这一点引出了我们能够从东亚人口红利奇迹中提炼出的第三条经验。如果没有一个有利的全球经贸环境，人口红利的收益大部分将会被浪费掉。

毫无疑问，中国作出许多审慎的决策，以利用其不断减轻的传染病负担。乔·史塔威尔（Joe Studwell）在他的著作《亚洲大趋势》（*How Asia Works*）一书中着重强调了三项决策：利用技术推广服务来提高农作物产量，对企业家和技术升级给予国家支持以扩大本国制造业规模，为长期发展和学习提供融资。[57] 中国当时的司法体制尚不健全，对外国投资者的政策也不够开放。中国在 1978 年的公民平均受教育年限要低于当今大多数低收入国家的水平。现如今，对于一个希望利用人口红利并发展为强大经济体的国家，中国当年采用的那种政策和投资组合未必是当下最优的选择了。

不过，中国的幸运之处在于，它能够在全球经济发展相对平衡的时期享受本国的人口红利。[58] 在第二次世界大战后的几十年中，日本、韩国和中国台湾等国家或地区必须建立广泛而深厚的工业基础，才能从制造收音机和其他廉价的消费类电子产品开始，依靠自身努力逐步朝着全球价值链的顶端攀升，生产具有全球市场竞争力的高端商品，从而提供报酬更高的就业岗位。所有这一切都随着标准化集装箱的发明和关税的降低而发生了改变，因为这种改变使得企业可以将制造过程中的许多环节外包，将劳动密集型的零部件制造和许多消费品的组装工作交给全球范围内工资水平较低地区的制造商。[59] 中国、越南和其他发展中国家能够通过参与这些全球供应链，释放本国的人口红利并进入全球市场竞争，从而使本国数以亿计的人民摆脱赤贫。[60]

拉丁美洲国家则没有那么幸运。它们也扩大了儿童疫苗接种的范围，实施了更好的公共卫生政策以降低传染病的发病率。[61] 这些举措最终带来了生育率的降低。[62] 但是，这些国家陷入了国际和国内债务的泥潭，并遭受了高通胀的困扰。对此，国际债权方要求它们强化预算约束并采取财政紧缩措施，这一点加剧了各国的经济困境并促使它们削减了教育和卫生方面的预算。包括巴西在内的一些国家试图通过开放本国经济来吸引贸易和外部投资，然而这种应对措施无法为其快速增长的劳动力创造足够多的就业机会。研究人员将拉丁美洲至今仍然十分突出的经济不平等现象归因于该地区未能跟上自身不断变化的人口特征。[63]

简而言之，人口红利不是注定发生的事情。它不是经济增长的保证。例如，如果出生率下降缓慢，那么政府和家庭就不得不放弃一些必要的教育投资，因为它们为每个孩子平均能够投入的资源更加有限。如果经济改革不成功，没有创造生产性岗位，那么从事有报酬工作的适龄劳动人口的数量和收入就不会增加。[64]

人口红利创造的机遇期也相对较短。近年来实现传染病负担减轻和儿童生存状况改善的国家必须采取快速、有力的行动。对于过去为取得这些健康收益曾进行投资的政府和援助机构而言，它们同样应投资实施必要的计划生育政策，将人口增速降低到可持续的水平，同时推动经济和社会改革，从而在这些有利的人口状况依然存在的时候加以利用。

这种情况有可能发生吗？接下来我们将目光转向肯尼亚，以该国为案例来帮助评估未来的前景。

内罗毕，晴，可能有暴雨

肯尼亚呈现出一片欣欣向荣的景象。首先，该国的健康状况，特别是在传染病方面，已经大大改善。尽管仍有许多人死于艾滋病，但该病的发病率在短短 10 年内下降了 2/3。腹泻和下呼吸道疾病等童年时期的主要传染病在逐渐退散，同期分别下降了 27% 和 21%。肯尼亚 5 岁以下儿童的生存率超过了 10 年前的水平，每千名儿童死亡数下降了一半以上，男童降至 12 例，女童则不到 10 例。小学入学率从 1999 年的 63% 提高至 2012 年的 86%。男性和女性的人均预期寿命分别提升至 63 岁和 68 岁。[65]

对于寻求在非洲立足的全球大型企业而言，肯尼亚首都内罗毕已经成了一个枢纽。这是一个肉眼可见的多元文化城市，人口众多，交通拥挤，建筑机械不计其数，西方企业不断涌入。《纽约时报》旅行版块将这座城市描述为“美得令人惊羡，繁花似锦，气候宜人——温度在二三十摄氏度，阳光足，湿度低，几乎每天都是这样的天气”。[66]

2010 年，肯尼亚以压倒性的结果通过了一部新宪法，该宪法是撒哈拉以南非洲地区最具包容性的宪法之一，具有强大的权利法案，同时为该国的各个族裔提供了更大的区域自治权。[67] 政府还通过明智的投资改善基础设施，带来就业岗位；开发地震活动带东非大裂谷来增加地热发电量和电力供应；改善道路网络，并新修了一条铁路。[68]肯尼亚扩大了税基以支持这些投资。该国全国手机用户占总人口数的70%以上，互联网普及率则接近一半。[69]

另一方面，肯尼亚的人口状况令人担忧，特别是考虑到该国的经济结构。肯尼亚人口增长迅猛，在过去的25年中翻了一番，达到4 000万人左右，且人口的快速增长势头必会持续下去。尽管儿童死亡率显著下降，但每名女性生育的子女数仍在4胎以上。[70]肯尼亚的人口预期在未来40年内以每天3 000人、每年100万人左右的速度增长，到2050年将达到8 500万人。

1/5的肯尼亚人年龄在15~24岁之间。该国官方统计的青年失业率是18%，然而实际数字很可能更高。肯尼亚只有不到4%的人口从事制造业，该国的茶和咖啡等出口产品近年来市场表现不佳。虽然肯尼亚拥有信息技术产业，但其商品和劳务出口近年来出现了萎缩。[71]皮尤研究中心的数据显示，非洲仅有4个国家每天生活费不足2美元的人数显著增加，肯尼亚就是其中之一，该国的这一比例从2001年的22%上升到2011年的31%。[72]

在短短的15年里，肯尼亚的城市化水平提高了29%，目前有超过1/4的人口居住在城市中。内罗毕的人口数量已从1948年的12万增加到2016年的550万。[73]据联合国估计，内罗毕的人口中有60%~70%生活在贫民窟。[74]在肯尼亚，居住在贫民窟的人数占城市总人口的55%——这一数据从1990年到2009年没有发生变化。[75]

肯尼亚的避孕用品和艾滋病患者所需的大部分治疗药物完全

依赖于援助机构的支持。[76] 平均每名肯尼亚公民的医疗保健支出为 204 美元，其中只有 52 美元来自政府，其余都依靠国际援助和患者自付。[77] 同时，该国由癌症、心脏病等非传染性疾病造成的死亡人数高于全球平均水平（每 10 万人死亡人数分别为 624 例和 573 例），这些疾病导致的住院人数也占据很高的比例。[78]

独立后的肯尼亚局势相对平静，它所在地区的周边国家则更加动荡和暴力。[79] 然而，在过去的 25 年里，肯尼亚的几乎每一次总统竞选都遭到了暴力事件的破坏。2008 年选举期间，族裔斗争失控导致 1 200 人被杀，50 万人流离失所。据人权观察组织估计，2013 年选举期间，有 477 人被杀，11.8 万人流离失所。最近一次选举是在 2017 年，选举前夕显现出不祥之兆，包括爆发抗议政府腐败的暴力活动，以及负责监督选举的官员被残忍折磨致死。[80] 尽管如此，援助机构依然为肯尼亚捐资 2 400 万美元建设了一个电子计票系统，以确保投票公平自由——来自非盟、欧盟和美国的国际观察员最初也是这样宣称的。[81] 选举过后又出现了动乱，在此过程中约有 90 人死亡，发生了数十起性侵案件。[82] 2017 年，肯尼亚最高法院宣布时任总统乌胡鲁·肯雅塔（Uhuru Kenyatta）连任的选举结果无效，并在电视直播中花了几个小时全文宣读了这项裁决，令举国上下目瞪口呆。[83] 随后再度举行的投票又遭到反对派抵制，但最终肯雅塔总统连任成功。尽管如此，许多人仍将法院推翻问题选票的裁决和 2017 年选举中暴力事件的相对减少看作是来之不易的、循序渐进的进步迹象。[84]

肯尼亚的局势基本概括了撒哈拉以南非洲其余地区正在发生的情况。各领域展现出的积极趋势不胜枚举。在所有地区，传染病发病率都在全面下降。从 1950 年到 2010 年，该地区成年人的平均受教育年限从 1.2 年增加到 5.2 年。[85] 现如今，非洲的手机用户人数几乎是美国的两倍。非洲接收海外公民侨汇和外国直接投资的金额约为该地区所获得国际援助的两倍。[86]2016 年，包括肯尼亚在内的东非地区经济体实现了健康发展，经济增长率达到 5.3%。[87]

然而，该地区面临着严峻的人口和就业形势。从 1960 年到 2015 年，非洲的人口规模扩大到原来的 4 倍，从大约 2.8 亿人增长到 12 亿人以上。非洲是最年轻的大陆，大约 60% 的人口年龄在 24 岁以下（如图 3.3 所示）。[88]

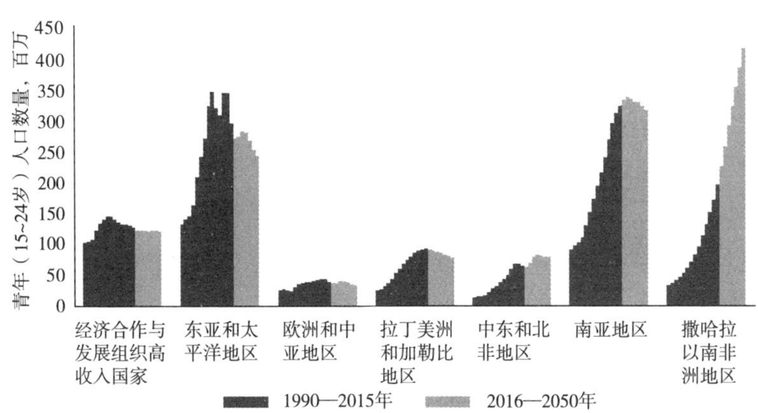

图 3.3　撒哈拉以南非洲地区青年（15~24 岁）人口数量预期将显著增加

资料来源：《联合国世界人口展望》；改编自世界银行，《撒哈拉以南非洲青年就业报告》（*Youth Employment in Sub-Saharan Africa*）（2014 年）。

这些年轻人中超过一半的人处于失业或未充分就业的状态。在接下来的 10 年中，撒哈拉以南非洲地区每年都将有 1 100 万年轻人进入就业市场。[89] 尽管这一潜在的人口红利为非洲国家实现期待已久的经济转型提供了千载难逢的机会，但要实现这一目标，非洲必须找到一条不同于中国或西方国家走过的道路。

手机模式替代工厂模式

在将近两个世纪的时间里，制造业一直是世界贫穷人口翻越贫困的阶梯。从兰开夏郡的纺织厂到匹兹堡的钢厂再到深圳的智能手机组装厂，制造业历来引领着经济的发展。

制造业的工作通常不需要专门的教育或技能，并且与其他行业相比，工资往往也更高。在这种优势结合的作用下，低技能的工厂工人更容易让自己和家人步入中产阶级。大规模生产和出口低端制成品也相对容易，尤其是纺织品、玩具或基本的消费类电子产品。出口是外汇和税收的重要来源，对发展中经济体来说至关重要。制造业为政府投资建设道路、电网等具有长期经济效益的支持性基础设施提供了动力。一些经济体从低端制造业起步，不断学习并投资建设劳动力队伍，进而向产业链上游发展，提供高端商品和服务以及薪酬更高的工作岗位。韩国、中国台湾等国家或地区就是这样的例子。

从历史上看，制造业也始终是一个劳动密集型产业，雇用了大量的人员。对于那些面临着年轻劳动人口快速增长的国家来说，这一点至关重要。

第二次世界大战后，欧美国家出现了婴儿潮。20 世纪 70 年代，美国和德国的制造业就业比重分别上升到 27% 和 40%。韩国也通过建设工厂释放了本国的人口红利，其制造业就业人数占比达到 28%。[90] 所有那些后来跻身高收入国家行列的非石油出口国，本国制造业就业比重都曾至少达到 18%，并且通常发生在这些国家致富之前。[91]

相比于过去的高收入国家，低收入国家制造业就业出现高峰的时间要早得多，哈佛大学经济学家丹尼·罗德里克（Dani Rodrik）将这一过程称为“过早去工业化”。[92] 这种趋势在撒哈拉以南非洲尤其令人关注。2010 年，该地区的劳动力中仅有 7% 从事制造业工作，而亚洲和拉丁美洲分别为 15% 和 12%。20 世纪 60 年代以来，撒哈拉以南非洲地区的制造业在经济总产出中所占份额始终未曾变化。与此同时，该地区的农业就业比重从 1990 年的 62% 下降到 2010 年的 51%。[93] 与其他地区的人们一样，撒哈拉以南非洲的居民正从农村向城市转移。然而他们到达城市后，却难以找到在工厂的工作。过去的 20 年中，撒哈拉以南非洲创造的私营部门岗位大多数是临时工或零工。即便是在该地区的资源型国家，大部分有薪就业机会仍然是政府提供的。[94]

正如人们所想的那样，撒哈拉以南非洲（和南亚部分地区）的大多数国家之所以缺少制造业岗位，部分原因在于：道路和港口过少，发电量和用电范围过小，以及腐败和劳务管制过多。但这也可能是因为儿童生存革命到达这些地区为时已晚。

中国等较早取得健康成果的国家实现了制造业的发展，而那些试图在今天发挥人口红利作用的国家则面临着来自前者的低工资的竞争。中国、越南、孟加拉国等亚洲出口国有着更高的规模经济效益，自这些国家进口的廉价产品汹涌而至，令许多撒哈拉以南非洲的制造商毫无招架之功。在此情况下，撒哈拉以南非洲的制造商甚至难以在自己的地盘上生存，更不用说建立出口导向型产业了。[95]尽管中国的劳动力成本已经开始上升，但对于任何试图建立国内消费基础或打入全球市场的制造业新秀而言，这个拥有近 14 亿人口的国家仍然是一座难以逾越的大山。[96]

除此之外，还有机器人带来的问题。制造业和许多日常生活服务的自动化水平日益提高。工厂不必雇用许多工人就能够生产大量的商品。在提供日常生活服务方面，例如翻译和电话客服，机器人能够做到廉价、高效。[97]随着这类工作越来越多地走向自动化，对于撒哈拉以南非洲和南亚国家而言，青年人口增长带来的低工资优势可能遭到削弱。据世界银行估计，在孟加拉国、尼泊尔和埃塞俄比亚，自动化会对至少 2/3 的劳动力产生影响。[98]

机器人的兴起也凸显了高质量基础设施的重要性。如果低廉的劳动力成本不再像过去那样重要，那么很少会有企业去承担额外的运输成本，从清关速度慢、道路养护差的地方采购货物。自动化使美国等发达国家能够实现部分制造业的“回流”。[99]即使是工资水平仍然较低的中国和印度，也都在通过推进自动化来保持全球竞争力。目前，中国是全球使用工业机器人最多的国家。[100]

与此同时，美国和欧洲制造业岗位的流失加剧了反移民情绪，在这种情绪的煽动下，人们呼吁保护本国免受国外低薪竞争的影响。对于劳动力快速增长的非洲和南亚国家而言，这种环境不太有利于通过谈判降低贸易壁垒。

在过去，许多国家利用本国的人口红利发展工业制造和出口，让更多人实现了向中产阶级的跨越。现在，这条道路可能正在关闭。一种替代方案是扩大服务业就业容量，然而这种方案同样有局限性。大多数服务业岗位要么需要大量的专业教育，比如医学院、法学院、会计学位教育等；要么基本上不需要任何教育背景，例如售货员。对于发展中国家进入劳动力市场的大多数年轻人而言，高端服务业不是短期内解决就业问题的选择。依赖于人际互动的低端服务业对自动化具有更强的抵抗力，并且可以雇用更多的人，但无法像制造业那样打通迈向更高收入和中产阶级的路径。

服务业也很难产生出口。高收入国家本身就有自己的低薪零售业工人，其中许多国家对医学或法律等专业服务领域施加了执业许可要求，限制外国参与竞争。[101] 鉴于高收入国家对贸易自由化的普遍态度,这种情况不太可能改变。对于许多发展中国家来说，旅游业是一个能够带动经济增长的行业，但它无法雇用大量的人员。非洲在全球服务贸易中处于边缘地位。2012 年，非洲仅占世界劳务出口总额的 2.2%，进口总额的 4%。世界银行的一份报告表明，这些统计数据并未涵盖在区域内的非正式服务贸易，例如美发或会计，但涉及的人数和岗位并不多。[102]

管理咨询公司麦肯锡积极宣称，发展中国家日益壮大的中产阶级有望通过建立本地的商品和劳务市场成为经济增长的引擎。[103] 皮尤研究中心数据显示，发展中国家的中产阶级，即日收入为 10~20 美元的群体，从 2001 年到 2011 年增加了 3.85 亿人。但是，这种增长几乎完全发生在中国、南美和东欧。尽管极端贫困现象有所减少，但在近年来人口变化最大的东南亚和非洲，中产阶级却几乎没有发展壮大。[104]

在非洲和南亚，有太多的年轻人或失业，或未充分就业，或在

“非正规经济”地带从事像街头叫卖、自制成衣或其他商品、废物回收等工作。在大多数地区，女性非正规就业的比例要高于男性。在农业领域之外，南亚和撒哈拉以南非洲非正规就业的比重分别达到82%和66%（如图3.4所示）。[105] 非正规部门的工作岗位收入更低，保障更差。

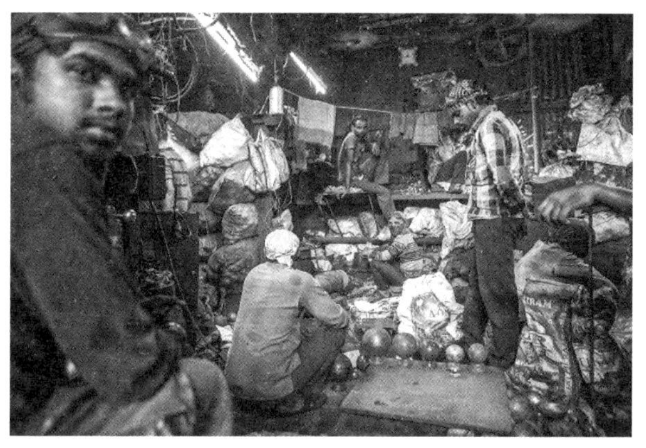

图3.4　2016年，孟买。达拉维（Dharavi）贫民窟的非正规产业

资料来源：约翰尼·米勒（Johnny Miller）；“贫民窟之景”（Slum Scapes）。

经济学家泰勒·柯文（Tyler Cowen）对发展中国家的未来做出了不同的预测，称之为“手机替代汽车工厂”的经济增长模型。[106] 他认为，自动化将导致高收入国家的制造业更加集中化，这将意味着低收入国家制造业就业岗位的减少。在低收入国家，手机、药品、消费品和软件将变得极其便宜、丰富，但是工资增长将陷入停滞，基础设施依然破败不堪。墨西哥等国邻近先进制造业国家，因此能够从中受益，参与后者的供应链。距离远一些的国家可以专门发展文化、计算机编程或信息技术产业，就像印度那样。其他发展中国家中将有许多停留在世界经济的边缘，就业领域以非正规部门或没有出路的国内服务业为主，经济发展前景黯淡。

这是一种可能的未来，无论是对于正在经历大规模人口变迁的撒哈拉以南非洲和南亚国家，还是对整个世界而言，这样的未来都令人深深担忧。发展中国家如果无法吸纳快速增长且多为非技术性工种的劳动力，那么其中许多国家面临的后果将不仅仅是经济增长放缓这么简单。

随着互联网的大范围普及，低收入国家的年轻人能够在网上看到高收入国家的收入水平和人们的生活方式。世界银行行长金墉（Jim Kim）对这种变化可能带来的个人追求趋同表达了关切。到 2022 年，撒哈拉以南非洲地区的 10 亿人口中预计将有 3/4 的人拥有可联网的智能手机；南亚地区的智能手机用户将是非洲的两倍多。[107] 这些数码产品能够激励年轻人的梦想，进而可能激发他们的企业家精神并推动经济增长。但金墉担心，一旦没有机会实现这些更高的期望，年轻人的抱负可能会演变为挫败与冲突，加剧矛盾、极端主义威胁和移民增多的现象。[108]

青年膨胀

研究人员将青少年和年轻人比例极高的情况称为“青年膨胀”。学界对于年轻人的定义存在不同意见，但年龄范围一般在 15~29 岁之间。对于出生在青年膨胀时期的那一代年轻人而言，这种情况可能会导致薪资水平的降低，并增加大规模失业的风险。[109]

中东和北非是青年膨胀最为突出的地区。20 世纪 80 年代中期，该地区在青年膨胀出现的同时发生了油价崩盘，经济增长遭遇打击。[110] 快速增长的劳动力导致平均高达 15% 的失业率，严重影响了首次进入劳动力市场的年轻人。[111] 青年失业率更是达到了该地区总体失业率的两倍。[112] 人们的不满情绪高涨，尤其是受过教育的年轻人。从叙利亚到突尼斯再到埃及，这种情况成了许多国家政治和社会动荡、冲突的前兆。

一个充满冲突和暴力的未来并不是青年膨胀不可避免的结果。斯坦福大学政治学家科林·卡尔（Colin Kahl）通过研究发现，只有在特定情况下，年轻人数量巨大、就业不足所带来的风险才会增加。一是有强烈的宗教和族群集体认同感；二是这些群体之间已经存在裂痕；三是国家过于腐败或虚弱，无法化解日益加剧的紧张局势。若无上述这些因素点燃局势，目前尚无强有力的证据表明，仅靠青年膨胀就会导致社会不稳定。[113]

不幸的是，许多正在经历青年膨胀的国家都不缺少这种能够点燃局势的因素，包括在撒哈拉以南非洲和南亚地区，那些刚刚经历了传染病负担减轻和儿童生存状况改善的国家。世界银行估计，非洲目前有 2 亿人年龄在 15~24 岁之间，预计到 2045 年，这一数字将会翻倍。南亚同样正在经历青年膨胀，人口年增长率达到 1.2%。在未来 30 年，全球人口 2/3 的增长将发生在仅仅 14 个低收入国家中，这些国家包括印度、巴基斯坦、尼日利亚、印度尼西亚、孟加拉国、埃塞俄比亚、刚果（金）、菲律宾、坦桑尼亚、乌干达、苏丹、阿富汗、伊拉克和肯尼亚。[114]

这些国家的人口情况不容乐观。[115] 对于各国，尤其是非洲还在不断增长的 4 亿青年人口而言，失业给普惠性发展和社会凝聚力带来了威胁。[116] 不难想象，未来 20 年甚至不如过去 20 年和平安宁。这是一个坏消息，不仅由于它可能中止近年来令人瞩目的减贫进程，还因为它可能扑灭人们在贫困环境中取得进展的希望，正是这种希望最初激发了人们在儿童生存革命和后续全球卫生项目中付出艰苦卓绝的努力。

这些国家也并非无路可走。加大对发展中国家城市经济和基础设施的投资可能会带来翻天覆地的变化。从历史上看，在传染病发病率下降后，是城市地区吸收、安置并雇用了过剩的青年人口。如果青年人口的数量超过了劳动力市场所能吸纳并提供生产性岗位的上限，我们还可以让政府做回它们很早之前就做过的事情——让这些人移居国外。接下来的两章讨论了这些方案的可能性。首先探索的是传染病发病率的下降和城市的联系，而后将继续探讨传染病在人口迁移中发挥的作用。

第 4 章　疾病与城市

城市曾经是疾病侵袭下最无助、

最受摧残的受害者，但它们却成了伟大的疾病征服者。

——简·雅各布斯（Jane Jacobs），

《美国大城市的死与生》

（*The Death and Life of Great American Cities*）

在孟加拉国首都达卡，近 1 600 万人蜗居在 125 平方英里（约 324 平方千米）的土地上。这相当于在美国北卡罗来纳州格林斯伯勒（Greensboro）这样一个居住着 30 万人的宁静中型城市，塞进纽约、洛杉矶和芝加哥的全部人口。大多数达卡居民似乎永远都堵在路上（如图 4.1 所示）。街道上遍布人力车、汽车和“迷你出租车”（三轮摩托）。空气中弥漫着烟气，到处都是汽车鸣笛、劳动者敲打以及餐馆和商店大喇叭广告的声音。达卡的一些地区也有绿树成荫的空间、宽阔的街道和定期清理的垃圾桶，但城市的南部地区则疏于维护。布里甘加河（Buriganga River）蜿蜒穿过城市，河水已被上游制革厂和污水处理厂排出的废水染成黑色。贫民窟和人工搭建的棚屋承载了这座城市超过 1/3 的人口，它们排列在河流沿岸和低洼沼泽地带，或是密布在酒店和高层写字楼的阴影中。达卡是地球上人口最稠密的地方，人、希望和危险无处不在。

达卡代表了两种趋势的极端情况。其一，它是一座快速发展的城市，这在人类历史上仍属于相对较新的现象。一万年来，全世界居住在城市地区的人口比例增长十分缓慢。1800 年，仅有 3% 的人居住在城市。到了 19 世纪，城镇化加速推进，城市人口比重扩大到世界人口的 14%。2008 年，世界上超过一半的人口居住在城镇中，这是人类历史上城镇化率首次过半。

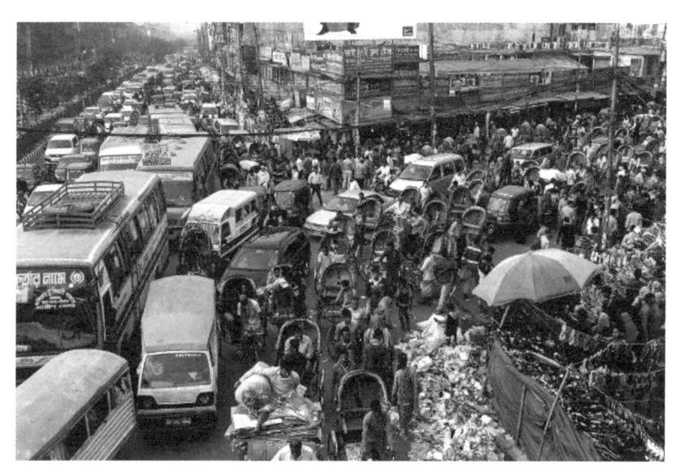

图 4.1　达卡市中心一个拥挤的街角发生交通拥堵

资料来源：鲁比·拉斯卡尔（Ruby Rascal），摄于 2017 年 2 月 3 日。

其二，达卡代表了城市的区域分布和发展重心向低收入国家的转变，这种转变到 20 世纪 60 年代才开始发生。以往几乎所有的城镇化都只出现在高收入国家。目前来看，城市居民人口预计到 2050 年将增长 25 亿，其中近 90% 将集中在亚洲和非洲的低收入国家。其中，部分人口增长将发生在像达卡这样人口超过千万的大都市，但发展中国家城镇化的主要舞台将是人口不足百万的城市。[1]

发展中国家的城市，或是像达卡和新德里这样贫穷的大都市，来访者络绎不绝，好像是在巨大的空间里开始了一次即兴、无序的生存实验。然而，低收入国家的城镇化是一个潜在的积极趋势，可以为数十亿人提供更好的就业机会、医疗保健和融入世界经济的途径。但是，低收入国家出现的城镇化也充满着巨大的风险，这种风险与这些国家克服本国传染病负担的方式有关。

与人类大型定居点的发展相伴而来的是传染病的增加。尽管人类为控制传染病所付出的艰苦努力贯穿了城镇化的历史，但各地情况也不尽相同。虽然早期的欧美城市未能给居民提供良好的健康环境，但它们还是率先实现了发展。工业化城市中心提供的经济机遇吸引了外来人口，因此即使在瘟疫造成巨大伤亡的情况下，这些城市依然能够维持运转。久而久之，高收入国家的城市通过投资建设卫生设施、建立公共卫生机构和制定住宅法，抵消了传染病对城市发展的惩罚。对于最新一批贫穷的大都市而言，情况恰恰相反。在工厂扩招、排水设施改善和公共卫生改革进行之前，城镇化就已经开始了。

为了说明这种差异及其影响，我们首先来看 19 世纪曼彻斯特、纽约和伦敦那些煤烟覆盖的公寓楼和工厂。然后我们会将目光移向 1968 年东巴基斯坦（现为孟加拉国）的难民营，在那里认识两名刚从医学院毕业的美国学生，了解他们那项推动改变全球城市区域分布的发现。

霍乱和“白死病”

在大多数历史时期，城市极易发生饥荒和瘟疫。带来这些灾害的有入侵的军队，还有随贸易船只和商队而来的人员和害兽。西欧最近一次鼠疫暴发是在 1722 年。通过频繁运用将受感染的家庭和社区进行检疫隔离的手段（“防疫封锁线”），这种疾病基本上已经销声匿迹。[2]17 世纪出现了轮作技术和可以批量生产且易于使用的摆杆犁，从而使城市地区获得可持续的粮食供应成为可能。这些农业领域的科技创新带来了粮食增产，满足了首批工业化城镇发展的需求，并将农民的双手从祖祖辈辈耕作的田地中解放出来。[3]

19 世纪初期，欧美国家繁忙的纺织厂和其他工厂承诺提供收入更高的工作岗位，吸引工人举家离开农村，搬往城市。迎接这些移民的生活条件令人震惊。为了容纳成千上万来到城市的工人和家庭，房屋的建造非常匆忙，甚至可以用草率来形容。这些建筑物脆弱且通风不良，大多数还没有暖气。如果仅仅是屋内寒冷还不足以让人们紧闭窗户（如果有窗户的话），那么周边工厂和燃煤壁炉产生的烟尘和煤灰必然能够起到足够的震慑作用。[4] 比如，1873 年 12 月，伦敦在长达一周的时间里被黄雾覆盖；牛因浓雾而死亡，人们称在雾中看不见自己的脚。[5] 鲁德亚德·吉卜林（Rudyard Kipling）在谈到 19 世纪的芝加哥时说：“看到它以后，我就迫切地希望再也不用看见它。那里的空气简直就是污垢。”[6]

城市的水质和环境卫生同样乏善可陈。在 19 世纪以前的城市，人类排泄物都是堆积在粪池中，渗入周围的土壤。[7]1810 年左右，第一批公共冲水厕所引入欧美城市，但无法与不断增长的城市人口相匹配。1856 年，纽约市每 63 名居民才有 1 个冲水厕所。[8] 曼彻斯特的面积从 1800 年到 1850 年扩大了 3 倍，但公共厕所的数量还不及古罗马的水平。[9] 这些早期的厕所有许多仍然和粪池直接相连，很快就随着使用量的增加而不堪重负。污水溢出到街道和排水沟，涌入航道。在那里，垃圾和污水，动物和人类的尸体，都漂浮在制革厂和屠宰场排放的有毒混合物中，污染了许多城市取水用的河流。[10] 德国哲学家卡尔・马克思的同事弗里德里希・恩格斯将曼彻斯特的埃瑞克河形容为“一条充满污秽和垃圾的煤黑色臭水河”。狄更斯将伦敦的泰晤士河描述为盛着“下水道常见的黑色物质以及混杂着肠子、胶水、肥皂和其他令人反胃的工业品垃圾，更不用说那些只有河流才愿意容纳的动物内脏和蔬菜碎屑了”。[11]

在 19 世纪的美国，清洁被认为是一种美德，然而在实践方面，美国的城市还有待提升。19 世纪上半叶，成千上万的猪、羊和狗漫步在纽约街头，啃食垃圾，分解污物（出现这种景象的不只是纽约，在当时的美国，像猪撞倒城市居民并侵入民宅这样的故事频频见诸报端）。[12] 中西部地区的城市公园实际上变成了公共猪圈。奥斯卡・王尔德（Oscar Wilde）观察到，堪萨斯城四处游荡的猪散发出令人难以抵抗的恶臭，以至“花岗岩做的眼睛也要给熏哭了”。[13]

猪和羊还不是仅有的问题。在 19 世纪，全纽约大概有 15 万匹马。健康的马匹每天产生多达 30 磅（约 13 千克）的粪便，这些粪便就留在街上腐烂。在 19 世纪那种有毒的城市环境中，一匹马平均只能存活两年，城市街道每年都会遗留上千匹马的尸体。[14]

许多城市的居民蜗居在不通风的狭小公寓里，这些公寓通常紧邻马厩、工厂和屠宰场。[15] 伦威客街 31 号位于今天纽约时尚的苏豪区。1832 年，纽约市的一名医生报告称，在这里的一栋房屋内发现了“40~50 头猪、4 头牛和 2 匹马”，因此拒绝进入。[16] 纽约市的排水沟中经常留下成堆的垃圾，好几天甚至几周才收集一次。纽约市于 1805 年首次设立了卫生局，但其中的人员却都是没有卫生专业知识且权力有限的市议员。[17] 即使后来的垃圾收集工作有所改善，在长达数十年的时间里，纽约市仍然是将收集的垃圾直接倒入海洋，其中仅 1886 年一年倾倒的垃圾就超过了 100 万车。[18] 在 19 世纪的大部分时间里，大多数美国城市和一些欧洲城市都面临着公共卫生管理不足的问题。[19]

美国的第一个大规模城市供水系统由本杰明·拉特罗布（Benjamin Latrobe）设计，并于 1815 年在费城建成。许多美国城市经历了多年来围绕水资源利用和分配问题的无休止争吵，此时也纷纷开始效仿。[20] 一家由美国前副总统阿伦·伯尔（Aaron Burr）经营的公司获得了纽约市授予的特许经营权，为该市提供纯净、清洁的水，但这家公司（后来演变为摩根大通银行）供应的水常常来源可疑、品质低劣。[21] 按照设计，许多欧美城市早期的下水道可用来排放雨水和卷入其中的大量街道垃圾。许多下水道的排水口建在了城市供水系统取水处的上游（如图 4.2 所示）。例如，在 1827 年，英国的一个皇家委员会发现，几家大型公司为客户提供的泰晤士河河水直接取自其对面全伦敦最大的排污口。[22] 大卫·卡特勒（David Cutler）和格兰特·米勒（Grant Miller）将许多欧美城市出现的这种情况称作“循环水系统”，即城市居民实际上在饮

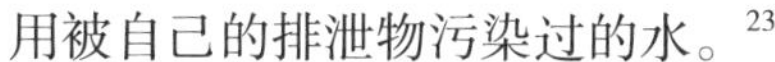

用被自己的排泄物污染过的水。[23]

Give us Clean water!
What torrents of filth come from that Walbrook sewer!!
Give us pure water
We shall all have the Cholera
Sewer! why there are 130 such!
Oh never mind any Nastiness goes down here in the Borough
What do they drink that!
Prodigious!
"Tell it not in Gath"
SOURCE OF THE SOUTHWARK WATER WORKS

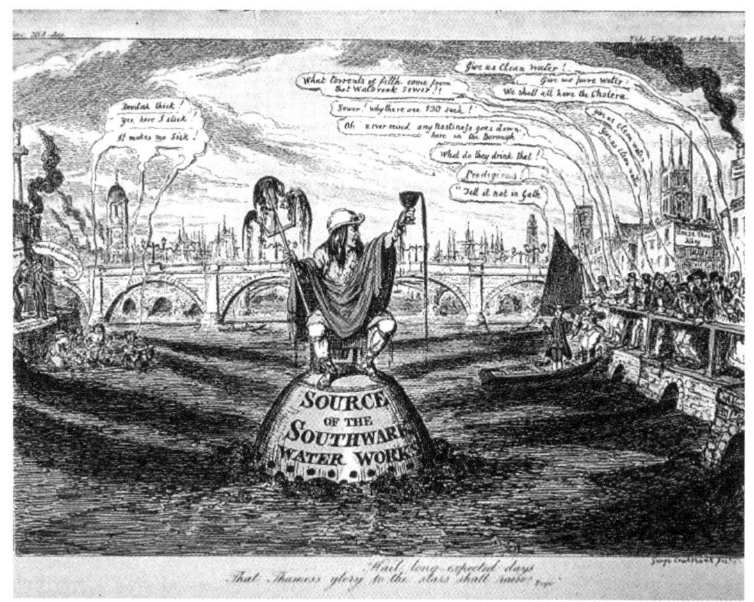

图 4.2 《人民利益高于一切》(*Salus Populi Suprema Lex*)

资料来源：乔治·克鲁克香克（George Cruikshank），绘于 1832 年；图片由美国国立医学图书馆提供。

注：萨瑟克自来水厂（Southwark Water Works）的所有者约翰·爱德华兹（John Edwards）被描绘成泰晤士河的尼普顿（Neptune），头顶着夜壶做的王冠，三叉戟的尖端挂着河中的动物尸体，污水通过对面的取水口源源不断地涌入。

不出所料，传染病杀死了大批涌向欧美工业化城市的移民。随着越来越多的人在狭小的空间共同生活、工作并共用同样被污染的水源，呼吸道和介水传染病的发病率出现了爆炸式增长。

结核病是对这些早期工业化城市危害最大的疾病。它不是新出现的疾病，其变种早在 300 万年前就在东非出现过，目前的菌株也已经有数千年的历史。[24] 该病通过肺和咽喉的分泌物传播，传播过程可能在咳嗽、打喷嚏甚至呼吸时完成。结核病容易在长期贫困的社区中暴发，尤其是人们长时间暴露于像 19 世纪的欧美城市那样拥挤的环境时。结核病最常见的形式是肺结核，这种慢性病也被称为"肺痨"。结核病不仅会逐步破坏肺部，还会逐渐摧毁中枢神经系统、循环系统、淋巴系统和消化系统，并且会伤及骨骼和关节。只有 10%左右的结核病患者最终会出现明显症状，然而一旦出现症状，将有 4/5 的患者病发身亡。[25] 在 19 世纪的工业化国家，结核病是最主要的死亡原因（约占总死亡人数的 1/4）。肺结核对各年龄段的人都会造成伤害，但对年轻人影响尤甚。历史学家 F. B. 史密斯（F. B. Smith）称结核病"破坏了希望，击碎了爱情，压垮了养家糊口的人，拆散了年轻的家庭"。[26] 英国的教堂挂满了干枯的花环和泛黄的白手套，这些都曾是新娘们的物件，但肺结核已经夺去了她们的生命。由于结核病带来的可怕伤亡和患者面色惨白的症状，该病也得名"白死病"。

早期工厂的恶劣工作条件加剧了结核病的增长和传播。[27]12 小时轮班制和闷热、拥挤、通风不良的房间是那个时代大多数行业的典型特征，比如纺织制造、金属研磨、玻璃制造、烘焙和排版印刷等（如图 4.3 所示）。西欧和北美首先涌现了一批工业化发展迅速的城市，然后是东欧和亚洲部分地区；这些地区的制造业不断扩张，结核病流行也随之而来。[28]1862 年，恩格斯和马克思严肃地评论道："工人所患的肺结核等肺部疾病是资本生存的必要条件"。[29]

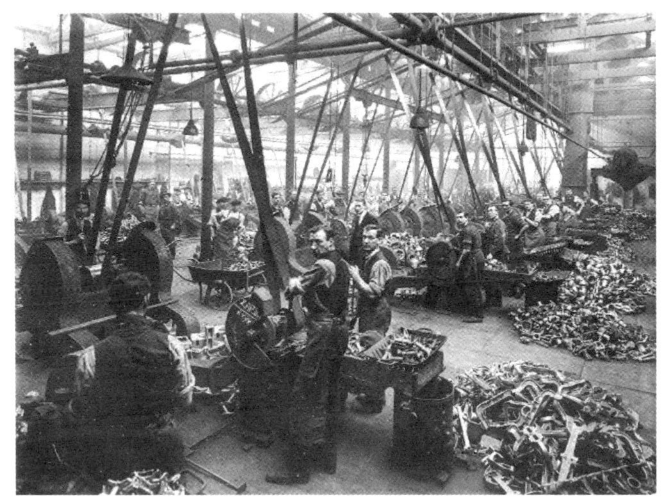

图 4.3　1928 年英格兰的德比，人们在拥挤的金属研磨车间里工作

资料来源：莱氏铸造公司（Leys Malleable Castings Company）；图片由德比市地方和家族研究图书馆（Derby Local and Family Studies Library）提供。

在 1900 年的英国，每十例死亡中就有一例是结核病造成的。这种破坏力巨大的疾病也吞噬了一大批文学艺术巨匠。[30] 被这种疾病提前夺去生命的有约翰 · 济慈（John Keats，卒于 1821 年，终年 25 岁）、艾米莉 · 勃朗特（Emily Brontë，卒于 1848 年，终年 30 岁）、弗雷德里克 · 肖邦（Frédéric Chopin，卒于 1849 年，终年 39 岁）、D. H. 劳伦斯（D. H. Lawrence，卒于 1930 年，终年 44 岁）以及乔治 · 奥威尔（George Orwell，卒于 1950 年，终年 46 岁）等。这些年轻艺术家和其他知名受害者的逝世成了许多文学作品的灵感来源，雪莱（Shelley）的诗歌、奥斯汀（Austin）和狄更斯的小说，以及威尔第（Verdi）和普契尼（Puccini）的歌剧，都曾以他们为原型，创造了脆弱、苍白而美丽的主人公。诗人拜伦勋爵

（Lord Byron）未曾感染过结核病，但据说他曾表示希望自己能够死于肺结核，这样“女士们就都会说，‘看看那个可怜的拜伦，他的死相多有趣！’”[31]（可叹拜伦却因另一种疾病英年早逝，后世认为是疟疾）。[32]

相较之下，霍乱激发的浪漫理念要少得多。致病微生物（霍乱弧菌）通过一种钩状的附器嵌入人的肠道并释放出极强的毒素，为了将毒素冲出体外，人体会将自身的所有液体排入肠道。虽然这种疾病造成的死亡远远不及结核病，但它发作突然并且经常发生在公开场所，引起呕吐和无法控制的腹泻，最终导致严重的脱水。被这种可怕疾病袭击的人看似健康，但体液大量流失会导致受害者血管塌陷，皮肤变蓝，眼窝凹陷，并可能在数小时内造成心脏和其他器官衰竭。

霍乱也不是一种新疾病，但它之前只发生在今天印度、斯里兰卡和孟加拉国环抱的孟加拉湾温暖水域。随着贸易的扩张，这种疾病通过轮船和铁路传播到中东、欧洲、俄国和美国的城市。[33]整个 19 世纪至少发生了 6 次霍乱全球大流行。1831—1832 年的大流行在英格兰和威尔士造成 2 万多人死亡，在纽约市造成 3 515 人死亡（全市人口共 25 万）。之后的一次大流行更加严重，英格兰、威尔士两地和纽约市的死亡人数分别为 5 万和 5 000 以上。[34]尽管与印度地方性霍乱每年造成的生命损失相比，这些数字并不突出，但在当时正处于工业化进程中的欧美国家，这样的死亡情况还是在惊恐万分的公民中引发了骚乱。[35]霍乱、伤寒等细菌性病原能够通过被人体排泄物污染的食物和水进行人际传播。19 世纪的城市拥挤不堪，卫生设施简陋，环境状况不佳，公共卫生法律缺失，正是这些疾病理想的滋生地。

城镇化会剥夺人们的健康作为惩罚，这种观念可以追溯到 17 世纪末。当时，英国的男装店店主约翰·格朗特（John Graunt）出于对人口统计学的业余爱好，开始对死亡统计表进行研究——一个世纪前，英国的神职人员开始编纂这些文件，以追踪死亡、出生和人口迁移的情况，这种做法随即传遍全国。格朗特发现，伦敦的死亡人数大大超过了完成受洗仪式的人数，而且每年需要从农村迁入 6 000 名移民才能弥补这一缺口。[36] 在英格兰和威尔士，城市地区的结核病死亡率也远高于农村。[37] 关于维多利亚时代的伦敦，查尔斯·狄更斯如是写道：

> 我看到有毒的空气，生命在其中枯萎。我看到疾病，扮着最丑陋的面貌和骇人的身形，在每一处巷子、小路、庭院、后街和陋室——每一个有人类聚集的地方，都取得了胜利。……我看到无数人注定要走向黑暗、尘土、疫病、污秽、痛苦和早逝。[38]

格朗特发现的城市健康问题可以追溯到城市始建的年代。在公元 1 世纪到 5 世纪之间，罗马的居民，包括奴隶、自由民和工匠等，都比农村居民的寿命要短 25%。[39] 然而，在整个 19 世纪中叶，欧美国家经历的城市健康问题比古代的情况更为严峻。[40]1863 年，纽约、波士顿和费城的死亡率甚至高于伦敦和利物浦。[41] 直到 1900 年，美国农村地区的出生时预期寿命还比城市地区高出 10 年，美国主要城市死于介水传染病的人数占到了传染病登记死亡人数的近 1/4。[42]

尽管结核病和霍乱流行持续肆虐，但移民仍源源不断地来到美国和欧洲城市。在1849年纽约霍乱疫情期间，该城市每月仍有近2.3万人涌入，这样的增速足以维持工厂所需的人员数量。[43]然而，工厂和城市恶劣的健康状况拖慢了城市人口的增长速度。[44]其中一个原因是儿童生存率极低。1842年的一项研究发现，伦敦近2/3的死者是5岁以下的儿童。[45]瑞典的斯德哥尔摩如今以从摇篮到坟墓的公费医疗保健而闻名，但在19世纪50年代，它是全欧洲婴儿死亡率最高的地区之一。[46]在19世纪七八十年代，汉堡的婴儿死亡率大致比全市人口的总体死亡率高出10倍。[47]在同一时期，美国城市地区的婴儿死亡率比农村地区高出140%。[48]

从1850年到1900年，英格兰和威尔士的预期寿命增加了6岁左右，城市居民的健康水平也不再低于农村地区。纽约市男性的预期寿命从1880年的29岁上升到1910年的45岁。[49]欧洲和美国的其他地区也看到了类似的进步。[50]紧随其后的是日本，该国的死亡率从1920年到1937年下降了62%。[51]

健康改善的进程非常缓慢，并且大多发生在有效治疗药物问世之前。就结核病而言，没有人能够完全确定死亡率下降的原因。路易·巴斯德在1865年发明了巴氏灭菌法，这种方法有助于阻断牛结核病向饮用牛奶的婴幼儿传播，其效果在迅速采用这种方法的美国城市尤为显著。[52]罗伯特·科赫在1882年发现了导致结核病的结核分枝杆菌，为当时已在进行的城市住房改革工作增添了科学力量的支持。雅各布·里斯（Jacob Riis）的作品《另一半人怎样生活》（*How the Other Half Lives*）于1890年出版，书中描述了臭名昭著的哥谭公寓。这栋廉租公寓当时挤满了意大利和爱尔兰移民，房间狭小，供暖、用水和卫生条件很差。里斯的作品引发了对这栋公寓的关注并推动了改革。英国通过立法设置了工作时限，改善了工厂车间的条件，并强制定期对居民住房进行突击检查和自来水改造。[53] 在巴黎和伦敦等较发达的城市，拥挤情况有所缓解。众多疾病幸存者营养水平和免疫力的提升降低了其他人群首次感染的概率。在美国，为了控制以结核病为代表的传染病，人们组织起地方和全国性协会，利用朗朗上口的广告语宣传推广卫生习惯。[54]

19 世纪 40 年代，英格兰的结核病死亡率达到了顶峰，每 10 万人死亡数超过 300 例；到了 1930 年，许多工业化国家的死亡率已经降至每 10 万人 100 例以下。[55]1921 年，一种部分有效的疫苗——卡介苗（BCG vaccine）研发成功；1944 年，人类发现了一种新的抗生素——链霉素。随着这些现代治疗方法的问世，结核病死亡率进一步下降。

在介水传染病的防控方面，对微生物理论的接受、公众对霍乱的恐惧，以及高效卫生设施和公共卫生机构的逐步建设，都产生了巨大的影响。霍乱疫情的反复暴发表明，仅仅是选择性地为富裕人群改善卫生环境，并不足以预防介水传染病。[56] 后来，英国建立了第一批地方和国家卫生局。这些机构的成员包括像埃德温·查德威克（Edwin Chadwick）这样的著名社会改革家。19 世纪 50 年代，它们开始利用自身被授予的法律权力在全国范围内安装供水系统。[57]1858 年，这些机构开展的配套下水道建设工作获得了意想不到的支持。

那年的夏天异常炎热，污染严重的泰晤士河产生了令人难以抵挡的恶臭，致使议员们被这种恶心的气味熏晕。这一事件被称为“大恶臭”。英国著名医生威廉·巴德（William Budd）这样描述当时的情况：

> 这是人类历史上第一次，将近300万人的污物被带入人群中间一条巨大的露天下水道，在炽热的阳光下沸腾、发酵。结果是众所周知的。臭味如此强烈，我们完全可以相信，之前的臭气从未上升到足以污染这部分底层空气的高度。至少，之前从没有任何一种恶臭能够臭到在历史上占据一席之地。[58]

为了解决这种恶臭，人们做出了各种尝试，包括向河中倒入250吨石灰。在所有努力均告失败之后，议会最终批准伦敦大都会当局发行政府债券以支付城市下水道系统建设的费用。[59] 在接下来的20年中，伦敦地区铺设了约83英里（约61千米）的下水道，覆盖面积达100平方英里（约259平方千米）。[60] 为偿还这些基础设施的投资借款，伦敦当局调高了税率，但城市的繁荣发展更快一步。清洁用水和污水处理系统给健康（和嗅觉）带来的收益是显而易见的，而且成本并不高昂，在其他工业化国家也没有超出市政的财力范围。[61]

在美国，政治和社会改革虽然方式上与之相似，但速度上更为缓慢。美国首次暴发霍乱时，几乎不存在持续的公共卫生监管。[62] 1866年疫情暴发后，纽约市成立了由医疗专业人员组成的大都会卫生局（Metropolitan Board of Health）。[63] 芝加哥、密尔沃基、波士顿和其他美国大城市紧随其后。[64] 这些新设立的城市公共卫生局采取了一系列行动，其中最早的一批措施包括禁止猪和山羊在市内游荡，以及强制要求业主将房屋的给排水系统与正在建造的自来水厂和下水道进行连接。[65]

在英国之外，来自多个方面的担忧引发了环境卫生革命，其中一项就是对传染病的恐惧。[66]在美国和德国的城市，工业发展、消防安全和消费者对现代生活便利设施日益上升的需求，对于自来水厂及污水处理厂的建立至关重要。[67]然而，即使是在这样的背景下，依然有人对于将税收用于自来水和环境卫生服务支出，以及服务成本频繁超支持反对意见。这时，致命传染病的威胁仍是一项强有力的论据。[68]德国城市汉堡起初拒绝投资改善用水和卫生设施，直到后来暴发了严重的霍乱疫情，当地的领导人方才迷途知返。[69]随着质疑者的声音逐渐消失，其他行动滞后的欧洲城市也纷纷效仿，开始投资建设卫生设施和更完善的污水处理系统。在此之后，大规模的霍乱疫情在欧洲大陆上再也没有出现。日本投资开展了一系列强调清洁卫生的公共卫生宣传运动，这些步调一致的运动使该国的婴儿死亡率在 20 世纪初降低到了与英国不相上下的水平。[70]

美国的市政自来水厂数量从 1870 年的 244 个增加到 1924 年的 9 850 个。[71]除了扩大自来水的使用范围，这些水厂还增加了过滤和加氯消毒的流程，消除了导致霍乱和伤寒等疾病的细菌、贾第鞭毛虫等较大的原生动物以及大多数病毒（如图 4.4 所示）。使用净化水的美国城市家庭比例逐步增长，从 1880 年的 0.3%增至 1900 年的 6.3%，1925 年增长到 42%，到了 1940 年已经高达 93%。[72]1857 年，美国还没有哪个城市设有下水道；到了 1900 年，美国已有 80%

的城市居民在使用这种设施。[73]从1900年到1936年，美国城市死亡率近一半的下降要归功于更多人用上了过滤、消毒过的自来水。[74]1850—1920年，西欧城市将公共卫生改革、住宅法立法和卫生条件改善相结合，极大地降低了婴儿死亡率。清洁的自来水和室内厕所的使用还产生了间接效益，扩大了制造业规模，改善了街道的清洁程度，使女性摆脱了将净水和污水从家里搬进搬出的繁重工作。[75]

正如历史学家马丁·梅洛西（Martin Melosi）所指出的，城市政府部门一直到19世纪才逐步开始成为有效的机构。[76]建设自来水厂和环卫系统是许多市政府的第一件重要任务，也是第一批需要进行大额融资的项目，其融资渠道通常为长期贷款和债券。许多曾经用来指导城市提供清洁用水、道路和有效卫生设施的策略再次得到运用，这也为后来投资建设城际铁路、港口、公路、运河和教育铺平了道路。[77]通过全民公决动员民众支持发行债券和偿还往期市政债务，使得城市更容易筹措资金用于未来的提升。到19世纪末，德国的城市基础设施投资年增长速度达到了4%；在美国和英国，超过一半的财政整体支出用于城市基础设施投资。[78]

随着健康状况和基础设施的改善，追求经济回报的城市移民死亡比例逐渐减少，城市人口的数量和收入都不断增加。1854年，全世界有不到10%的人口居住在规模超过2万人的城镇中。[79]1920年，城市居民人口比例为14%，其中近2/3居住在欧洲和北美。[80]

19世纪至20世纪初期，高收入国家实现了传染病的减少和儿童生存状况的改善，而这种趋势近些年才扩展到低收入国家。在低收入国家，情况又有所不同——这种趋势出现的方式大大加快了城市人口的增长速度。

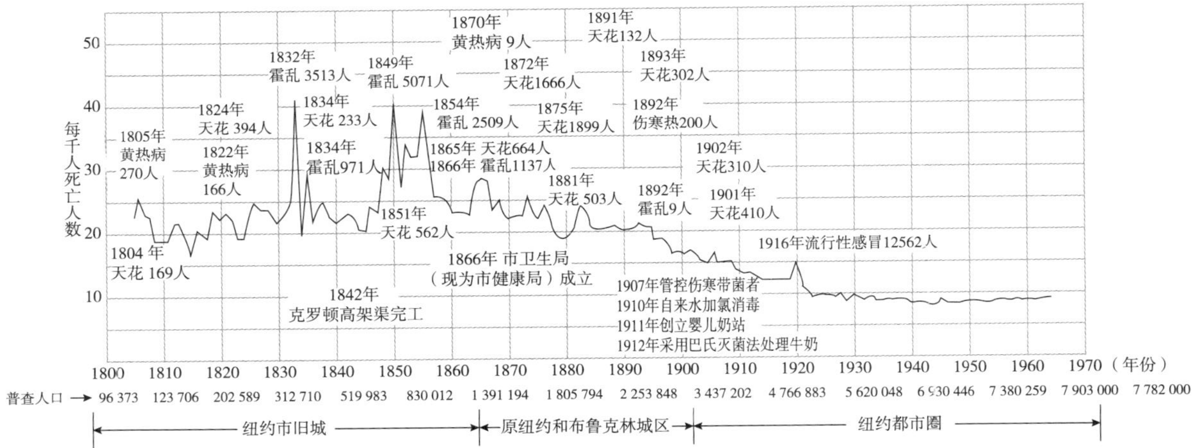

图 4.4　纽约征服瘟疫，纽约市健康局官方记录统计的死亡率

资料来源：“征服瘟疫”（The Conquest of Pestilence），《人口统计摘要》（*Summary of Vital Statistics*），1961 年，纽约市；经纽约市健康与心理卫生局（New York City Department of Health & Mental Hygiene）许可转载。

简单的溶液，不简单的解决方案

1968 年的达卡，两名美国科研人员正在研究霍乱的治疗方法。这一年，两人都是 26 岁。大卫·纳林（David Nalin）刚刚结束了他住院医师规培的第一年。理查德·卡什（Richard Cash）刚完成他的外科实习，成为一名美国公共卫生服务官。[81] 他们在当地（今孟加拉国）的任务某种程度上代替了在越南战争中服役，如今已经结束。[82] 纳林和卡什服役的地方是巴基斯坦霍乱研究实验室（Pakistan Cholera Research Lab）。冷战时期美国对巴基斯坦的援助激增，其中的一部分便用于这所实验室的建设。[83] 此前的研究发现，糖类可促进肠道吸收新的液体。基于这些发现，纳林和卡什以 29 名患者为研究对象，在那所实验室测试了葡萄糖和盐的口服溶液。

通过服用足量的糖盐溶液，接受治疗的患者全部都活了下来。这样的结果推动了口服补液盐的研发。目前，每包口服补液盐的价格仅为几美分，它帮助低收入国家将城市儿童死亡率降到了以往只能通过巨额的环境和公共卫生投资才能达到的水平。

霍乱等腹泻病长期以来一直是低收入国家儿童的可怕杀手。世卫组织官员估计，20 世纪 70 年代后期，每年患腹泻病的 5 岁以下儿童约有 5 亿例，导致的死亡人数至少有 500 万。[84] 问题之一在于，当时对于严重脱水的标准治疗方法是静脉注射生理盐水。这种方法不仅昂贵，而且需要护士或医生的帮助，在基础设施较差的环境中更是难以组织实施。实际上，纳林和卡什工作的环境正是全世界基础设施最差、组织实施难度最大的地点之一。

孟加拉国当时还叫作东巴基斯坦，国家贫困、人口稠密，经济以农业为主，易受季风和洪水的频繁侵袭。[85]该国位于三条河流形成的三角洲，大部分领土的海拔只有15米（50英尺）。1968年的时候，巴基斯坦的领土被绵延数千英里的印度领土隔开，分为东西两个部分。虽然西巴基斯坦更加富裕，拥有更多肥沃的农场以及蓬勃发展的纺织品出口产业，但仍占据了大部分之前存留下来的外国援助。在东巴基斯坦,霍乱的季节性暴发破坏了一个个家庭，有时甚至在该国与缅甸接壤的边境地区摧毁整个村庄。纳林和卡什所在的实验室需要先把患者接上快艇,经过一段5个小时的行程，将他们带回实验室，然后再进行静脉输液（如图4.5所示），否则这些患者将无力承担相关的费用，或是无处获得治疗。[86]纳林和卡什在1968年的实验表明，在临床条件下使用口服补液盐对于治疗成年霍乱患者是安全、有效的。随后他们又开展了进一步的实验，最终证明该结论对儿童也同样成立。[87]

1971年，东巴基斯坦爆发独立战争。大约有1 000万难民越境涌入印度。一位名叫迪利普·马哈拉纳比斯（Dilip Mahalanabis）的印度医生被分配到西孟加拉邦（West Bengal）一个35万人规模的难民营，随即发现静脉补液的供应无法满足患者的需求。马哈拉纳比斯指示工作人员改用口服补液盐溶液，并仔细跟踪结果。研究结果表明，即使在非医院或非临床环境，口服补液盐溶液也能够有效应对霍乱疫情。马哈拉纳比斯治疗的患者中有将近4%死亡，但相比于那些营地里动辄30%的霍乱死亡率而言，这仍然是前所未有的提升。这种溶液不仅实实在在地起到了效果，而且比静脉输液更加有效，能够在应急救援的情况下使用。[88]

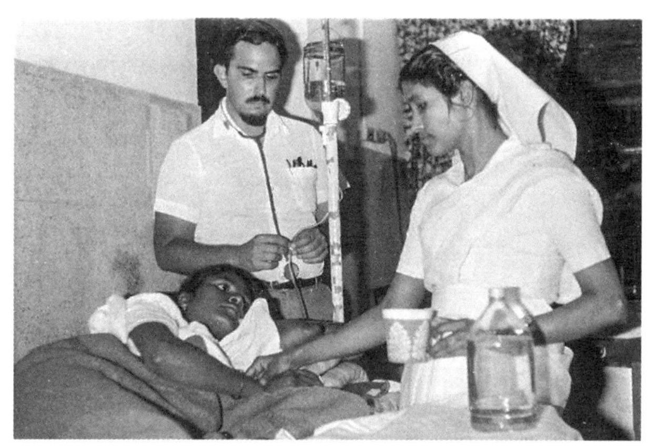

图 4.5　1968 年，大卫 · 纳林在开始口服补液治疗之前，为接受静脉输液的患者进行检查

资料来源：图片由大卫 · 纳林提供。

接下来的 10 年又出现了大量需要应急救援的情况。那场血腥的独立战争结束后的第三年，一场饥荒导致孟加拉国 150 万人丧生，死亡人数占到了当时总人口的 2%。饥荒的恐怖激励了新一批非政府组织与政府和外国援助机构开展合作，以满足孟加拉国深度贫困人口的健康和生存需求。[89] 其中一个非政府组织，孟加拉国农村发展委员会（BRAC），于 1979 年开始与纳林和卡什派驻的实验室，即后来的孟加拉国国际腹泻病研究中心（ICDDR，B）开展合作，指导母亲们在家中制作口服补液盐溶液。这并非易事，因为从这种治疗方案中受益最大的患者很多都极度贫困，其中大多数人更是目不识丁。[90] 从 1979 年开始，1 200 名孟加拉国农村发展委员会的工作人员在该国的农村地区挨家挨户上门服务，指导 1 200 万名

母亲制作和使用这种救命盐溶液（如图 4.6 所示）。[91] 这项工作耗费了 10 年的时间。近些年，该组织已将这样的项目扩展到了其他低收入国家。[92]

经过共同努力，口服补液盐溶液——这种盐、糖和水的廉价混合物在全世界已挽救了约 5 000 万人的生命，其中绝大多数是低收入国家的儿童。[93] 世界人口增加了 65%，而在这种治疗方案的帮助下，腹泻病每年造成的死亡人数已从 500 万减少到 200 万。

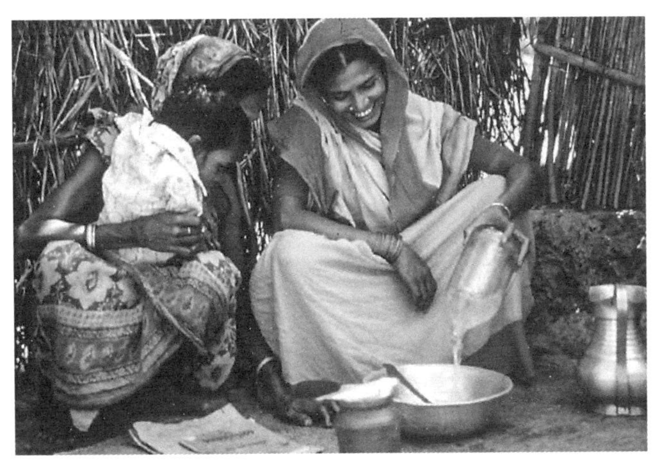

图 4.6　1981 年，孟加拉国，一名村民正在学习如何制作口服补液盐溶液

资料来源：孟加拉国农村发展委员会美国分会。

目前全世界发展中国家的儿童仍有半数左右无法获得口服补液治疗，因此还有很长的路要走。[94] 尽管如此，人们很难不赞同久负盛名的英国医学杂志《柳叶刀》所作出的评价。1978 年，该杂志称口服补液治疗“可能是 20 世纪最重要的医学进步”。[95]2006 年，大卫 · 纳林、迪利普 · 马哈拉纳比斯和理查德 · 卡什因其拯救生命的发明获泰国王室授予著名的玛希敦王子奖（Prince Mahidol Award）。

孟加拉国在降低婴幼儿死亡率方面取得的成果尤其令人印象深刻。该国83%以上的腹泻病患者接受了这种能够救命的医学治疗，这一比例居于世界前列。[96]尽管孟加拉国的水质问题引发了持续关注，但通过综合运用口服补液盐溶液、抗生素、儿童疫苗和其他廉价、有效的全球卫生干预措施，该国的（5岁以下）儿童死亡率已降至5%以下。[97]从1990年到2013年，有18个国家的人均预期寿命增幅超过10岁，孟加拉国就是其中之一。孟加拉国农村发展委员会等本国的非政府组织继续采取以社区为中心的方法应对其他健康挑战，例如儿童肺炎、结核病和产后出血。尽管国内腐败频发且资源短缺，但在这些非政府组织倡议的帮助下，孟加拉国维持了结核病、霍乱、伤寒及其他腹泻病大幅下降的趋势。[98]随着儿童死亡大幅减少，母亲生育子女的数量也越来越少。孟加拉国的每名妇女生育子女数已从1970年的6.6胎下降到2013年的2.3胎——已故卫生数据研究资深专家汉斯·罗斯林（Hans Rosling）称之为奇迹。[99]尽管孟加拉国仍然贫穷，但其经济已经稳步增长了20年。

纳林和卡什当年从事研究的城市和国家已经发生了天翻地覆的变化。孟加拉国的人口数量从1亿激增至1.61亿。这相当于美国一半的人口居住在艾奥瓦州大小的土地上。达卡是地球上人口最稠密的城市，比人口密度第二大的城市孟买高出近70%。纳林和卡什开始工作时，孟加拉国国际腹泻疾病研究中心还位于达卡尚未开发的郊区。现在，从城市向外扩张的贫民窟已经将它团团包围。世界银行数据显示，自纳林和卡什首次开展实验的1968年以来，孟加拉国的城市人口增长了近 13 倍，从 400 万人增至 5 500 万人以上。[100] 孟加拉国的大规模城镇化速度在历史上位居前列，但城市基础设施建设却没有跟上发展的步伐。直到 2016 年，达卡才有了第一条高速公路；全城仅有 7% 的土地空间用于发展铺面道路。[101]

达卡的发展令人惊叹，虽然它的市政工程系统不足以支撑人口的快速扩张，但它绝不是低收入国家中唯一出现这种情况的城市。这些蓬勃发展的城市中,有许多城市的市政供水系统日益老化、维护不善，水压不足或是时高时低，这些都削弱了加氯消毒的效果。[102] 低收入国家的许多城市都采取了限时轮流供水的方式。[103] 此外，城市供水系统还必须配合街道清扫和运转良好的下水道系统才能有效抗击介水传染病，而这正是许多贫穷的大都市所缺乏的。[104] 非洲和亚洲很少有污水处理厂，拉丁美洲的污水处理厂也仅能处理 15%的城市污水。[105]

现有证据表明，口服补液盐溶液、儿童疫苗、抗生素和其他廉价的医疗措施已经帮助发展中国家的城市克服了以往的城镇化会带来的不利影响。在低收入国家，霍乱等腹泻病造成死亡人数的下降速度总体上远远快于发病率下降的速度。[106] 印度近期的数据显示出相似的结果，并进一步证明，这些可怕的儿童杀手在城市地区死亡率的下降，很大程度上要归因于治疗（口服补液和医疗服务），而非预防（环境卫生的改善和饮用水安全的提升）。[107] 联合国儿童基金会的数据证实，过去 15 年，在霍乱等肠道传染病患者数量最多的 10 个发展中国家，口服补液盐溶液已经在许多城市推广使用。[108]

口服补液盐溶液由纳林和卡什开创，并由孟加拉国极富创新精神的非政府组织推广，不仅减少了数百万不必要的、可预防的死亡，而且还是为数不多的能够拯救生命的低成本措施之一，让发展中国家的城市能够越过贫困和基础设施的限制而继续发展。[109]这种不起眼的盐溶液由此催生了人类历史上一个真正的反常现象——贫穷的大都市。

贫穷的大都市

目前世界上多数大城市都位于低收入国家和新兴经济体。在世界银行定义为低收入或中低收入的国家中，有 13 个人口超过千万的特大城市。它们是：达卡（孟加拉国），胡志明市（越南），金沙萨（刚果民主共和国），班加罗尔、德里、孟买和加尔各答（印度），卡拉奇和拉合尔（巴基斯坦），开罗（埃及），雅加达（印度尼西亚），拉各斯（尼日利亚）和马尼拉（菲律宾）。[110]随着撒哈拉以南非洲和南亚地区城镇化进程的加快，还会有更多的城市加入这份榜单。

贫穷的大都市是近年来才出现的现象。工业革命前就已经存在的大城市都曾是庞大帝国的首都，例如罗马、君士坦丁堡（今伊斯坦布尔）、北京和巴格达。在历史上任意一个时间点，这样的城市都屈指可数。[111]19 世纪伊始，大城市的数量开始激增，但也仅限于最发达的国家。伦敦、纽约和巴黎等城市都是当时工资水平较高、能够从农村吸引到移民的制造业中心。政府机构工作效率的提升也为这些城市带来了收益，使更多的移民得以生存。1900 年，低收入国家已经有少数几个大城市，包括北京和伊斯坦布尔，但那些城市仍然比高收入国家的大城市要小得多，增长速度也要慢一些。这种情况一直持续到 1950 年，当时加尔各答和上海从全球 10 大城市榜单的下半区成功跻身前五。

10 年后，城市的发展开始转向以低收入国家为主。1960 年，人均收入低于 1 250 美元的低收入国家（所有数字均以 2005 年美元不变价计）中，没有一个国家的城镇化率超过 1/3。人均收入在 1 500~2 500 美元之间的国家中，有 6 个达到了这个水平，并且几乎都是拉丁美洲国家。[112] 久而久之，城镇化发展所需的财富水平逐渐下降，并转向以南亚和撒哈拉以南非洲地区为主。从 2000 年到 2020 年，预计全世界城市人口数量将增加 14.8 亿。在这些新的城市居民中，将有 13.5 亿人居住在发展中国家的城市。[113]

图 4.7 显示了这种转变。图中的点对应的是一国城镇化率超过 1/3 时以人均 GDP 衡量的收入水平。点的大小反映了该国当时的人口数量。点的底纹对应的是该国所属的地理区域。到 2016 年，最贫穷的国家中有 57 个国家的城市人口比例超过 1/3。这是有史以来第一次，大城市的存在不一定意味着繁荣或善治。

如今所谓贫穷的大都市，不只是在当代西方城市对比之下相对意义上的贫穷。以不变价计算，相比于发达国家城市许多年前城镇化起步时期的水平，这些城市依然贫穷。1861 年英国城镇化率达到 1/3 的时候，该国公民的平均收入约为 5 000 美元（以 2005 年美元不变价计）。[114]1920 年美国城镇化率过半时，人均收入（以现价美元计）约为 7 500 美元。[115] 今天，处于城镇化进程中的低收入国家大多还要经过几年甚至几十年的时间才能达到当时的繁荣水平。

撒哈拉以南非洲地区是低财富水平下迅速城镇化的最典型案例。2013 年，该地区的城镇化率约为 37%，人均收入略高于 1 000 美元（仍以 2005 年美元不变价计）。1950 年，拉丁美洲和加勒比地区的城镇化率达到 40%，当时各国的人均收入为 1 860 美元。同样是迈过 40% 的城镇化率门槛，中东和北非地区于 1968 年实现，当时的人均收入是 1 800 美元；东亚和太平洋地区于 1994 年实现，当时的人均收入为 3 620 美元。[116]

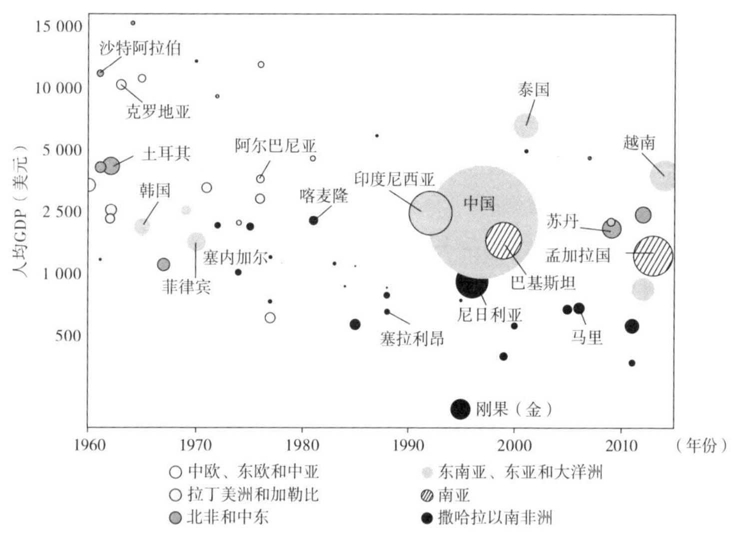

图 4.7　各国城镇化率达到 1/3 时的人均 GDP

资料来源：世界银行，《世界发展指标》；《联合国世界城镇化展望报告》（*UN World Urbanization Prospects*）。

实际上，在过去 60 年城镇化发展最快的国家中，有一些是世界上最贫穷、治理最差的国家。[117] 目前 13 个贫穷的特大城市中，大多数城市的规模都是自身 1950 年时的 10 倍或更高。它们也比 1950 年时世界上的任何一个城市都更大。[118]2016 年世界 10 大都市圈中，只有 3 个（见表 4.1）位于公共卫生体系较为发达的高收入国家。[119]

贫穷的特大城市那些拥挤的街道，还不是低收入国家城镇化发展的全貌。发展中国家和地区的城市人口中有 60% 居住在人口不足百万的城镇。[120] 这些小型城市也在迅速发展，特别是在南亚和撒哈拉以南非洲地区。

序号	都市圈	2016年人口数量（万）
1	东京-横滨，日本	3 775
2	雅加达，印度尼西亚	3 132
3	德里，印度	2 573.5
4	首尔-仁川，韩国	2 357.5
5	马尼拉，菲律宾	2 293
6	孟买，印度	2 288.5
7	卡拉奇，巴基斯坦	2 282.5
8	上海（长三角城市群），中国	2 268.5
9	纽约（都会区），美国	2 068.5
10	圣保罗，巴西	2 060.5

表 4.1　2016 年世界 10 大都市圈

资料来源：《世界城市地区人口统计》（*Demographia World Urban Areas*），2016 年。

城市因此不再是富裕和发达国家的专利——这一点前所未见。只有在传染病发病率和儿童死亡率急剧下降的情况下，才可能产生这种城镇化的发展趋势。然而，并不是所有人都能怀揣着同样的热情去适应这种趋势。

到访过低收入国家庞大而杂乱的城市后，许多人会认为，这些城市过于拥挤、毫无魅力且令人生畏。驾车横穿马尼拉或开罗市区可能要耗费半天的时间。小偷和强卖货物的商贩可能潜藏在内罗毕酒店街对面的公园、加德满都的中央广场或是约翰内斯堡的中央商务区。在印度的许多城市，电力等城市基本公共服务仍然会出现时断时续的状况。许多发展中国家的城市遍布着贫民窟和棚户区，它们或是赫然出现在城市中心附近，或是藏在高速公路立交桥下，外地来访者并不能够十分直观地理解这样的城市面貌。斯坦福大学生物学家保罗·埃利希（Paul Ehrlich）在“一个又热又臭的夜晚”首次来到德里。受这次经历启发，他创作了1968年的畅销书《人口爆炸》(*The Population Bomb*)，在书中他预测人口过剩将导致大范围饥荒和环境崩溃并致使英格兰在2000年之前消失。罗伯特·卡普兰（Robert Kaplan）在1994年的《大西洋月刊》发表了《即将到来的无政府状态》一文。这篇文章总结了上述许多担忧，可能代表了西方对贫穷大都市所发出的最严重的警报：

> 在从几内亚首都科纳克里的机场驾车前往市中心的途中，我对未来有了一个大致的认识。这段交通拥堵的路程耗时45分钟，穿过了一片无边无尽的棚户区。这片棚户区呈现出狄更斯笔下那种噩梦般的景象，恐怕连狄更斯本人也永远不会相信这种地方的存在。瓦楞棚顶和粗糙的墙面覆盖着黑色的污泥。用来搭建商店的是生锈的集装箱、废弃的汽车和一团团铁丝网。街道是表面漂浮着垃圾的一个狭长水坑。蚊子、苍蝇比比皆是。儿童多如蝼蚁，其中许多还鼓着大肚子。退潮之后，肮脏的海滩上露出死老鼠和车身骨架。如果几内亚保持当前的人口增长速度，那么28年后，该国的人口就将

翻倍。[121]

人们对于贫穷大都市的担忧是可以理解的。孟加拉国高级研究中心负责人、气候和移民领域的研究学者阿提克·拉赫曼（Atiq Rahman）将达卡等贫穷大都市的爆炸性增长称为“一连串的人口混乱”。[122]人口过密、污染、贫困，以及对能源和水资源的超高需求造成了一种极其强烈的印象，那就是，这些膨胀的城市有可能在本地居民的人口重压下垮塌。人们对许多贫穷大都市的生活体验和发展可持续性表达了担忧。尽管这样的担忧不无道理，但人们有理由相信，某些对于贫穷国家城镇化现象的预警是十分错误的。

在这一论断上，哈佛大学经济学家、世界顶级城市研究专家艾德·格莱泽（Ed Glaeser）提出了两个令人信服的观点。格莱泽的第一个观点是，高收入国家是城镇化的国家。[123]没有任何国家能够在城镇化开始之前就达到很高的收入水平。[124]城市将人和资源紧密地联系在一起，这使人们交流想法和创业成为可能。城市还具备经济学家所说的集聚效应。当更多人能够利用城市对水资源和环境卫生、电网、桥梁、交通基础设施乃至医疗诊所的公共投资时，城市就会展现上述优势。如果同样水平的投资能够让更多人受益，那么这将摊薄人均投资成本，扩大经济和社会效益。集聚效应是城市相比农村地区的重要优势之一，但在许多基础设施落后的发展中国家中已经严重缺位。

格莱泽的第二个观点来自经验：城市的贫民窟的确贫困，但农村贫困人口的状况几乎总是更差。按照西方的标准，卡拉奇或金沙萨的居民可能大多生活在恶劣的环境中，但他们的平均受教育程度、财富水平和寿命仍然高于本国的整体水平，并且更容易获得基本公共服务。达卡的婴幼儿死亡率要低于孟加拉国的全国总体水平。[125] 虽然在科瑞尔（Korail）和孟加拉国其他四散蔓延的贫民窟，儿童的健康状况十分糟糕,但还是比贫穷农村地区的儿童好。[126]格莱泽写道："尽管城市建设并不能保证收入增长，但与土壤贫瘠的农村地区相比，它带来了更大、更可靠的繁荣。"[127]

既然传染病防控未来将继续提升，那么我们可否把贫穷大都市的出现记作是传染病控制的胜利？目前来看还为时尚早。具体关于贫民窟健康状况的数据非常有限。肯尼亚贫民窟的儿童死亡率正在降低，但不同于孟加拉国的情况，前者的城市贫困人口健康状况仍然不如农村贫困人口。在玻利维亚和印度，城市贫民窟的儿童相比于农村地区儿童出现了更多发育迟缓和营养不良的情况。[128] 贫穷大都市的发展可能仍然是一个潜在的积极趋势，但城镇化发展过程中有三个方面应当引起人们的担心，其中每个方面都关系到许多发展中国家传染病减少的途径。

自然增长的危险

贫穷的大都市颠覆了人类历史上城镇化进程的一般顺序。在过去，高收入国家的城市疾病盛行，对于那时从农场迁居城镇的移民而言，只有当工厂能够提供薪水足够高的工作机会时，这样的冒险才是值得的。[129] 在早期的城市，环境卫生和污染状况骇人听闻，致命疾病也有着较高的发病率，这些因素导致移民带来的人口收益一直以较低的速度增加。这种不利状况唯一积极的方面就是，它为各国提供了积累财富、工业基础和公共卫生专业经验的时间，也为一些社会改革者、政治精英和普通民众提供了改善卫生、道路和治理的动力。[130] 这使得欧美城市的基础设施和法律建设能够逐渐赶上其日益扩大的居民人口规模。

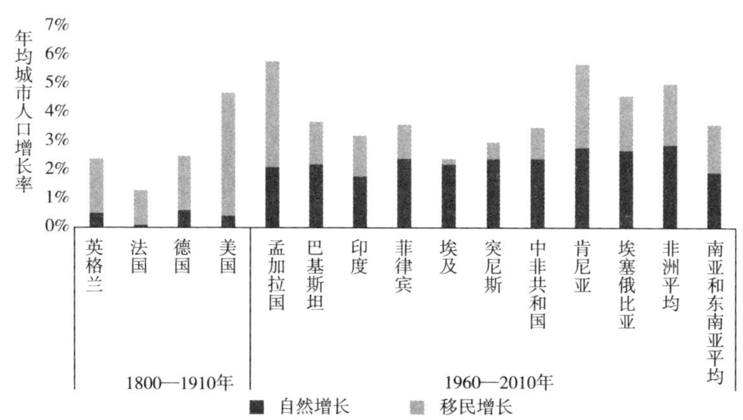

图 4.8 与过去的城市相比，如今贫穷的世界城市出现了更多自然增长高于移民增长的情况

资料来源：《2016 年非洲经济展望》（*African Economic Outlook 2016*）；改编自杰德瓦布，克里斯蒂安森（Christiaensen）和津德尔斯基（Gindelsky），“人口、城镇化与发展：农村推力、城市拉力以及……城市推力？”（Demography, Urbanization and Development: Rural Push, Urban Pull and …… Urban Push?），2015 年。

如图 4.8 所示，在许多低收入国家，趋势发生了逆转。[131] 经济学家雷米·杰德瓦布（Remi Jedwab）等人的研究表明，对于许多贫穷的大都市而言，人口增长中“自然的”增长占到相当大的一部分，甚至可能是大部分。这意味着像德里、拉各斯、开罗和卡拉奇这样的城市人口之所以增长，是因为城市居民寿命变得更长，以及他们的孩子不用像过去那样面对不必要的死亡，而不是因为有更多人移居到城市地区。[132] 在孟加拉国的贫民窟，儿童死亡率极高，每千名 5 岁以下儿童死亡人数高达 57 人。然而这个数字仅为 19 世纪欧美城市儿童死亡率的 1/6 到 1/4——后者当时每千名 5 岁以下儿童就有 200 至 300 人死亡。

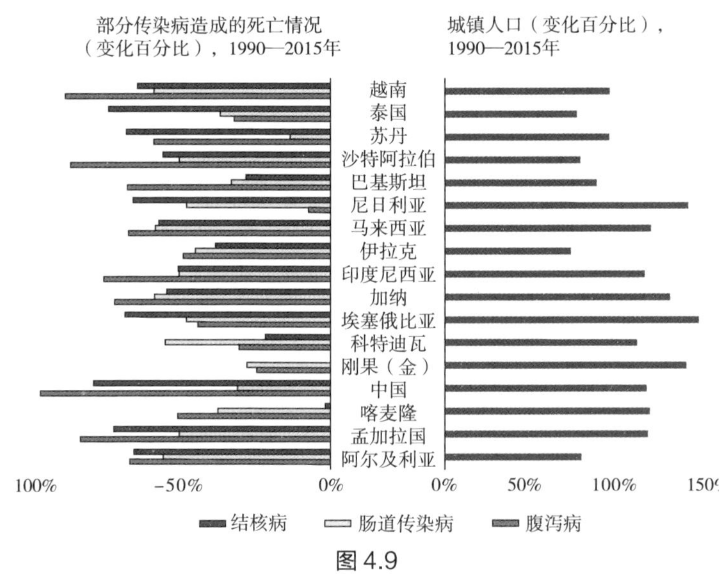

图 4.9

资料来源：世界银行,《世界发展指标》；华盛顿大学卫生计量与评估研究所，全球疾病负担项目，2015 年。

结核病、腹泻病和肠道传染病等传统聚集性疾病长久以来一直对城市生活构成致命威胁。如图 4.9 所示，在城市人口增长最多、增速最快的低收入国家，这些疾病造成的死亡人数依然出现了显著下降。

在儿童生存状况改善的背景下，母亲通常会减少子女生育。随着传染病控制的改善和婴幼儿死亡率的降低，低收入国家城市地区的出生率有所下降。然而，按照历史标准来衡量，在一些国家，特别是撒哈拉以南非洲的部分地区，生育率的下降速度始终较为缓慢，尽管这些地区的儿童生存状况已经有所改善。[134] 因此，排除迁入城市的移民人口，非洲城市人口的自然增长占到了城市人口总体增长的 3/4。[135] 其部分原因可能在于贫民窟的生育率水平一般较高。[136] 另外一个可能的影响因素是，一些南亚和非洲国家的女性受教育水平较低。[137]

无论人口增长的原因为何，贫穷的大都市都在以前所未见的速度扩张。杰德瓦布和迪特里希·沃尔拉斯（Dietrich Vollrath）估计，伦敦人口增长最快是在 19 世纪 90 年代，那时的伦敦每年新增 9.3 万名居民。20 世纪 20 年代，纽约人口每年增加 22 万人。与之形成对比的是，2000—2010 年，达卡每年新增 44.5 万名居民，同期德里的年均新增人口则达到了 62 万人。亚洲和非洲在 1950—2010 年的城市新增人口与欧洲在 1800—1910 年的城市新增人口数量持平，但所用的时间大约只有后者的一半。[138]

为了跟上人口快速增长的步伐，改善支持经济快速增长所需的基础设施，许多贫穷的大都市正在付出艰苦卓绝的努力。中国已经设法提升了城市的生产力，使其足以容纳来到城市工厂的农民工大军，并逐步改善公共服务。[139] 再比如，孟加拉国将人居环境卫生改善覆盖的市民人口比例从 1990 年的 47%提高到 2015 年的 58%。这是一个伟大的成就，但还远远不够。由于孟加拉国城市人口的惊人增长，该国缺少卫生设施的城市的居民人数（2015 年为 230 万人）仍比 1990 年的 110 万人增加了一倍以上。[140] 在撒哈拉以南非洲的城市，人口增速也超过了清洁用水和卫生设施覆盖率的增长速度。从 1990 年到 2015 年，该地区的城市自来水覆盖率下降了 10%，每 10 名新迁入的城市居民中，只有 4 人能够使用经过改善的卫生设施。[141] 许多贫穷的大都市在供应城市保障性住房、学校和道路设施方面也能够观察到类似的结果。

杰德瓦布和沃尔拉斯等经济学家认为，如果高自然增长率和交通拥堵问题持续存在，将会抵消这些贫穷大都市通过聚集效应通常能够获得的经济效益。[142] 换言之，风险点在于，如此众多的人口可能会导致当前的城市用水和卫生系统、电网、桥梁、道路和医院不堪重负。世界银行的数据显示，在过去的 10 年里，达卡的平均行车速度已从每小时 21 公里降至每小时 6 公里，仅比步行略快一点。达卡每天因交通拥堵要消耗 320 万小时的工作时间。[143] 交通拥堵降低了道路基础设施的效用，因而阻碍了投资，压低了工资水平。如果这种情形持续下去，贫穷的大都市将会是另一个意义上的反常现象——这将是历史上第一批没能让居民脱贫致富的城市。

这一趋势已经表现出一些令人担忧的迹象，其中一个就是贫民窟的扩张。市区内挤满简陋住房，安全饮用水和卫生设施匮乏，产权不明——这些都不是什么新鲜事。在 18 世纪的巴黎、纽约和伦敦等城市中也存在过贫民窟。然而今天的贫民窟规模更大，扩张速度也要快得多。[144] 1910 年时，纽约的下东区（Lower East Side）是世界上人口最密集的贫民窟，平均每平方公里有 14 万人居住（如图 4.10 所示）。在巴黎中央市场（Les Halles）和伦敦东区（East

End），平均每平方公里大约蜗居了 10 万人。据估测，达卡、内罗毕和孟买的贫民窟人口密度分别为每平方公里 20 万人、30 万人和 35 万人。[145] 联合国估计，2014 年，有 8.81 亿人生活在低收入国家的贫民窟中，相当于当年全世界人口的 1/8 左右。[146] 非洲、南亚和东南亚地区的城市居民大多数居住在贫民窟。内罗毕的基贝拉（Kibera）贫民窟是肯尼亚的一个大型贫民窟（如图 4.11 所示），在那里，粪便就在人们的房屋前排入露天的污水管道，数十万人共用 1 000 个公共厕所。[147] 在中非共和国，几乎整个国家的城市人口（96%）都生活在贫民窟中。[148] 到 2030 年，全球居住在贫民窟中的人口的数量预计将达到 20 亿。[149]

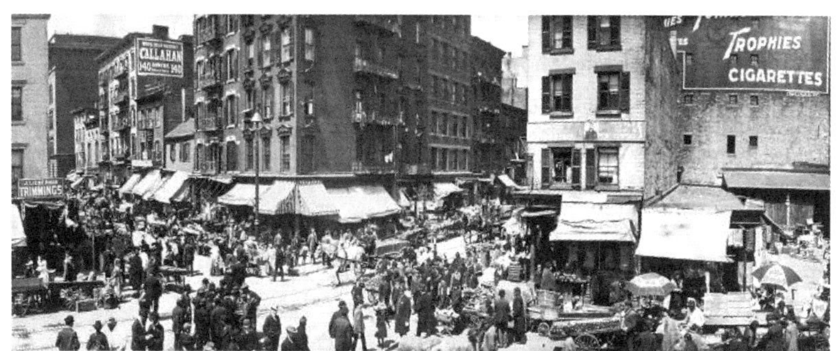

图 4.10　1902 年，纽约市位于海斯特街（Hester Street）的下东区贫民窟

资料来源：本杰明·J. 福尔克（Benjamin J. Falk）；图片由国会图书馆提供。

假如贫穷大都市的居民都是为了工厂的工作而来，这些工作又都像其他国家那样能够提供一条繁荣富裕之路，那么人们有足够的理由寄希望于这些城市的长期发展前景。欧洲、美国和中国的早期工厂提供的是一种艰苦的生活。这些工厂曾雇用童工，让工人在恶劣的条件下长时间工作。然而，正如经济学家琼·罗宾逊（Joan Robinson）先前在描述东南亚地区就业不足情况时所写的那样："被资本家剥削是痛苦的，连被剥削的机会都没有则更加痛苦，两相比较之下前者根本不值一提。"[150]

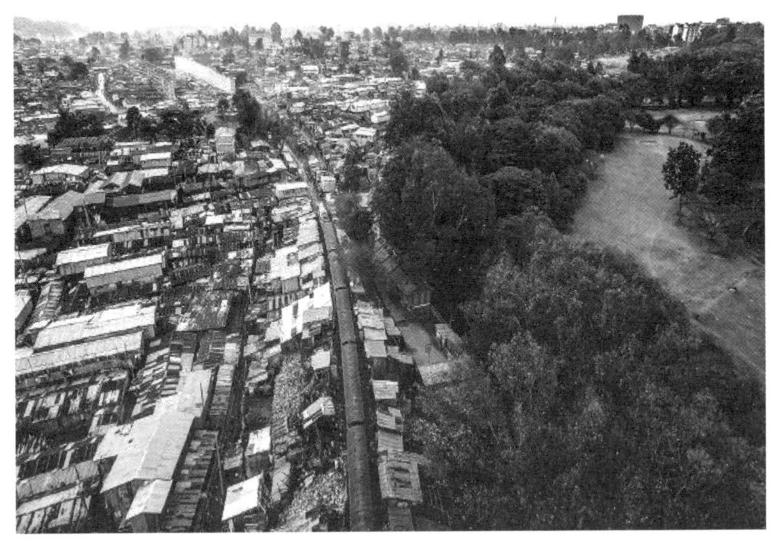

图 4.11　2016 年，肯尼亚，紧邻着皇家内罗毕高尔夫俱乐部（Royal Nairobi Golf Club）的基贝拉贫民窟

资料来源：约翰尼·米勒/"不平等的世界"（Unequal Scenes）。

许多贫穷大都市的官员都在试图发展壮大本地的制造业基础，但进展充其量算是喜忧参半。[151] 例如，埃塞俄比亚政府正在努力为亚的斯亚贝巴带来纺织业的工作岗位。然而这些工作可能主要在孟加拉国，后者长期以来一直占据着同样的经济位置。成衣类商品占孟加拉国出口总额的 75%；成衣制造行业雇用了上百万女性，提升了女性入学率并延迟了其中许多人结婚生育的时间，因此广受赞誉。[152]制衣业是达卡吸引的移民人数高于大多数低收入国家城市的主要原因。尽管如此，孟加拉国制衣厂的劳工标准仍然不出所料引起了全世界的关注。2013 年发生了一起严重事故——拉那广场大楼倒塌，造成 1 130 人死亡，2 500 人受伤。这场惨剧发生以来，孟加拉国的制衣业已经实现了反弹，主要是通过进一步削减已经极低的工资和价格以保住西方零售企业的订单，但同时用工规模的扩张速度已经明显放缓。[153]然而无论利弊如何，达卡的纺织业规模已经不足以让这座城市同步满足公民对于正式工作日益增长的需求。超过 84%的达卡居民处于非正规就业状态。[154]

其他许多南亚或非洲的城市已经无法再像过去那样提供大量的正式就业机会。世界银行 2017 年的一份报告显示，对于非洲的城市，潜在投资者看到的是拥挤不堪且连通不畅的一片片区域，以及那里高昂的食品、住房和交通成本。许多非洲城市的生活成本很高，迫使本地的制造商支付比其他发展中国家城市更高的工资。困扰非洲城市的还有城市核心区周围缺少正规城市保障性住房的问题。因此，人们居住在相对靠近城市中央的非正式住宅区，这些区域不仅人口密集，城市基础设施薄弱，而且从许多方面来看不适宜居住。在土地价格更加便宜的地方，卫星城市也开始发展，然而，由于缺少铺面道路和完善的交通服务，城市居民出行相对困难，难以利用那些大多出现在市中心的正式就业机会。正因如此，许多前往非洲城市的旅行者可能都发现了一个悖论——城市虽然建设得很分散，但仍然让人感觉到拥挤。[155]

最后，农作物产量的提高过去曾是开启城镇化的钥匙，在促进拉丁美洲和亚洲第一批贫穷大都市的人口增长方面也发挥了作用。[156]但是对于近期出现的一批贫穷大都市而言，情况却并非如此。农业生产力的提高未能跟上撒哈拉以南非洲人口的增长。由于国际贸易和援助的存在，面对不断增长的城市人口，像海地首都太子港这样的城市能够通过进口其所需的粮食来补足缺口，这样的途径是欧美城市工业化时期所不具备的。[157]对于粮食进口的依赖使得贫穷大都市的人们很容易受到全球粮食价格上涨的冲击。

经济史学家保罗·贝洛赫（Paul Bairoch）将贫穷的大都市称为“没有帝国的罗马城”。与古罗马一样，许多贫穷的大都市都有着很高的未充分就业率和失业率，并且依靠来自国外的粮食满足城镇地区的需求。然而，正如贝洛赫所指出的，罗马城只有一座，在鼎盛时期，它也只有100万人。如今，全球有数百个人口超过百万的贫穷大都市。[158]不仅如此，这些贫穷的大都市中，有许多正在奋力应对气候变化和不利的环境条件。

气候与环境

随着城镇化进程的推进，许多低收入国家的污染更加严重。世界上20个污染最严重的城市中，有16个在南亚。[159]北京的褐色天空受到的关注最多，但如图4.12所示，目前德里的空气质量要更差。[160]华盛顿大学卫生计量与评估研究所的数据显示，空气污染是全球第四大健康风险因素，据估计在2015年造成了650万人死亡。[161]其中印度的死亡人数达到200万，中国也相差不多。贫穷、拥挤的贫民窟使居民更容易被烹饪和燃烧燃料造成的室内污染所包围。诚然，欧美的工业化城市也面临过类似的环境挑战，但是由于贫穷大都市的快速增长、贫民窟的脆弱性以及环境问题加速气候变化的风险，目前低收入国家面临的情况要更加紧迫。

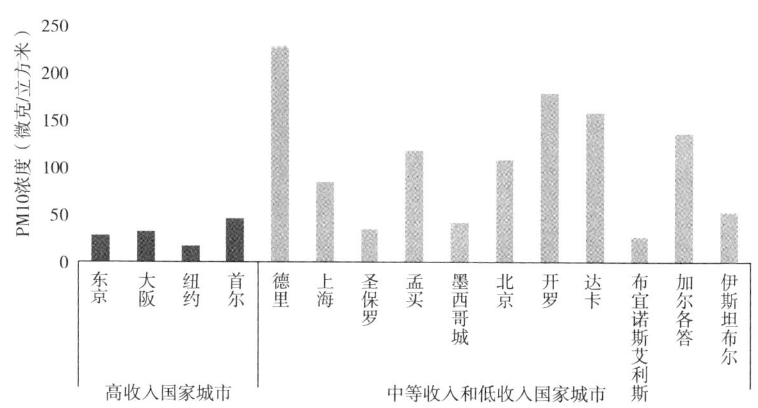

图 4.12　2011—2015 年，部分人口 900 万以上特大城市的 PM10 水平，数据取该时段内最近一年可查得的数值

资料来源：世界卫生组织全球城市空气质量数据库（WHO Global Urban Ambient Air Pollution Database）。

注：PM10：粒径在 10 微米及以下的颗粒物

对于面临气候相关风险的贫穷大都市而言，人口压力也是需要考虑的因素。许多城市位于沿海地区或河口三角洲，这些地理特征过去曾为农业和商业发展提供有利条件。然而，这种历史上的优势现在却加剧了数量庞大、贫困且居住在简陋住房的人所面临的威胁。这些沿海城市需要防波堤等防护性基础设施，以承受极端天气事件、海平面上升和风暴潮的袭击。这种基础设施造价昂贵，许多贫穷的大都市难以汇集起必要的资源，为居住在庞大贫民窟中的众多人口提供这种防护。伦敦政治经济学院 2011 年的一项研究发现，在可能遭受沿海洪灾影响的人口前 20 大城市中，有 19 个位于低收入国家和新兴经济体——唯一的例外是美国的迈阿密。[162]

这些与城市和气候有关的人口压力在孟加拉国体现得最为突出。孟加拉国位于布拉马普特拉河（Brahamaputra）、恒河（Ganges）和梅格纳河（Meghna）三条大河流经的三角洲，地处平坦的冲积平原。按照最保守估计来算，气候变化将导致海平面上升 5 英尺（约 1.5 米），但即便是这样的情况对于孟加拉国而言也是灾难性的，因为这将迫使数百万人逃离他们被冲毁的家园。[163]

矛盾的是，达卡虽然容易发生洪灾，但它也正在变得干涸。这座城市大约 90% 的供水来自地下水资源，其储备已经接近枯竭。达卡每天的供水缺口大约为 5 亿升，这种情况引发民众在夏季的几个月愤然发起抗议。地下水的枯竭还导致达卡的土地开始下沉，这进一步增加了发生洪灾的风险。[164]

如果许多人的担忧变成现实——孟加拉国因气候变化而出现流离失所现象，其后果之一很可能是难民营的再建和区域性动荡，多年以前正是这样的情况促使纳林和卡什开展他们关于霍乱的研究。但在气候变化带来新的考验之前，贫穷大都市的兴起甚至可能就已经以其他方式导致了更大的冲突和动荡。

突尼斯效应

大城市尤其是首都的人口，长期以来一直困扰着政府和统治者。城市起义带来了罗马共和国，催生了法国大革命。在城市环境中，人们更容易发起集会，互诉不满，为自己的奋斗目标寻找并发动其他支持者。我居住的华盛顿哥伦比亚特区有着宽阔的林荫大道,据说这是由建筑师皮埃尔·朗方（Pierre L’Enfant）设计的，目的是使军队能够更轻松地镇压城市动乱。19 世纪的巴黎在重建时也加入了类似的设计要素。

突尼斯共和国 2011 年的抗议活动始于一个叫作西迪 · 布济德（Sidi Bouzid）的小城市，当地失业年轻大学毕业生穆罕默德 · 布阿齐兹（Mohamed Bouazizi）自焚事件成为引发抗议的导火索。抗议活动到达首都突尼斯市时，它已经演变成了一场大规模的血腥动乱。不久之后，特大城市开罗也经历了类似的事态演变。在开罗解放广场，市民抗议腐败、破旧的基础设施和国家的暴力行为。这些抗议活动推翻了日益衰老的掌权者胡斯尼 · 穆巴拉克（Hosni Mubarak），并阻止他任命儿子贾迈勒（Gamal）作为继任者。

贫穷大都市的规模、人口增长和区域分布在两个方面增加了它们滋生动荡、暴力和起义的可能性。其一，这些城市的大型贫民窟使得更多的人生活在更紧凑的居住空间，这给了人们针对过度拥挤和腐败问题表达不满的额外理由，让他们更容易找到其他想法相同的人，因而增加了发生动荡的可能性。[165] 在每一个国家，贫穷的特大城市都为本国的整体经济增长做出了贡献，但同时也加剧了居民之间的不平等，扩大了贫富差距。[166]

其二，贫穷大都市的崛起常常出现在拥有专制政府的国家。对于专制统治而言，城市是危险的。政治学专家杰里米 · 华莱士（Jeremy Wallace）针对 100 多个国家和地区的 435 个非民主政权开展了一项令人信服的实证研究，结果表明，就非民主政权的存续时间而论，城镇化水平很低的国家要长于城镇化进程中的国家。[167]在撒哈拉以南非洲和南亚最近一批的贫穷大都市中，快速的城镇化进程导致基础设施不堪重负、腐败现象明显增加，因而提高了前文所说的风险。城市地区集中了本可以分散在农村社区的社会压力，从而加速了新的政治运动和意识形态的形成。[168]

尽管许多贫穷大都市的社会和人口压力可能导致混乱甚至暴力突发事件，但从长远来看，这不一定是坏事。在人口稠密的城市地区更容易形成的联系和社会运动最终会迫使长期缺失这些因素的国家进行民主改革,产生更好的政府机构。在过去的 250 年中，西方城市的社会动荡和抗议有时是痛苦的，但它们促成了制度和法律的建立，为打击腐败、改善劳动条件、打破种族隔离，以及我们所看到的减少城市传染病奠定了基础。因为城市在掀起美国独立战争中所起的作用，痴迷于城市研究的经济学家艾德·格莱泽将上述现象称为“波士顿效应”。

但是，政治动荡和社会压力的突然释放并不总能产生更好的政府。城市秩序的破坏可能使人们更加向往铁腕人物，因为后者会承诺平息快速城镇化带来的混乱和犯罪。菲律宾有着世界上最大、管理最僵化和贫富差距最悬殊的贫穷特大城市之一，这个国家选择罗德里戈·杜特尔特（Rodrigo Duterte）这样的人物作为总统可能并非偶然。这位前市长竞选时承诺要通过动用私刑处决犯人来制止城市犯罪和毒品交易。[169]格莱泽等人认为，城市的民主化成效并不取决于财富水平，但它们更有可能出现在中产阶级不断壮大的地方。正如经济学家南希·伯德索尔（Nancy Birdsall）

所指出的，突尼斯共和国是中东地区中产阶级最为庞大的国家之一，它不仅开启了现在被称为“阿拉伯之春”（Arab Spring）的一系列全国性抗议活动，而且是所波及的这些国家中唯一一个出现了“类似于民主治理元素”的国家。[170]

回到达卡

对于达卡和孟加拉国来说，2016 年是动荡的一年。7 月 1 日，武装分子袭击了霍利手工烘焙坊，一家位于孟加拉国首都一个富裕街区的餐厅，并劫持了数十名人质。最终有 29 人在事件中丧生，其中包括 18 名外籍人士和全部 5 名枪手。[171] 就在袭击发生前一两年，包括一名美国公民在内的几位知名自由派博主被袭击者用砍刀砍死。据报道，这些袭击是对他们街头抗议的回应，此前这几位博主曾要求对该国战时暴行严加处罚。抗议活动由自由派活动人士在达卡的沙赫巴格（Shahbag）街区发起，参与活动的人数在 10 万以上。[172] 这场政治动荡造成人员伤亡，制衣业增长速度减缓，还有可能妨碍孟加拉国获得发展廉价成衣制造以外产业所需的投资。[173]

孟加拉国的政治动荡毫无疑问有着深层次的根源。该国穆斯林和世俗主义者之间的紧张关系可以追溯到建国伊始，2016 年的人质危机与国际恐怖主义可能也存在关联。[174] 边缘的极端主义团体在孟加拉国由来已久。[175] 孟加拉国和达卡的人口压力以及粗放的城镇化发展无疑加剧了这一问题，但如果要将该国近期的暴力政治事件，与腹泻病等传染病在这个贫穷国家的减少方式联系起来，未免还是过于牵强。不过孟加拉国之所以政治环境恶劣、治理效率低下，可以说一定程度上要归咎于该国未能在非政府组织主导的改革基础上扩大成果。美国前驻巴基斯坦和孟加拉国大使威廉·B. 米拉姆（William B. Milam）在《纽约时报》上也提出了同样的观点：

> （该国的两个主要政党）无论谁来领导政府，都将致力于壮大自己，削弱对方。这样一来，国家基本上只能依靠私营部门投资经济建设，依靠非政府组织提供政府未能贡献的教育、医疗和其他社会服务。从某些方面来说，政府的失职对国家有好处。在过去的 20 年中，孟加拉国经济总量平均每年增长 5%~6%，在医疗、教育等多项社会发展指标上都超过了印度和巴基斯坦。然而该国的政治文化却在逐步恶化。

几十年来，国际援助一直在为孟加拉国公共投资提供融资支持；由于非政府组织比政府更能兑现承诺，国际援助中相当一部分资金经由前者拨付使用。[176] 孟加拉国政府自身的人均卫生支出（258 美元）较少，并且与其他大多数南亚国家相比，由国际援助资金构成的卫生预算比例也更高。[177] 这些援助项目产生的收益极大地减少了人们尤其是儿童的痛苦,因此应该继续运行下去。但是，由于政府未能将那些抗击传染病的项目与其他触发改革的措施相结合，它并没能做好准备来应对健康改善带来的人口变化，包括城镇化进程的加速。[178]

我在对外关系委员会（Council on Foreign Relations）的同事、美国前国务院官员艾莉莎·艾尔斯（Alyssa Ayres）在美国国会听证会上的讲话中指出，孟加拉国可用于促进民主和治理的资源始终相当有限，特别是相比于美国在健康、粮食安全和气候变化方面的巨额援助。[179] 像孟加拉国这样快速城镇化的国家需要人力资本来雇用更多居住在贫穷大都市的年轻人。投资建设法治和完善公共机构可以帮助该国在各个方面扩大人力资本，包括建设更高质量的教育和更合理、更可靠的商业监管环境。

由于没有这些投资，孟加拉国等许多低收入国家的大量青年人口面对的是依然黯淡的就业前景。因此，许多人正在谋求移居国外寻找更好的机会。孟加拉国是全世界对外移民最多的国家之一，2013 年的人数达到了 760 万。[180] 下一章的主题，正是这种迁移的动力与寄生虫、病毒和其他瘟疫病原不断下降的致死人数之间的联系。

第 5 章　疾病与移民

我一次又一次地看到，高收入国家的非政府组织和政客号召低收入国家选择一条高收入国家自身都从未走过，也不愿去走的道路。

——哈佛大学教授、水资源领域权威专家

约翰·布里斯科（John Briscoe）[1]

脑膜炎是一种可怕的疾病，它会导致脊髓和大脑周围的保护组织发生肿胀，且通常难以诊断。患者可能上床睡觉时看起来还很健康，过几个小时再醒来时就已经耳聋或者瘫痪，甚至是再也无法醒来。如果不加以治疗，这种疾病的死亡率可能超过 80%。该病尤其影响儿童和青少年的健康。

引起脑膜炎的是脑膜炎奈瑟菌，这种细菌通过鼻腔和咽喉的分泌物，经长时间密切接触完成传播。在美国等高收入国家，这种疾病的小规模暴发有时会发生在绿树成荫的大学校园。在这里，年轻人的一些举动，比如打喷嚏、分享啤酒或是亲吻，都可能引起疾病传播。我姐姐在大学期间感染了细菌性脑膜炎，昏迷了足足五个令人担惊受怕的日夜，才终于出现好转。

最致命的 A 型脑膜炎在美国非常少见，具体原因未知。然而这种类型的脑膜炎在西非不断发展，随哈马丹风横扫撒哈拉沙漠以南和非洲大草原以北的过渡地带，造成疫情肆虐。到了冬天，哈马丹风就会变成凛冽的寒风，迫使人们抱团躲避在拥挤的屋内。干旱的气候令人们喉咙发干，使细菌更容易传播。

研究人员认为，一个多世纪前，从麦加朝圣归来的穆斯林将 A 型脑膜炎带入了非洲。[2] 脑膜炎目前正在由马里、尼日尔以及其他 23 个西非和中非国家构成的“脑膜炎地带”呈地方性流行。1905 年以来，该地区每 5~14 年就会暴发一次脑膜炎流行。

1988 年以来，非洲共报告了 100 多万例脑膜炎病例。1996 年的一场流行造成 2.5 万人死亡和超过 25 万人次患病，令该地区已然十分脆弱的卫生系统和经济不堪重负。[3]2006 年，布基纳法索的患者家庭有 1/3 以上的年收入要用于脑膜炎的治疗。[4]2011 年，加纳的脑膜炎患者平均每次患病要损失 29 个工作日。[5]

脑膜炎是一种地方性疾病。它几乎只出现在世界最贫困、最边缘人口所生活的特定气候和生态环境中，与之相似的还有其他十多种通过土壤传播的寄生虫病或细菌性传染病。全球健康界将其中许多疾病称为“被忽视的疾病”，这一称谓反映出此类疾病长期以来缺乏关注和资金支持。然而，这种情况大约在 10 年前开始出现转机——盖茨基金会、美国政府和其他援助机构每年花费 5 亿~10 亿美元，用于开发治疗这些可怕疾病的有效药物和疫苗。[6] 上述努力正在开花结果。

帕斯适宜卫生科技组织（PATH）是一家致力于促进全球健康的非政府组织。2010 年，该组织在与世卫组织的通力合作以及盖茨基金会的资助下，成功研制出了一种针对 A 型脑膜炎的新疫苗。

由印度血清研究所（The Serum Institute of India）生产的这种疫苗每剂只需 0.5 美元，在非冷藏环境下有效期仍可长达 4 天。[7] 截至 2014 年底，西非和中非地区共有 2.15 亿人接种了这种疫苗（如图 5.1）；在接种过该疫苗的人中，没有报告一例 A 型脑膜炎病例。[8] 然而，其他类型的脑膜炎病例依然在出现并且可能还在增加。[9] 针对这些脑膜炎类型的疫苗已经存在，并且在发达国家更为普遍，但价格昂贵。一种平价的、热稳定性高的联合疫苗正在研制当中，预计在 2020 年面世。如果进展顺利，一个无脑膜炎的非洲已经指日可待。[10]

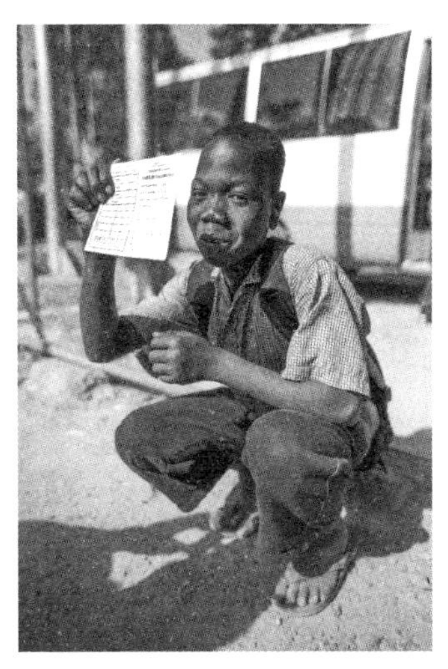

图 5.1　布基纳法索，一名男孩手举着脑膜炎免疫预防接种卡

资料来源：加布·比恩齐茨基（Gabe Bienczyck），摄于 2010 年；图片由 PATH 提供。

除了抗击脑膜炎之外，其他方面也传来捷报。得益于卡特中心（Carter Center）领导的一场运动，另一种地方性疾病——几内亚线虫病即将被根除。2016 年，该病只出现了 22 例，仅分布在两个国家，并且是在没有疫苗和药物帮助的情况下取得了进展。[11] 非洲锥虫病（昏睡病）和利什曼病造成的死亡人数同样分别下降至数千例。[12]2018 年问世的一种新药有望加速盘尾丝虫病（河盲症）的根除。[13] 细菌性痢疾等其他被忽视的疾病，也已经有相应的候选疫苗处于研制过程中。[14]2016 年圣诞节前两天，世卫组织宣布成功完成一种埃博拉病毒有效疫苗最终阶段的临床试验。[15]

许多人担心，全球气候变暖为蚊子和苍蝇创造了更加适宜生存的环境，这可能会导致以往仅在特定地理区域出现的被忽视的疾病扩散到其他地区。寨卡病毒历史上只在非洲出现过。2013 年底，这种病毒开始向美洲传播，并于 2015 年 5 月在巴西被首次发现。此后，寨卡病毒病的传播范围已扩展到整个拉丁美洲和加勒比地区，向北甚至到达了美国南部。[16] 寨卡病毒疫情暴发后，巴西和拉丁美洲其他地区出现的新生儿严重先天缺陷病例激增，二者之间的关联引发了国际社会的关注。在抗击脑膜炎等被忽视的传染病的过程中，国际倡议行动连战连捷。人们对于气候变化在寨卡病毒病等传染病传播中所扮演角色的担忧，是促成上述倡议持续成功的又一原因。这些倡议为世界上最贫困的角落带来了健康水平的提升和儿童生存状况的改善。

尼日尔阿加德兹的新兴产业

如果说有哪一个国家的情况表明，抗击传染病和降低儿童死亡率的进展不再取决于一国的收入和能力，那一定是尼日尔。

尼日尔不仅是世界上最贫穷的国家之一，而且其国民收入甚至要低于本国过去的水平：2015 年尼日尔的人均 GDP 为 363 美元，而 35 年前的 1980 年，该国人均 GDP 为 419 美元（均以现价美元计）。[17] 尼日尔学生接受教育的人均年限为 5 年，这一数字并列全球末位。[18] 尼日尔每年的人均卫生支出仅为 71 美元。[19] 根据透明国际组织发布的 2016 年全球清廉指数，尼日尔排名第 101 位，其得分表明该国公共部门的腐败现象达到了一个惊人的程度。尼日尔 2010 年曾爆发武装暴动，这一事件结束至今不到 10 年，该国的政府力量还较为薄弱。其北部（利比亚）、南部（尼日利亚）和西部（马里）的邻国或是处于暴乱之中，或是刚刚摆脱冲突。联合国发布的 2015 年人类发展指数（Human Development Index）显示，尼日尔在 188 个国家中排名倒数第二。[20]

尽管困难重重，但如今尼日尔的新生儿的预期寿命为 61 岁，比该国 25 年前新生儿的预期寿命增长了 14 岁。婴儿死亡率同期下降了近 60%，到 2015 年，该国每千例活产儿死亡数降至 57 例。在短短的 10 年里，该国的艾滋病死亡率降低了近 2/3，并且在营养不良（减少 35%）、疟疾（减少 27%）和腹泻病（减少 48%）方面也实现了类似的下降。[21] 总体来看，1990 年以来，尼日尔由传染病导致的死亡和伤残减少了 17%。[22]

不幸的是，虽然尼日尔的儿童生存率有所提高，但出生率并未下降。尼日尔每名妇女平均生育子女数高达 7.3 个，位居世界首位，与该国 1980 年的水平大致相同。[23] 这种高生育率可能反映了尼日尔女童有限的受教育的机会。但无论是什么原因，任何人都不用经过专业的数学教育就能明白：一方面是生育同样数量子女的女性越来越多，另一方面是死亡的婴儿越来越少。这意味着人口增长率很高并且还在加速提升。

事实的确如此，尼日尔人口年平均增长率达到4%，是世界上人口增长速度最快的国家之一。联合国最新数据表明，到2030年，该国人口数量预计将从2015年的1 990万左右增加到3 600万。几乎可以肯定的是，届时该国的年轻人数量将远远超过其经济所能容纳的就业人数，甚至还有更多的孩子需要抚养。[24]

在其他方面，尼日尔也面临着更大的挑战。气候变化进一步降低了雨季的可预测性，这对干旱多发的尼日尔来说无疑是火上浇油。尼日尔80%的国土为沙漠所覆盖，其中大部分土地不适宜人类居住。多变的降雨和炎热的天气相结合，使尼日尔的农牧民更加难以生产足够的食物来维持生计，而充足的食物正是该国在人口快速发展的时刻最为需要的。因为土地荒漠化，尼日尔每年还要损失386平方英里（约1 000平方千米）的耕地。[25]该国的一些农牧民正在迁往城市，却发现工作机会稀缺。[26]

在这种情况下，尼日尔的年轻人做出了或许所有人都会考虑的选择——离开，或者至少努力离开。留守的年轻人中则有越来越多的人从事帮助本国同胞和邻国公民移民的工作。

在过去，大型商队在前往北非集市和欧洲市场的路上会经过尼日尔的城市。但是随着集装箱的发明及其带来的航海贸易的增加，商队贸易已经全然消失，这条贸易路线上的城市枢纽也陷入贫困，被人遗忘。[27]位于撒哈拉沙漠南部边缘的小城市阿加德兹（Agadez）就曾是这样一个枢纽。如今，移民行业已经成为这座城市的主业，生意十分红火。

在 2016 年，每周有多达 3 000 名移民途经阿加德兹前往利比亚的塞卜哈（Sebha）。[28] 利比亚是地中海沿岸诸国中海岸线最长的国家。移民从塞卜哈出发，前往利比亚 1 770 千米海岸线上的各个地方。小船在黑夜的掩护下驶向意大利，划艇在地中海闪着灯光的石油平台之间穿梭漂流。[29] 在 2014 年和 2015 年，分别有大约 15 万人和 17 万人使用了途经阿加德兹的线路。到 2016 年，这一数字增加到了 31.1 万。[30] 每 10 名选择这条路线的旅行者中就有 9 人是年轻男性。[31] 选择阿加德兹路线的移民大部分来自尼日尔和尼日利亚，其余人则来自马里、塞内加尔和科特迪瓦等国家。[32]

过了阿加德兹，移民之路就变得凶险起来。利比亚的武装团伙会囚禁移民，从他们的亲属那里勒索钱财。女性尤其容易受到伤害，许多人在途中遭到性侵犯，并且通常多次受害，部分女性被迫出卖身体。对于那些终于成功登上摇摇欲坠的小船、准备从利比亚海岸动身前往意大利的人而言，风险并没有消失。仅 2016 年一年，就有近 8 000 人在试图穿越地中海中部海域的途中丧命。大多数遗体的身份无法识别，但可以看出的是，这些遇难者大多数是非洲人。[33] 移民都形成了在衣服上写下电话号码的习惯，以免未来一旦遭遇不幸，遗体被冲上岸后无法辨认。[34] 国际移民组织数据显示，在 2014 年到达意大利最南端岛屿兰佩杜萨（Lampedusa）的 8 万名移民中，半数以上选择的是经由阿加德兹的路线。[35]2014—2016 年，有将近 50 万人从利比亚乘船抵达意大利，这些人主要来自撒哈拉以南非洲地区。

根据彼得 · 廷蒂（Peter Tinti）和图斯黛 · 雷塔诺（Tuesday

Reitano）合著的《移民、难民、走私者、救世主》（*Migrant, Refugee, Smuggler, Saviour*）一书的描述，阿加德兹这座城市发生了翻天覆地的变化，有了新的住房、餐馆、新鲜的农产品和商店。《纽约时报》的一篇文章引用了阿加德兹一位副市长的话，他说："许多人都在吸这些移民的血，包括司机、掮客、房东等。警察也是如此。"[36]路透社报道称，走私卡车每往返一趟，尼日尔的安全部队就能从中赚取50万非洲法郎（折合850美元），这还不包括安全部队从犯罪团伙那里获得的收益。[37]

鉴于移民的经济诱惑以及本国缺乏其他能够维持生计的就业机会，经由尼日尔的移民之路将很难截断。此外，大多数途经尼日尔的移民都是合法的。尼日尔是西非国家经济共同体的成员，这个由15个国家组成的集团允许成员国公民自由迁徙。[38]

尽管如此，德国、意大利等欧洲国家还是下定决心要减少来自非洲的移民人数。2015年，尼日尔总统穆罕默杜·伊素福（Mahamadou Issoufou）请求欧洲实施一项针对本国的"马歇尔计划"，以抑制移民流动并帮助尼日尔降低国内的生育率。[39]欧洲国家对此作出回应，承诺提供超过20亿欧元的援助，用于改善该地区的安全和经济发展状况。[40]2016年，德国总理安格拉·默克尔（Angela Merkel）对尼日尔的访问引发了当地的镇压行动，致使走私者由阿加德兹路线转向了更加危险和陌生的沙漠路线。有关这些沙漠路线上移民白骨累累的故事开始见诸西方媒体报道。[41]非洲和欧洲领导人之间的对话还在继续，与此同时，欧洲也在持续强化边境管控，提高庇护要求，以及遣返和安置更多移民。除尼日尔外，欧盟委员会还在寻求与尼日利亚、马里、塞内加尔和埃塞俄比亚达成移民协议——这些国家与尼日尔一样，人口增长迅速，但工作机会和报酬有限。[42]

一个世纪前，欧洲也曾面临类似的人口变化局面。但不同于今天的是，彼时的欧洲国家是在人口流出的那一端，有成千上万年轻人被迫移居国外。当年的爱尔兰就处于海外移民的最前沿。

不仅是因为马铃薯，还有人

在当今许多低收入国家，移民是由人口变化推动的。从许多方面来看，19 世纪末期爱尔兰的大规模移民最接近于这种模式的早期形式。

与今天的许多发展中国家一样，在国内传染病减少和儿童死亡率下降的时候，爱尔兰还是欧洲最贫穷的国家之一，工业化尚未起步。1780 年左右，该国在农业实践上开始采用耕地技术，提高了农作物尤其是马铃薯的产量。[43] 英格兰对于粮食的需求使得爱尔兰将牧场变为耕地。[44] 随着营养水平的提升，爱尔兰的人口开始增长，然而爱尔兰却没有像它的邻国那样开启工业化进程。该国在与英格兰大型工厂的竞争中举步维艰，也难以越过英国实业家为爱尔兰商品设置的进口壁垒。因此，爱尔兰大部分仍然是农村和贫困地区，民众大多过着沉闷、飘摇的佃农生活。[45]

19 世纪中叶，英格兰、威尔士和苏格兰的城市居民还生活在烟尘弥漫的环境之中，城市的传染病依旧肆虐，不断夺走大量儿童的生命。尽管爱尔兰的农村十分贫困，但相比之下，那里的佃农寿命更长，也更健康。该国的生育率有所下降，但下降速度不足以阻止人口的迅速增长。到 1845 年，爱尔兰岛上的居民人数增加到 852.5 万。[46]

我在小学课堂上学到的是，1845—1849 年，爱尔兰遭遇了可怕的马铃薯饥荒，成千上万的爱尔兰人被迫离开农场，前往美国的城市和港口（如图 5.2）。事实上，早在饥荒之前，爱尔兰的年轻人就已经开始放下锄头，向外迁徙。1821 年，爱尔兰移民美国的人数已经达到了每年 1.3 万。到了 1842 年，这一数字上升到每年 9.3 万，并在 3 年后发生马铃薯饥荒时短暂翻倍。大部分离开的人年龄在 20 岁至 35 岁之间，且男性占比极高。[47]

移民可能让爱尔兰人过得更好，却没有让他们过得更健康。离开家乡后，爱尔兰人的死亡率普遍上升。前往美国的船上拥挤不堪，患斑疹伤寒和营养不良的人随处可见，以至人们将这些船只称为棺材船。[48] 抵达纽约、波士顿和其他美国城市后，幸存的爱尔兰移民大多只能在通风不佳、住户密集、结核病盛行的廉租公寓寻找栖身之所。

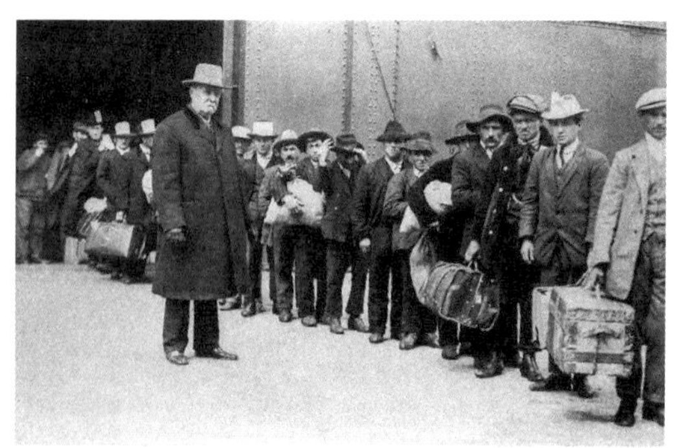

图 5.2　来自爱尔兰的移民在埃利斯岛（Ellis Island）排队等候

资料来源：考比斯（CORBIS），摄于 1911 年；盖蒂图片社。

1850—1913 年，平均每年有 1.3 万名年轻人离开爱尔兰。[49]这些移民中有 18 岁的约翰 · 卡什曼（John Cashman）和 17 岁的艾丽西亚 · 道林（Alicia Dowling）。他们后来在新泽西州的贝永（Bayonne）相遇并结婚。他们的儿子就是我妻子的祖父（我对约翰和艾丽西亚迈出的这一步永远心怀感激！）。艾丽西亚动身前往美国的 1891 年，在出生地为爱尔兰的人口中，与她一样侨居海外的爱尔兰人占到了 39%。[50]1841—1951 年，每次人口普查都显示爱尔兰的人口正在减少，最终该国的总人口在那段时期减少了一半。[51]爱尔兰的人口近年来有所恢复,但比饥荒发生前的人口高峰还少 1/3 左右。

19 世纪末至 20 世纪初，与爱尔兰情况相似但规模更小的移民潮开始遍及整个欧洲。19 世纪中叶，数百万德国人移居国外，其中大部分人移民到了宾夕法尼亚州和纽约州。紧随其后的是每年成千上万瑞典人和挪威人的迁徙，他们定居在美国中西部的北方地区，抢购廉价（但寒冷）的农田。1890 年后，移民的主力转变为欧洲南部和东部的意大利、西班牙、奥匈帝国和波兰，这些国家快速增长的新一代年轻人开始移居美国、加拿大、阿根廷等地。1850—1914 年，约有 5 500 万人由欧洲向外迁徙，其中几乎全部都是年轻人。[52]

移民史即疾病史

历史学家和人口学家对欧洲移民进行了研究，以期为这种人口的大量迁出寻找一个共性的解释。生态灾难并非导致大多数国家出现移民的原因。移民不仅仅发生在欧洲最贫穷的国家。与今天西非的情况一样，19 世纪欧洲的移民也需要资源为出国旅行提供保障。农业的工业化和商业化有助于解释人口向城市的迁移，因为农作物产量的提升解放了农村的劳动力，更高的工资则吸引他们前往伯明翰、科隆等工业中心。然而，从挪威等国家的情况来看，它们的工业化刚起步时便出现了向外移民的情况。移民原籍国与目的地劳动力市场在工资水平上的差异是人口大量迁出的重要原因，但它无法完全解释这种现象。到了 1890 年，美国和许多欧洲国家的工资水平开始趋近，但移民仍在继续。亲朋好友定居国外吸引着移民不断加入，但这种熟人网络效应实际上是在移民潮开始后才对加速人口迁移发挥了更大的作用。[53]

人口的变化或许能够提供最好的解释。经济学家理查德·伊斯特林（Richard Easterlin）观察到，在 19 世纪的欧洲，移民更多地发生在有着过剩的青年人口和高自然增长率的国家，发生的时间通常是在婴儿死亡率下降 20 年之后。[54] 蒂莫西·哈顿（Timothy Hatton）和杰弗里·威廉姆森（Jeffrey Williamson）的发现进一步拓展了这一理论。他们的研究表明，婴幼儿死亡率下降和生育率降低速度减缓造成市场上年轻劳动力供过于求，并导致国内与劳动力稀缺的新大陆之间出现工资水平上的差距。这种情形促使人们移居海外。年轻人寻找工作的难度最大，但移民的意愿也最强，因此进一步增加了移民的动力。在移民持续一段时间之后，这些国家的青年人口占比下降，工资上升，人口迁出的速度也随之降低了。[55]

人口变化推动的移民不是 19 世纪独有的特征。戈登·汉森（Gordon Hanson）和克雷格·麦金托什（Craig McIntosh）的研究显示，20 世纪八九十年代拉丁美洲、中东、南亚和加勒比地区的人口增长，是推动人口迁往美国、英国、加拿大和西班牙的强大动力。[56] 移民领域的顶级专家、经济学家迈克尔·克莱门斯（Michael Clemens）的研究表明，1980 年以后墨西哥向美国的人口迁移大部分可以用两国人口状况的差异来解释。他发现，墨西哥儿童生存状况的改善导致年轻人占比过高，同时还造成他们在工资水平上，与居住在边界另一侧的那些平均年龄较大、收入较高的美国人之间出现了差距。[57]

换句话说，人们所了解的传染病减少的历史，一直就是由受益者们讲述的移民史。这一历史始于西欧和斯堪的纳维亚地区的国家。随着 19 世纪伊始这些国家营养和收入水平的提升，以及母乳喂养、环境卫生和天花疫苗接种等方面的改善，婴幼儿死亡率开始下降。随之下降的还有生育率，但下降速度远远不及前者。大约 20 年后，这些额外存活下来的婴儿成长为年轻人。那些能够雇用其中一些过剩年轻劳动力的国家实现了更快的经济增长，即享受到了人口红利。各国无法吸纳的年轻劳动力则被迫向外迁移。

在图 5.3 中，我们可以看到这种情形。该图展示了本章所讨论四个国家的婴儿死亡率和总迁出人口数据。在墨西哥、尼日尔和尼日利亚，婴儿死亡率下降（虚线）与随之而来的人口加速迁出（实线）之间的关联是显而易见的，在图中展现出独特的“X”形状。遗憾的是，我们未能找到 1865 年之前爱尔兰婴儿死亡率的可用资料来源。不过，我们知道在18、19世纪之交，当时还是以农村地区为主的爱尔兰实现了健康和营养水平的提升。图中展示的趋势与这一情况高度吻合。即使是在1865年，爱尔兰的婴儿死亡率仍然比城镇化程度更高的英格兰和威尔士要低得多。[58]

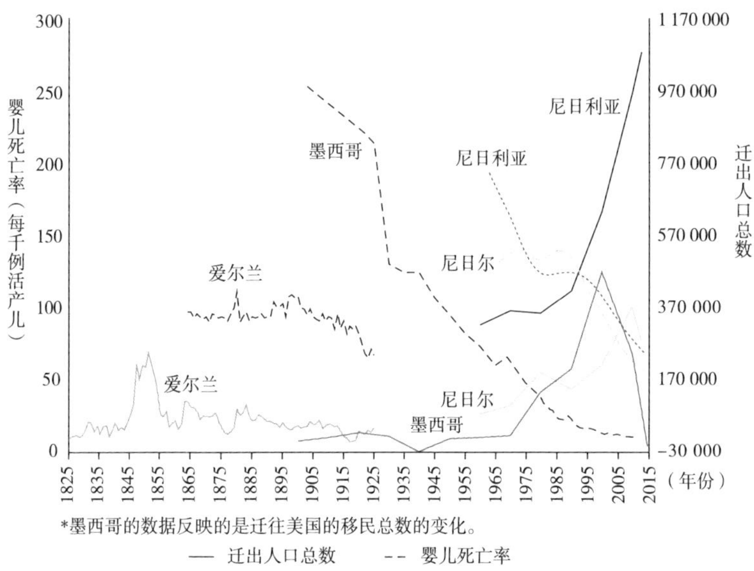

图5.3　婴儿死亡率和迁出人口总数：爱尔兰、墨西哥、尼日尔和尼日利亚

资料来源：盖普曼德，墨西哥移民项目（Mexican Migration Project）；世界银行，《世界发展指标》。

注：墨西哥的数据反映的是迁往美国的移民总数的变化。

随着工业化的推进和环境卫生系统的建立，这种最初始于英格兰、威尔士和斯堪的那维亚部分地区的趋势已扩展到其他西欧国家，最终遍及整个欧洲。10年、20年后，婴儿存活人数的增加造就了更加庞大的青年群体，致使南欧和东欧在1890年左右也开始出现向外移民的情况。

对于东亚和拉丁美洲的许多低收入国家而言，直到 20 世纪 30 年代甚至是第二次世界大战之后，这些国家的健康状况才终于开始改善。抗生素的发明、根除疟疾和天花运动的开展以及地方政府开创的节俭式创新的医疗模式（例如中国的“赤脚医生”），都为实现这一进展提供了帮助。如出一辙的是，上述变化同样使得这些地区出现大量青年人口。那些能够将过剩劳动力安置在工厂工作的东亚国家立即享受到了经济回报。但对于菲律宾和墨西哥等无法雇用大量年轻人的亚洲和拉丁美洲国家，移民大潮自 20 世纪 60 年代末至 70 年代便开始兴起。

中东和北非的部分地区几乎与东亚和拉丁美洲同时确立了传染病减少和儿童生存率提高的趋势。但直到儿童生存革命的预防接种运动兴起，口服补液盐溶液得到推广使用，近期各方开始采取行动减少长期被忽视的疾病时，这些地区的进程才有所加快。20 世纪八九十年代，这些改善措施终于扩展到了撒哈拉以南非洲和南亚的最贫穷地区。十多年前，即使在这些最贫穷的国家，儿童生存状况也开始改善，随之而来的就是我们今天在这些国家所见的移民浪潮。

如图 5.4 所示，传染病防控措施的一次次完善恰好契合了各地区人口迁出的数据。婴幼儿死亡率下降约 15 年之后，各个地区都有越来越多的人开始迁出。传染病和人口迁移之间的联系不仅仅是时间层面的。人口迁移的速度和程度也部分反映出一国在减少疾病（以及降低相应的儿童死亡率）方面所采取的方式。

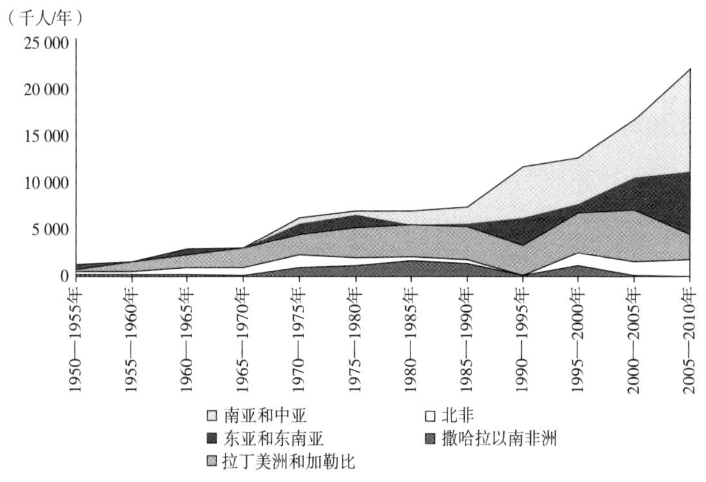

图 5.4　1950—2010 年各地区发展中国家净迁出人口

资料来源：《联合国世界人口展望》。

健康状况改善后人口迁出较慢的国家或地区（19 世纪的英国和 20 世纪 60 年代的中国台湾），能够做到在儿童生存率提高和传染病发病率下降的同时，提供更高的收入、更好的就业机会、更完善的城市和卫生基础设施、更强的回应型治理能力。对于那些传染病减少和儿童生存状况改善时未发生上述结构性变化的地方而言，它们经历的人口外迁速度更快、需求更迫切，这有时会给移民带来危险。爱尔兰和尼日尔就是两个这样的例子。哈顿和威廉姆森推测，如果美国和欧洲之间的工资水平差距更大或是这种差距持续更长的时间，欧洲迁出的人口数量可能会更多。[59] 两位经济学家在 2001 年的一篇论文中还得出结论，称影响 20 世纪人口迁入欧洲的是“完全相同的力量”，并表示“到 2025 年，非洲很有可能出现规模远远超出 19 世纪欧洲的移民浪潮”。[60]（如图 5.5 所示）

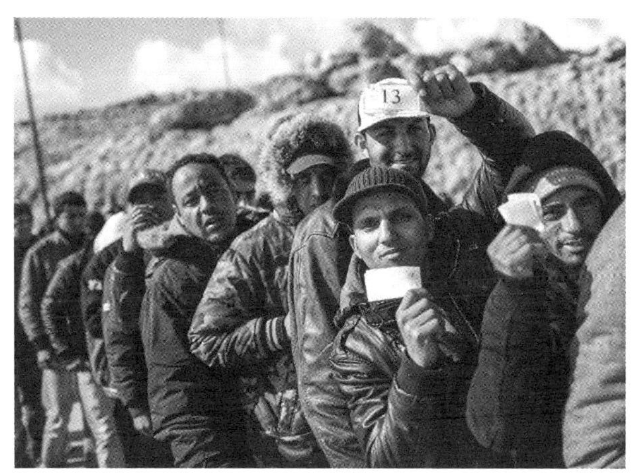

图 5.5　来自北非和中非地区的移民正在意大利南部的兰佩杜萨岛上排队等候

资料来源：路透社 / 托尼·詹蒂莱（Tony Gentile），摄于 2011 年。

从全球所谓经济移民的总量变化中也可以看出传染病减少后呈现的这些特征。逃离战争和迫害的难民理所当然地引起了媒体的关注，然而他们在人数上要少于经济移民。后者迁徙原因众多，主要是为了找到更好的工作。从 1965 年到 1990 年，经济移民在全球人口中所占比重维持不变，约为 2.5%，与全球人口增长保持同步。[61] 随着全球各地，特别是低收入国家婴幼儿死亡率的降低，在 20 世纪 90 年代，经济移民的占比开始缓慢上升。到了 2000 年，经济移民的人数占到了全球人口的 2.6%。在过去的 15 年中，经济移民加速发展，到 2015 年已经增长到全球人口的 3%。目前，大约有 2.22 亿人居住在出生地以外的国家，这些移民来自世界各地，其地区构成情况与过去相比也已经有所不同（如图 5.6 所示）。[62]

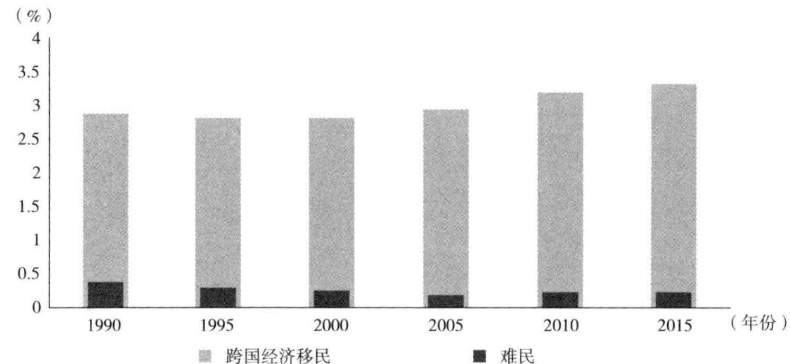

图 5.6　不同类型的移民人数占全球人口的百分比

资料来源：世界银行，《世界发展指标》。

传染病的减少通过人口外迁重塑了世界。从 19 世纪下半叶到 20 世纪 30 年代，迁往南北美洲、澳大利亚和南非的年轻欧洲移民在目的地国家的经济发展中发挥了重要作用，补充了推动其经济发展的技能和劳动力。[63] 美国吸纳了其中 2/3 的移民，并在他们的助力下成为当今的世界强国。与此同时，这样的人口迁移也给迁出国带来了好处：一方面，人口外迁一定程度上减轻了国内人口压力并化解了潜在的社会动荡；另一方面，移民产生的侨汇即使没有帮助这些国家发展经济，至少也有助于减少其国内的贫困。[64]

世界正在变得更好，但方式令人担忧

迁徙通常被视为绝境之下的选择。人们被迫背井离乡，寻求前往其他相对安全和繁荣的地方。但是就经济移民而言，将它理解为成功的副产品更为恰当，因为它过 20 年左右才会出现。它的产生是因为人类摆脱了数千年来如影随形的瘟疫、寄生虫和早逝。随之而来的经济移民从人数和速度上能够反映出一国在多大程度上做好了准备，来满足其日益增长的青年群体的理想和基本需求。

许多国家还没有做好准备。在最近的几十年里，低收入国家可以借助医学发明、国际援助机构的慷慨援助和积极作为以及地方政府的辛勤工作和节俭式创新，减轻传染病造成的负担。过去，许多儿童仅仅因为出生在某个国家，就无力摆脱本可以避免的死亡，如今这样的情况越来越少，这是一项巨大的成就。尽管如此，婴幼儿死亡率仍应降至更低的水平。然而，一些国家依然没有为这批即将成年的国民建立其就医所需的医疗体系、安居所需的城市基础设施以及就业所需的稳健的劳动密集型经济形态。因此，人们在为那些成就欢欣鼓舞的同时，也不应忽略在此类国家中即将凸显的挑战。

世界银行估计，到 2050 年，发展中国家的劳动年龄（15 岁以上）人口将增加 21 亿人。如果这些国家的就业率仍停留在 2015 年的水平，那么只有 12 亿人能够在本国找到工作，剩下的近 9 亿人则只能不断寻找就业机会。这 9 亿人中，将有 3.33 亿来人自撒哈拉以南非洲，2.83 亿人来自南亚，1.2 亿人来自中东和北非。[65]

迄今为止，气候变化和极端天气对国际移民整体上只造成了微小的影响。据境内流离失所问题监测中心估计，2015 年，有 1 900 万人因自然灾害而流离失所。[66] 然而，这种情况导致的人口迁移大多发生在一国的内部。随着海平面上升、干旱和荒漠化的加剧以及农作物歉收概率的增加，这种情形可能会发生改变，导致更多的人离开故土，移居国外。[67]

最终，年轻人、当地的活动家和政府需要承担起责任，付出长期的艰苦努力来推动所需的政治和社会改革，以适应人口变化和在减少传染病方面所取得的阶段性进展。但是，援助机构和国际组织应当认识到，比起过去，低收入国家当前面临的这些巨变发展速度更快,它们可用的资源却更少。比如在减少卫生和城市基础设施拥堵，以及应对非传染性疾病威胁和成年人就业需求方面，这些国家还未得到国际倡议行动的重点关注和支持。关于如何更好地支持这些国家和社会改革者，本书的最后一章概括阐述了一些想法。

但是，人们应该更清楚地认识到，虽然历史上高收入国家也曾出现过当前低收入国家正在发生的这种变迁，但结果并不尽如人意，而且往往还伴随着人口迁出。不同之处在于，19 世纪欧洲人口大规模迁出时，国际移民所幸基本上还不受限制。当时迁出国和迁入国甚至都鼓励移民。[68] 第二次世界大战结束后，许多西欧国家与澳大利亚、新西兰和加拿大等传统迁入国重新启动了移民促进计划。[69] 东欧和中欧的难民，包括我的父母在内，逃离了铁幕背后的革命和战争灰烬，并在较大程度上得到了美国和其他西方国家的欢迎。[70] 整个 20 世纪 60 年代，这种情况一直在持续，然而对于低收入国家及其国内的年轻人来说，当年的移民环境如今已经不复存在。

随着 20 世纪 70 年代初石油危机的爆发和西方国家经济的衰落，各国政府开始加大力度限制移民、难民和无证工人的流动。1976 年，联合国秘书处对成员国的一项调查发现，认为本国移民率“过高”的只有 10 个国家。2011 年的调查显示，这一数字增加了两倍多，达到 33 个国家。[71] 这种看法上的转变已经反映在了更严格的移民政策上。现在，政策标准更侧重移民的技能和资源，许多国家开始采用“积分制”签证、技术型人员工作签证、临时商务签证、学生签证和投资者签证等。[72]2018 年初，美国总统唐纳德·特朗普敦促国会采用类似的签证制度，并用直白甚至据称是粗俗的语言，呼吁更多接收来自以挪威为代表的发达国家的移民，减少来自海地和非洲贫困国家的移民。[73]

毋庸置疑，当前移民群体的种族和宗教信仰结构是引发这种情绪的一个因素。例如，西方国家显然需要廉价的劳动力来为国内越来越多的老年人提供帮助。随着婴儿潮一代的衰老和生育率的下降，高收入国家 65 岁以上的人口数量激增。在美国，这一群体到 2030 年预计将达 7 200 万人。高收入国家百岁老人的数量每 10 年翻一番，到 2050 年有望达到 400 万人。[74] 低收入国家有工作能力但未充分就业的人口有数百万之多，对此可以让他们移民到欧洲、日本或美国来为年老体弱的人提供护理服务和情感支持，监测他们的用药情况。不过，高收入国家已经在老年看护机器人研发方面投入巨额资金。[75] 泰勒·柯文对于自动化在全球经济中扮演的角色颇有研究。考虑到全世界仍有大量可通过移民提供的劳动力，并且这些人还可以满足潜在的人际互动需求，我曾向他请教投资自动化的意义。他的回答是：“选民会更喜欢机器人。”[76]

最近的历史印证了柯文的直觉。在高收入国家，公众对于吸纳有着不同种族和宗教信仰以及陌生文化和社会习俗的移民表达了关切，而未能回应这些关切的政客已经为此付出了代价。英国退出欧盟的全民公决和 2016 年美国总统大选的结果令许多观察者感到惊讶，但这些结果反映了公众对于外来移民巨大且仍在不断积累的不安情绪。

目前尚不清楚这些限制移民的措施和日益敌对的态度在多大

程度上能够阻止人口迁移。入境的合法移民可能有所减少，但限制性政策和措施也可能产生意料之外的后果，包括鼓励非正规和非法移民，延迟移民同化，以及促使无法再往返祖国的移民工人选择永久定居。考虑更周全、实施力度更大的举措未来可能会产生更好的效果。然而，这样的努力却会将许多西方国家置于一个矛盾的境地：正是在西方的资助下，许多国家实现了健康水平的提升，从而在某种程度上带来了人口迁移这种自然结果，然而西方国家如今却在努力限制这些移民的流动。

总而言之，世界变得更好了，但其变化方式却值得我们担忧。过去的 20 年内，地方性传染病发病率和儿童死亡率大幅下降，但与过去高收入国家经历过的情况不同，医疗体系改善、回应型治理能力提升和就业机会增加等现象并没有出现。人口的快速增长、规模空前的城镇化以及青年人口比例的提升，一方面冲击着政府和生态系统所能承受的极限，另一方面则加剧了移民、动荡以及产生全球大流行疾病和慢性病的风险。不少援助机构对于这种有限成功的危险应对迟滞，许多发达国家的政府则采取了更加严格的贸易和移民政策，二者都加剧了这些挑战。不难想象，低收入国家未来的 20 年可能比上一个 20 年更加暴力，冲突更加频繁，这可能导致近年来取得的一些重大进展出现倒退。

我们理应感到担忧，但更重要的是，我们应该行动起来。下一章所讲的是，针对在抗击传染病的长期斗争中所取得的矛盾性进展，国际社会如何能够帮助低收入国家正面应对。后文还将就这一问题向国际社会提出建议——这里的国际社会既包括国际组织、援助机构、慈善组织和政策制定者，也包括本书的读者。

第 6 章　为威廉·斯图尔特正名

是时候给传染病画上句号了。

传染病在美国的土地上已经消灭殆尽。

——据称是 1967 年或 1968 年美国医务总监
威廉·H. 斯图尔特所说的一段话

威廉·H. 斯图尔特在美国公共卫生史上的紧要关头被任命为美国医务总监，并且在任期内取得了卓越的成绩。斯图尔特是儿科医生和流行病学家，担任“美国医生”期间，他负责美国公共卫生局的日常管理工作——那时这个职位的权力要比现在大得多。[1] 斯图尔特于 1965 年走马上任，一年前他的前任路德·特里（Luther Terry）刚刚发表了一篇爆炸性的报告，指出吸烟与肺癌等疾病发病率的上升存在关联。在美国烟草业如日中天且国内成年人吸烟比例高达 42% 的情况下，斯图尔特成功制服了对手，令香烟包装上第一次标明了健康警示。[2]1965 年也是林登·约翰逊（Lyndon Johnson）颁布联邦医疗保险计划和联邦医疗补助计划的那一年，这两项计划旨在为美国的老年和残障人士提供医疗保险。此外，1965 年也是具有里程碑意义的《民权法案》生效满一年。对于那些拒绝提高员工多元化水平或服务少数族裔患者的医院，斯图尔特以断供联邦资金相威胁。他还研究得出了空气污染与肺部疾病之间的联系，为1970年《清洁空气法案》的出台奠定了基础。斯图尔特对于阻碍穷人获得优质医疗资源的“玻璃幕帘”十分不满，于是在医疗资源不足的地区兴建卫生设施，并发起一项运动，为非洲超过1亿人接种天花和麻疹疫苗。[3]

然而，尽管斯图尔特本人成就斐然，但他现在最为人所熟知的，还是那段声称美国已经战胜传染病威胁的话。这句话在艾滋病流行初期就流传开来，并被许多图书、报告和文章引用，以警告人们在新发传染病和抗生素耐药性问题上的自满情绪可能带来的危险。对于医学界而言，斯图尔特的言论变成了“永不沉没的”泰坦尼克号这样的广告语——这个比喻恰如其分，表现出人类面对永远无法被真正打败的微生物时所展现出的傲慢。斯图尔特于2008年去世，《纽约时报》和著名的英国医学期刊《柳叶刀》刊登的讣告中都引用了他的那段话。[4]

《纽约客》杂志称，斯图尔特那段号称传染病已经画上句号的话，已成为“现代医学最广为人知的名言之一”。[5]但唯一的问题是——斯图尔特从未说过此话。

两名医生兼研究人员，布拉德·斯佩尔伯格（Brad Spellberg）和邦妮·泰勒–布雷克（Bonnie Taylor-Blake），曾用了多年的时间寻找这段话的出处。他们与美国公共卫生局的历史学家合作，搜索了所有可能的档案和数据库。最终，斯佩尔伯格和泰勒–布雷克将目光锁定在了1989年美国国家过敏症和传染病研究所（NIAID）关于新发病毒的一次会议。当时，艾滋病流行正在肆虐且毫无减退的迹象，与会的一名发言者谴责美国在应对这种全球大流行的过程中所表现出的自满态度。他在发言中将斯图尔特作为这种自满态度的典型，并引用了据称是斯图尔特在 1968 年一次会议上的讲话，说他声称当前的科学探索已经达到了传染病领域知识的边界。事实证明，这名发言者并没有参加斯图尔特讲话的那场会议。有几位记者出席了美国国家过敏症和传染病研究所的这场会议，在他们随后的报道中，对于斯图尔特言论的提及逐渐变成了直接引用，其中一些人“引用”了斯图尔特 1968 年的讲话，还有一些人“引用”的是他 1967 年的发言。于是，一则坊间传闻就这样诞生了。斯佩尔伯格和泰勒 – 布雷克写道：“在强调抗生素耐药性和新发传染病持续引发的公共卫生问题时，这项明显遭到误引的言论又被无数次地引用。”[6] 著名科普作家迈克尔・斯佩克特（Michael Specter）虽不是错误引用的始作俑者，但也曾在几篇文章中援引过这段话，为此他还专门写了一封致斯图尔特的道歉信。[7]

本书插入了这段威廉・斯图尔特被错误引用的故事，目的并不是要让过去也曾误引那段话的人感到尴尬。我们所有人都在努力避免错误，但一些错误难免还是会发生，本书亦然。

此外，尽管人们错误地引用了斯图尔特的话，但他们传递的基本观点是正确的。在 20 世纪五六十年代，除斯图尔特之外，还有其他美国顶尖的医学研究人员对传染病未来的影响持怀疑态度。[8] 可悲的是，美国当时还（至今也）没有为应对抗生素耐药性和未来传染病全球大流行的威胁做好准备。

但是，斯图尔特事件也同样值得注意，原因不在于那段无中生有的言论，而在于他在演讲中的确说过的话。在 1967 年美国各州和地方卫生官员协会（Association of State and Territorial Health Officers）第 65 届年会上，斯图尔特发表了讲话并强调：“传染病领域依然高悬着警示旗……当我们接过新的使命时……我们不会也决不能忽视开展传染病防控项目的传统职责。”[9] 斯图尔特不仅没有认为传染病的故事已经翻篇，反而在强调，即使在健康需求不断变化的情况下，人们也需要对传染病的威胁继续保持警惕。时至今日，这样的警惕仍需持续下去，本书对此也完全认同。

艾滋病等较新的传染病持续显现，加之以流感病毒为代表的微生物不断进化，危险疾病带来的风险将始终存在。随着气温升高、城市化进程加快、农业工业化发展继续推进，以及贸易和旅行持续增加，这些新发传染病可能会带来前所未有的风险。一些癌症通常是由传染病引起的，例如宫颈癌。许多人认为传染病与糖尿病之间也存在某种关联。美国疾控中心报告说，美国每年有超过 200 万人感染耐药性细菌，2.3 万人因此死亡。[10] 据估计，多重耐药结核病每年在全世界造成 20 万人死亡。在抗击传染病方面取得的持续进展并非理所当然，如果缺少关注和持续投资，情况很容易出现逆转。

然而，人类不能因为需要对微生物保持警惕，而忽视在控制传染病死亡人数上所取得的巨大进步，更不应阻碍自己适应这种进步所带来的变化。这正是斯图尔特 1968 年在约翰斯·霍普金斯大学演讲（如图 6.1 所示）时提出的观点，值得在这里详加引用。斯图尔特说：

> 我们已经开发出了强大的工具来描绘人体和社会中疾病的情况——微生物学、流行病学以及生物统计学……能够预防或是减轻个体或群体疾病的手段也研发成功并实现应用……历史上从未有任何一个时期的人类社会达到今天这样的健康顶峰。
>
> 这样的成功将我们带到了今天的高度。很大程度上也正

是因为这样的成功，时代已经发生了改变。我们努力的目标是维系和提升健康水平，而这样的目标不能再从微生物学的维度来衡量。我们对科学的利用差不多刚能满足公众最前沿的需求。很明显，现在不能放弃微生物学——人类的知识和能力仍然存在明显的不足，我们始终需要保持警惕。

但同样明显的是，无论是从微生物学，还是传染病流行病学的角度所描述的健康，都不能作为我们未来工作的依据。在我们的助力下滚滚向前的社会潮流正在敦促我们从截然不同的角度——人类对于整体环境的适应程度——来重新定义我们的目标。

于是我们立刻发现脚下的地面黑暗且并不牢固。重新定义我们的目标需要基于一些远不如微生物学那样精密的科学。我们发现，原先熟悉的那种简单的疾病因果逻辑，正在逐渐演化为多重因果关系的复杂交织。[11]

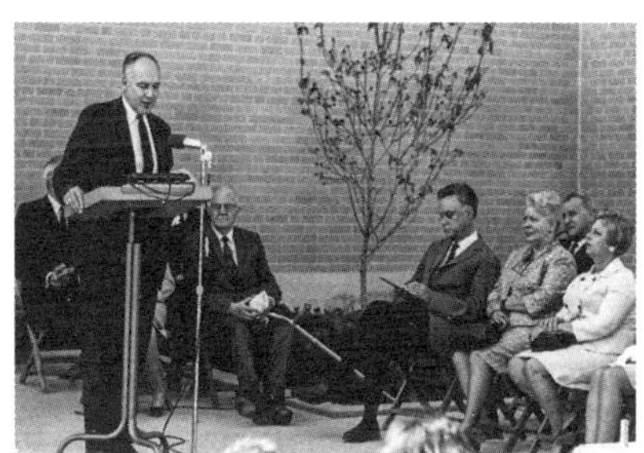

图6.1　威廉·H.斯图尔特在约翰斯·霍普金斯大学卫生与公共健康学院发表演讲

资料来源：威廉·C.汉密尔顿（William C. Hamilton），摄于1968年9月18日；图片由约翰斯·霍普金斯医学机构（Johns Hopkins Medical Institutions）艾伦·梅森·切斯尼医学档案馆（Alan Mason Chesney Medical Archives）提供。

这段话相当准确地描述了 1968 年美国的公共卫生状况、过去取得的进展和前方面临的挑战。如图 6.2 所示，在那之前的几十年里，美国与传染病相关的死亡人数急剧下降（发生大流感的 1918 年除外）。由于 20 世纪 90 年代前半段艾滋病的流行，美国的传染病死亡人数再度攀升，但远没有接近历史水平。1995 年以来，传染病死亡率继续下降，并在过去的 20 年里到达了前所未有的低点。在斯图尔特所担心的如何遏制吸烟或污染等非传染性疾病威胁方面，尚未取得类似的突破性进展。因此，尽管全球大流行和抗生素耐药性对美国持续构成严峻威胁，但斯图尔特提出的一点十分正确——传染病流行病学不再应该是美国认识健康的唯一框架。在斯图尔特任职期间，美国公共卫生局曾发起一场重要的全国麻疹疫苗接种运动，而更为重要的是，它同时还建立了一个区域医疗中心体系来应对当时已成为美国国内主要杀手的中风、心脏病和癌症。[12]

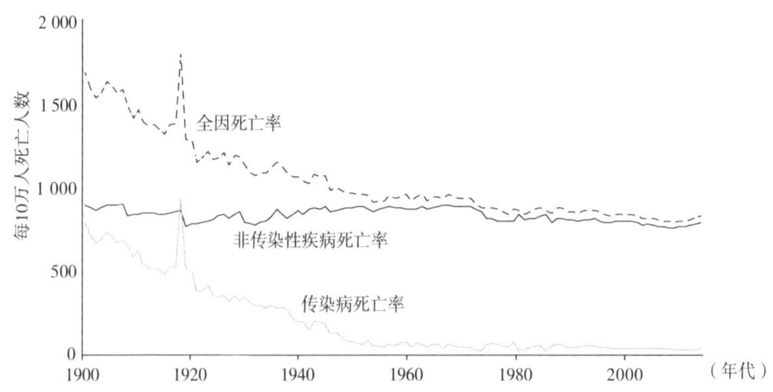

图 6.2　1900—2015 年美国全因、非传染性疾病和传染病粗死亡率

资料来源：阿姆斯特朗（Armstrong）、康恩（Conn）和平纳（Pinner），“传染病死亡率发展趋势”，1999 年；华盛顿大学卫生计量与评估研究所，全球疾病负担项目，2015 年。

近几十年来，斯图尔特在美国观察到的传染病防控进展已在全球范围内扩展开来，甚至出现在了世界上最贫穷的地区。现在，传染病在南亚造成的死亡和伤残占比不到 1/5，在撒哈拉以南非洲地区所占的比例不到 44%。在许多低收入国家，健康转变发生的速度比过去快得多。到 2040 年，在孟加拉国这个世界银行定义的低收入国家，癌症、心脏病和其他非传染性疾病所占的健康负担比重将与现在的美国大致相同。区别在于，美国的健康转变历经 100 多年。在孟加拉国，整个过程所用的时间将只有美国的 1/3，而且同期的收入水平也将远低于后者。许多发展中国家的医疗体系完全没有做好应对这种快速变化的准备。由于没有政府提供的慢性病护理和预防医疗，或是缺少购买这些医疗服务的个人财富，低收入国家年轻的劳动年龄人口正在经历非传染性疾病的急剧增加。全世界每年死亡的人中，十之有六死于四种非传染性疾病，即癌症、上呼吸道疾病、心脏病和糖尿病。然而，非传染性疾病只获得了 1% 的卫生发展援助。

斯图尔特 1968 年发表的讲话主张美国应拓宽处理健康问题的渠道，并努力应对传染病防控取得进展时带来的或好或坏的结果。这一论点同样适用于当今的许多低收入国家。卢旺达原卫生部常务秘书艾格尼丝·比纳格瓦霍（Agnes Binagwaho）博士说："非传染性疾病通常被认为是中等收入和高收入国家的问题。……我要坚决反对这种说法。"[13]

按照斯图尔特的意思，全球健康倡议的实施，使传染病的减少通过多种方式推动了低收入国家社会的发展潮流，慢性病的增加只是其中一种方式。这种转变产生的影响超越了健康的范畴，其中许多具有深远的积极意义。传染病的减少催生了新的经济帝国，改变了人类居住地的区域分布和特征，激发人们为了更好的生活开启规模宏大的人口迁移。然而一些变化却更加令人担忧。许多贫穷大都市的扩张速度远远超过了其基础设施的发展，致使近十亿人在贫民窟生活。青年人口工作岗位的匮乏滋生了不稳定因素，促使年轻人开始了绝望的移民尝试。人口变化带来的压力已经使矛盾持续升温，而气候变化，以及欧美国家在贸易和移民问题上与日俱增的敌对情绪无异于火上浇油。不难想象，比起过去的20年，未来的 20 年可能会更不太平。

简而言之，传染病减少所带来的影响已经不亚于历史上传染病暴发的影响。然而正如斯图尔特所说，在低收入国家努力解决抗击传染病有限成功所带来的影响，就是要在“脚下的地面黑暗且并不牢固”的情况下应对这种“多重因果关系的复杂交织”。

应对复杂的多重因果关系

发展中国家面临着多重挑战：一是重新调整医疗体系以提供经济有效的预防医疗和慢性病护理服务，二是提升城市基础设施的覆盖面和可持续性，三是吸引私人投资并增加正式就业机会，四是让抗击传染病、赤贫和营养不良所取得的成果惠及仍然受困于这些境况的人们。包括美国在内的高收入国家也面临着这些问题。所不同的是人口变化给低收入国家造成了压力，迫使它们要在气候变化以及对贸易和移民更加不利的地缘政治环境下，以更少的资源更频繁地应对这些问题。

低收入国家面临的这种挑战，令人们很容易为它们的前景感到悲观。然而，我们不应该忽视这样一个事实，即传染病的减少提供了一个历史性的机会，让这些发展中国家可以对涌入迅猛发展的城市的大量青年人口进行投资，为创造更具普惠性的经济繁荣注入最大的希望。与农村的环境相比，城市可以提高人们的生产力和健康水平。只要不被交通拥堵和基础设施的严重匮乏所拖累，城镇生产力和居民健康就会随着人口规模和教育水平的提升而改善。[14] 发展中国家的政府必须结合具体情况制定针对这些挑战的解决方案，但在面对抗击传染病中的进步悖论时，它们应当考虑在以下三大领域投入资源。

首先，目前尚无快速或现成的解决方案能让庞大的贫穷大都市建设起可持续的城市基础设施，但出台正确的激励措施会有所帮助。在许多发展中国家，城市居民缺少清晰的房屋产权，尤其是那些居住在贫民窟的人。建立易于执行的土地产权可以促进对正规住房的投资，使工人能够自由流动寻找工作机会并获得城市服务，同时为建立财产税体系奠定基础。市一级政府通过利用由此产生的资源和中央政府的部分授权，能够采取更多、更自由的行动来改善营商环境，放宽对中小企业的官僚政治约束，并吸引私人资本投资基础设施建设。此外，贫穷大都市的市政当局可能比中央政府更有能力应对自身面临的人口压力和环境挑战。[15] 世界银行开展过一项关于非洲城市贫困人口供水服务情况的研究，发现在南非的德班和肯尼亚的尼耶利等几个成功案例背后，都能够看到市长在其中发挥的作用。[16]

其次，只要城市、医疗体系和经济活动的参与者具有追求和传播新思想的知识和沟通技能，这些领域便能够取得成功。[17] 这需要良好的教育作为前提。尽管许多低收入国家的入学率已经大幅提升，但它们的国民在流利阅读、通过算术解决实际问题和批判性思维等能力上仍远远落后于高收入国家。[18]

低收入国家，特别是撒哈拉以南非洲国家，迫切需要加大对人力资本的投资。随着传染病的减少和儿童生存率的急速上升，预计到 2035 年，撒哈拉以南非洲地区达到适龄就业年龄（15~64 岁）的人数将超过世界其他地区的总和。[19] 尽管撒哈拉以南非洲的入学率已经大大提高，但它仍然是教育成效最差的地区。该地区多达 40% 的儿童算术成绩未能达标，一半的儿童在读写能力方面达不到要求。[20]2016 年，利比里亚总统埃伦·约翰逊·瑟里夫（Ellen Johnson Sirleaf）采取了激进的措施来解决教学质量低下、教师旷工和教材匮乏的问题：将 93 所公立小学的管理权委托给 8 个不同的私人承包商。尽管成本更高且各承包商之间效果差异更大，但一年后的结果表明，私人承包商运营下学校的教学成绩平均提高了 60%。[21] 利比里亚的这项实验还需进一步评估，但这样的早期成果令人充满希望。[22] 这种由私人承包商提供公共教育的解决方案当然不是万能钥匙，但是在腐败多发、公共服务水平低下的国家，该方案可能有助于提高入学率和教学质量。如果事实的确如此，那么下一步的重点工作就是要继续监督教学成果，同时防范私人运营学校可能出现的就学机会不平等问题。[23]

最后，强大的初级医疗体系可能是控制许多疾病的一种经济有效的方法，包括及时发现新的疫情，以及在年轻女性肿瘤溃烂前和可治疗阶段尽早进行乳腺癌诊断。然而，许多发展中国家对初级医疗并没有什么兴趣。中低收入国家倾向于投资建设昂贵的医院以满足当地精英的需求。[24] 例如，《经济学人》（*The Economist*）最近报道称，中国的初级医疗机构数量从 2002 年到 2013 年下降了 6%，而医院的床位数几乎翻了一番。目前，中国的人均医院床位数已经超过了美国。[25]

对于许多发展中国家而言，发展高质量的初级医疗并非力所不及的事情；那些建立起高质量初级医疗的国家在健康方面取得了巨大进步。巴西的家庭健康计划覆盖了一半以上的人口，所需的财政支出约为每人 50 美元，这大幅减少了心脏病、糖尿病和传染病导致的死亡人数。[26] 社区卫生工作者项目通过使用廉价、便捷的诊断和数字技术，可以让居住在农村地区和贫民窟的穷人也享受到基本医疗服务。[27] 墨西哥等发展中国家已经在投资自身的能力建设，以制定并实施基于实证的本地化卫生政策，这类国家在公共卫生领域获益最为显著。[28]

援助何去何从——探讨传染病减少的背景下国际援助的作用

面对人口挑战，与本国前途命运最为紧密相连的政府和地方民间团体，最终需要担负起确定本国优先事项并分配稀缺资源的责任。对低收入国家而言，援助在总投资中所占的份额较小并且还在减少。此外，各类援助机构也是外部组织，它们无法通过长期、艰苦的努力来开展适应当地需求的制度和社会改革，也无法代表低收入国家推动改革措施落地。

过去的国际援助倡议成功地向世界各国的贫困人口提供了粮食、现金、药品和其他技术，其中也包括政府失职的国家。推进政治和社会改革能够帮助低收入国家抓住健康改善蕴藏的机遇，但在现实中，援助机构和国际组织却铩羽而归。援助机构不能管理其他国家的基本医疗体系，也无法在那里实施有关烟草、土地使用或空气污染的合理法规。援助机构和慈善组织在为其他国家创造经济增长和就业机会方面收效甚微，至于构建民主、回应型治理和可持续的城市规划，更是任重道远。双边援助机构的行动则依赖于其国内选民的意见，它们很难向后者证明对受援国投资道路、桥梁、排污系统和医院等基础设施的合理性，因为这些设施最终都应该由当地政府负责提供。在社会、政治和经济力量的作用下，年轻人渴望追求更美好的生活并开始向外移民，而相信慈善事业和国际援助可以阻止这些力量将是一个极度自负的想法。

然而，这并不意味着援助官员、慈善组织、政策制定者和本书的其他读者无法帮助低收入国家完成它们的艰巨任务。获得什么样的进展，将取决于能否动员到更多的支持来改变国际援助寻求促进低收入国家健康与发展的方式。

传染病的减少在一定程度上导致了总体环境的变化。斯图尔特在 1968 年的演讲中指出，人类需要适应这种变化。为了评估国际倡议及其在适应环境变化这项议程中所采取的行动，我们可以选取以下三个要点作为衡量标准。

第一，如果国际发展倡议作为促进健康和经济发展的手段继续发挥作用，它们就必须更好地回应低收入国家正在变化的需求。这听起来似乎是显而易见的道理，但这需要让现有的援助和健康项目减少对捐赠方所设指标的关注，比如减少疾病的具体目标、初等教育年限和收入不足“每天一美元”的贫困状况，而更多地关注项目的效果，例如是否产生了具有学习和治理能力的政府，以及人口尤其是穷人和弱势群体的健康状况。理查德·卡什现在是哈佛大学公共卫生学院的一名教授，他曾与同事一道发明了口服补液盐溶液，挽救了许多生命。在 2013 年一场致力于降低全球儿童死亡率的会议上，他说：

> 如果我们还像现在这样，把关注的焦点全部集中在死亡率上，我们将忽略许多问题，比如水污染，比如薄弱的教育体系……以及其他一系列至关重要的发展问题。我们不希望看到，在死亡率成功下降的背后，人们却仍然过着赤贫的生活——事实上这样的事情已经发生了。我们的工具非常强大，我们的疫苗非常有效，我们的干预措施特别出色，但是我们没有充分应对死亡率和发病率背后潜藏的风险和根本原因。[29]

全球健康的优先事项还必须包括非传染性疾病及相关的健康风险。在低收入国家，这些疾病现在是造成过早死亡和伤残的首要原因。如果投入大量资源与一系列可治疗、可预防的疾病展开斗争，结果却看着同样一批患者因其他可防可治的疾病而早逝，那么这样的解决方案完全是不可持续的。2017 年，“决心拯救生命倡议”正式启动，这项投入 2.25 亿美元的倡议旨在改善低收入国家的高血压控制情况，有望在非传染性疾病不断增加的大背景下引起更多捐赠方的关注。[30]美国政府和其他援助机构为抗击艾滋病等传染病搭建的广阔平台同样是一笔财富。例如，大多数针对传染病的国际倡议都建立起相应机制，来确保供应平价、质量可靠的药品；允许低收入国家使用这些机制购买用于治疗癌症、糖尿病等非传染性疾病的基本药物，将需要美国、英国和盖茨基金会等援助方的同意。这些全球项目可以提供救命的物资和服务，因此支持扩大这些项目的规模将十分重要，特别是对那些最贫穷的贫民窟和最动荡的国家而言，因为它们面临着来自传染病和非传染性疾病的双重严峻挑战。

美国和其他援助方应重塑其全球健康援助项目，从围绕疾病设定目标，转变成以结果为导向采取措施，来改善目标国家和人群的健康状况。援助方应选择基于健康结果而不是减少特定疾病的目标，采取以患者为中心的方法，通过投资开展数据收集工作来监控这一过程，从而强化全球健康投资的责任和能力。这样的举措将令全球健康项目更具价值，使低收入国家的政府更容易从大量依赖外部援助转向自行实施健康计划。援助方应确保发展中国家在选择结果指标方面拥有更大的发言权，这将能够提升指标的效用并增加其最终被当地采用的可能性。

要想明白如何增进困难群体的利益，关键在于倾听他们的实际诉求。2015 年，安格斯·迪顿和罗伯特·托尔托拉（Robert Tortora）对整个撒哈拉以南非洲地区多次民意调查的结果进行了数据分析，发现受访者优先考虑的是改善生活，比如找到新工作、土地增产等，而不是提升医疗服务。这并不意味着援助倡议就应该停止把健康放在优先考虑的位置，毕竟这是援助成效最为显著的领域。有证据表明，受访者对新增卫生援助的需求之所以出现下降，部分原因可能在于传染病状况已经有所减轻，并且他们对现有援助项目的满意度更高。[31] 但这的确表明，未来有必要在开展卫生援助的同时，也在那些能够帮助大小公司和工厂有效雇用劳动力的领域进行相应的投资。

在教育领域采用结果导向的方法可能也会有所裨益。兰特·普里切特（Lant Pritchett）在《教育的重生》（*The Rebirth of Education*）一书中指出，一味地追求 100% 小学入学率，让人们忽略了在努力实现教育根本目标方面的进展迟滞，这个目标就是学习。2015 年发布的联合国可持续发展目标包含了有关教学质量的目标，但在如何衡量进展方面尚无共识。许多国家不愿与其他国家进行比较，并且官方给出的识字率与调查显示的数据之间经常存在很大差异。[32] 世界银行 2017 年宣布的一项倡议可能会带来一些积极变化。该机构将开展一个人力资本项目，这是一项透明的、基于实证的年度评估，将健康结果和教学质量的衡量标准与一国的国内生产力情况相结合。这样做的目的是鼓励私营企业在其对外投资决策中使用该指数，从而在投融资领域形成激励，引导政府投入更多资源用于改善教育和健康状况。

审慎的、有针对性的投资也可以帮助低收入国家应对传染病减少所带来的人口挑战。近年来，援助机构加大了对自愿计划生育和女童教育的投资。这些援助项目已经帮助塞内加尔等国家将生育率降低到更可持续的水平，并让女性更好地参与经济活动。这样的投资应该变得更多。近期采取的一些行动鼓励私人投资者参与发电等基础设施项目建设，例如奥巴马政府的“电力非洲倡议”，这样可以使企业家更容易开办企业，让工厂更方便雇用更多的年轻工人。

第二，在帮助贫穷国家和新兴经济体应对传染病减少所带来的人口挑战方面，应该让慈善组织和国际援助机构接受更小但依然能够发挥作用的角色。它们的角色应侧重于为从业人员和活动人士所从事的数据收集和研究工作提供资金支持，以此在当地激发并推动自下而上的变革。这项工作应包括为当地研究人员和政府提供其检验最佳构想所需的资源和技术支持，以及与当地的相关方开展合作，将检验所得的结果归纳设计为一个个可实施的、基于实证的项目。在合适的情况下，外部组织也可以发挥作用，通过支持社会改革者向政府施压，要求其采取更好的政策，并通过监督、评估和公布结果令地方政府和援助机构担负起职责。

彭博慈善基金会是一家慈善机构，为我的一些研究也提供了支持，它就曾使用这一策略帮助低收入和新兴经济体推动烟草控制。[33] 例如，2008 年，土耳其将烟草税提高到每包价格的 81%，禁止发布烟草广告并在公共场所禁烟。次年，土耳其医院急诊因吸烟相关疾病的入院人数下降了近 1/4，吸烟率在 3 年内下降了 16%。[34] 菲律宾最近也采取了类似的改革措施。[35] 这种数据支撑、本地推动的烟草控制策略顶住了烟草业这个市值数十亿美元行业的强烈反对，在低收入和高收入国家都发挥了作用。没有理由认为这种策略不能用于推动在其他问题上的改革，比如更有效的医疗体系、计划生育和女童教育质量的提升。

第三，欧美高收入国家的政客必须正视其气候、全球健康、贸易和移民政策的矛盾。由于政客无法正视气候变化这一事实及其成因，许多低收入国家的经济正在遭受损害，这可能会威胁到全球健康领域已经取得的进展，并可能加快国际人口迁移的速度。例如，研究人员发现，1975 年以来，气候变化的影响（降雨减少和气温升高）就与肯尼亚儿童发育迟缓的情况之间存在联系。[36]低收入国家许多快速扩张的城市都位于沿海地区或大河下游，其中就包括厄瓜多尔的瓜亚基尔（Guayaquil）、越南的胡志明市以及孟加拉国的库尔纳（Khulna）——这些城市最容易遭受全球变暖所导致的洪水侵袭。[37]

欧美国家的政客越来越多地借助反移民和经济民族主义的政策谋求竞选职位，有时也能够得偿所愿。选民的意志自然应当被尊重，但更明智的政治家和政策制定者也应该承认并向选民解释这些政策的矛盾之处，而不是利用选民的恐惧。贸易保护主义破坏了新兴经济体发展经济、创造就业的机会。在短期内，近年来经历传染病减少的国家无法仅凭收入和就业机会的增加阻止人口向外迁移，但这些因素可能会缩短移民的持续时间，减缓移民的速度。欧美的选民可以选择反贸易或是反移民，但很难同时实现两个目标。

在一个全球化的世界，很少有事物会长期停留在本地。任何国家境内发生的事情都会影响其他许多国家，这种情况越来越普遍。传染病控制的有限成功所引发的人口挑战显然也是如此。美国对外关系委员会会长理查德·哈斯（Richard Haass）呼吁更多国家接受主权政府义务的理念，即各国政府有义务控制其领土内可能对他国造成不利影响的风险和政策。[38]这个理念以务实利己和必要性为信条，同样适用于当前的情形。低收入国家必须迅速采取行动以适应国内的人口变化,并牢牢把握住健康状况改善所带来的机会。然而,高收入国家的政府也必须认识到自身的义务，不应以气候变化问题上的短视立场和过度严格的贸易及移民政策损害低收入国家的努力。其中一个帮助低收入国家的好方法，就是停止阻碍它们采取适当的措施进行自救。在这个传染病所带来的日常威胁逐渐消失的世界，主权政府义务这一理念是开展政府间合作的一个高着。这个想法结合上文提出的其他建议，可以使世界不仅变得更好，而且不再那样令人担忧。

关于瘟疫好处的谬论

历史学家克里斯托弗·哈姆林（Christopher Hamlin）提醒我们要警惕“关于瘟疫好处的谬论”。部分持这种观点的人声称，霍乱、结核病等传染病暴发的疫情可能会刺激必要的投资流向卫生设施建设和其他积极的政府改革，就像过去曾经发生过的那样。[39] 我本人也不认同这种观点。过去的经验教训并不是说，为最贫困人口做好传染病防控和健康改善工作过于困难，也不是说发展中国家在抗击传染病方面过早取得了进展，因为没有哪个目标比减轻人类尤其是儿童不必要的痛苦和过早死亡更值得我们追求。

但是，在努力改善低收入国家健康状况的过程中，许多政府和非营利组织未能考虑周全。传染病死亡率被许多人视为衡量进展的首要指标，如果低收入国家在这项指标出现下降时，没有能够在经济发展、政府治理、教育和基础设施建设等领域同步取得更大的收益，那么将同样面临巨大的挑战。只有更好地理解为减少传染病所选择的这条道路上存在的困难，我们才能更加现实地感知到前方的严峻挑战，进而克服这些未来前行的障碍。

致 谢

写书就像游泳穿越海洋：谁也无法替你去游，但是如果没有信任的人给予支持，这趟长途旅行将是一次不明智的尝试。我要感谢我的朋友、家人和同事，是他们让我在创作本书的过程中不至于迷失方向。本雅·阿佩尔鲍姆（Binya Appelbaum）、史蒂夫·戴维斯（Steve Davis）、乔·蒂勒曼（Joe Dieleman）、翠西·多尔夫（Trish Dorff）、大卫·菲德勒（David Fidler）、贝齐·富勒（Betsy Fuller）、埃里克·古斯比（Eric Goosby）、理查德·哈斯、凯莉·海宁（Kelly Henning）、奥利维亚·贾德森（Olivia Judson）、露丝·莱文（Ruth Levine）、吉姆·林赛（Jim Lindsay）、克里斯·默里（Chris Murray）、德维·斯里达尔（Devi Sridhar）和吉娜·徐（Gina Suh）都阅读了书稿，并给予了宝贵的建议和批评。艾丽莎·艾尔斯、约翰·坎贝尔（John Campbell）和迈克尔·克莱门斯也为本书提供了帮助，对一些章节提出了富有洞见的评论。同样还要感谢大卫·比沙伊（David Bishai）、穆什塔克·乔杜里（Mushtaque Chowdhury）、泰勒·柯文、克里斯·戴（Chris Dye）、阿列兹·伊扎赫（Alez Ezeh）、艾德·格莱泽、米里亚姆·格劳斯、马克·哈里森、大卫·纳林、奥利·诺海姆（Ole Norheim）、史蒂夫·拉德勒特（Steve Radelet）和迪恩·斯皮尔斯（Dean Spears）的建议和见解。萨宾·鲍姆加特纳（Sabine Baumgartner）、丹尼尔·伯克（Daniel Burke）、凯特琳·克里斯滕森（Kaitlin Christenson）和莫妮克·利比（Monique Libby）为确定书中所用插图的来源提供了慷慨帮助。丽莎·奥尔蒂斯（Lisa Ortiz）和阿曼达·申德鲁克（Amanda Shendruk）提出了很好的建议，极大地提升了本书图表和地图的设计及展示效果。这里还要感谢匿名审稿人为本书提供的严苛且富有建设性的批评。书中的所有观点和疏漏之处均由本人负责。

整个创作过程中，我有幸得到了许多人对本书研究的大力帮助，这里特别要感谢马修·科恩（Matthew Cohen），他协助完成了本书的数据收集、分析、事实查证和文字修改工作。我还要感谢卡洛琳·安德里奇（Caroline Andridge），在我构想本书的创作时，她是我的研究助手。此外，我还想感谢本书相关研究的咨询顾问塔拉·坦普林（Tara Templin），以及所有为改进书稿付出过辛勤努力的实习生们，包括裘德·阿拉瓦（Jude Alawa）、伯蒂·阿塞法（Birdy Assefa）、梅里科凯布·贝莱（Merykokeb Belay）、科菲·古努（Kofi Gunu）、伊沃达吉·哈瑞尔（Ewodaghe Harrell）、斯蒂芬妮·麦凯（Stephanie McKay）和张昱乾。

感谢美国对外关系委员会对我写作这本书的支持。感谢彭博慈善基金会为本书研究提供的资金支持。感谢洛克菲勒基金会，为我在贝拉焦美丽的塞尔贝洛尼别墅大酒店提供了创作寓所，我就是在那里构思了本书的大致框架。朱莉娅·弗罗姆霍尔兹（Julia Fromholz）对本书的初稿进行了大刀阔斧的修改，并从伊斯兰堡发来用苹果手机逐页拍下的手写评论。汤姆·雷德伯恩（Tom Redburn）以他敏锐的眼光以及批评和鼓励相结合的意见，对书稿做了两次修改，极大地提升了文字质量。最后，感谢我的文学经纪人安德鲁·怀利（Andrew Wylie）以及麻省理工学院出版社（MIT Press）的鲍勃·普莱尔（Bob Prior）、朱迪·费尔德曼（Judy Feldmann）和安－玛丽·博诺（Anne-Marie Bono），他们对本书给予了热情的支持，做出了持久的贡献。

每一部书的作者都会感谢自己的家人，本书也不能例外。如果没有家人的爱和支持，本书便无从谈起。自始至终，保罗·博伊基（Paul Bollyky）都是我创作过程中的高参，在我还不确定自己可以著成此书时，他就坚信我能够成功。安德莉亚·博伊基·珀塞尔（Andrea Bollyky Purcell）和拉斯洛·博伊基（Laszlo Bollyky）阅读了本书的底稿，忍受了我无休止的抱怨，并始终给予我鼓励。我最要感谢是我的妻子波姬（Brooke），因为这本书，她经受了太久我不在身边的日子，但始终相信它会成功，相信我会成功。

注 释

前 言

1. *Historical Statistics of the United States*, millennial edition online, ed. Susan B. Carter, Scott Sigmund Gartner, Michael R. Haines, Alan L. Olmstead, Richard Sutch, and Gavin Wright (Cambridge: Cambridge University Press, 2006), tables Ab912–927, http://hsus.cambridge.org/HSUSWeb/HSUSEntryServlet.
2. Angus Maddison, *Contours of the World Economy 1–2030 AD* (Oxford: Oxford University Press, 2007), table 3; World Bank Group, "New Country Classifications by Income Level: 2017–2018," World Bank blog, July 1, 2017, https://blogs.worldbank.org/opendata/new-country-classifications-income-level-2017-2018.
3. *Historical Statistics of the United States*, tables Vc793–797; Samuel Preston and Michael R. Haines, *Fatal Years* (Princeton, NJ: Princeton University Press, 1996), 51, 198–199, 208; Robert William Fogel, *The Escape from Hunger and Premature Death, 1700–2100: Europe, America, and the Third World* (Cambridge: Cambridge University Press, 2004), 2; Clayne L. Pope, "Adult Mortality in America before 1900: A View from Family Histories," in *Strategic Factors in Nineteenth Century American Growth: A Volume to Honor Robert W. Fogel*, ed. Claudia Goldin and Hugh Rockoff (Chicago: University of Chicago Press for NBER, 1992), 267–296.
4. Douglas C. Ewbank and Samuel H. Preston, "Personal Health Behaviour and the Decline in Infant and Child Mortality in the United States 1900–1930," in *What We Know about the Health Transition: The Cultural Social and Behavioural Determinants of Health*, ed. John Caldwell et al. (Canberra: Australian National University, 1990), 116–149; Preston and Haines, *Fatal Years*, 4–6; Stanford T. Shulman, "The History of Pediatric Infectious Disease," *Pediatric Research* 55 (2004): 163–176.
5. Nancy Schrom Dye and Daniel Blake Smith, "Mother Love and Infant Death, 1750–1920," *Journal of American History* 73 (1986): 329–353.
6. Hans Zinsser, *Rats, Lice and History* (New York: Black Dog & Leventhal, 1935), 13.
7. Robert J. Gordon, *The Rise and Fall of American Growth* (Princeton, NJ: Princeton University Press, 2016), 209.
8. 西班牙大流感是造成 1918 年人均寿命骤降的原因。由于儿童死亡率数据每 5 年统计一次且 1918 年未统计，这一下降未反映在该数据中。
9. Jacqueline Z. M. Chan, Oona Y.-C. Lee, Ilidkó Pap, Mark Spigelman, Helen D. Donoghue, and Mark J. Pallen, "Metagenomic Analysis of Tuberculosis in a Mummy," *New England Journal of Medicine* 369 (2013): 289–290; K. I. Bos, V. J. Schuenemann, G. B. Golding,

H. A. Burbano, N. Waglechner, B. K. Coombes, et al. "A Draft Genome of *Yersinia pestis* from Victims of the Black Death," *Nature* 478 (2011): 506–510; Matthias Meyer, Martin Kircher, Marie-Theres Gansauge, Heng Li, Fernando Racimo, Swapan Mallick, et al., "A High-Coverage Genome Sequence from an Archaic Denisovan Individual," *Science* 338 (2012): 222–226; Weiman Liu, Yingying Li, Gerald H. Learn, Rebecca S. Rudicell, Joel D. Robertson, Brandon F. Keele, et al., "Origin of the Human Malaria Parasite *Plasmodium falciparum* in Gorillas," *Nature* 467 (2010): 420–425.

10. 欲了解生物考古学和基因组学最新研究进展以及传染病历史的详细信息，见：Kelly M. Harkins and Anne C. Stone, "Ancient Pathogen Genomics: Insights into Timing and Adaptation," *Journal of Human Evolution* 79 (2015): 137e149; Kristin N. Harper and George J. Armelagos, "Genomics, the Origins of Agriculture, and Our Changing Microbe-Scape: Time to Revisit Some Old Tales and Tell Some New Ones," *American Journal of Physical Anthropology* 57 (2013): 135–152.

导　读

1. 本书对发展中（或欠发达）国家的定义取自《联合国世界人口展望》，即"非洲、亚洲（除日本）、拉丁美洲和加勒比以及美拉尼西亚、密克罗尼西亚和波利尼西亚的全部国家和地区"。UN Population Division, "Explanatory Notes," in *2015 Revision of World Population Prospects*, 2015, https://esa.un.org/poppolicy/ExplanatoryNotes.aspx.
2. Lant Pritchett, *The Rebirth of Education: Schooling Ain't Learning* (Baltimore: Brookings Institution Press, 2015), 15.
3. James C. Riley, "The Timing and Pace of Health Transitions Around the World," *Population and Development Review* 31, no. 4 (2005): 741–764; Samuel H. Preston, "Causes and Consequences of Mortality Declines in Less Developed Countries in the Twentieth Century," *Population and Economic Change in Developing Countries* (Chicago: University of Chicago Press, 1980); Rodrigo R. Soares, "On the Determinants of Mortality Reductions in the Developing World," *Population and Development Review* 33, no. 2 (2007): 247–287.
4. World Health Organization, "Global Health Observatory data," http://www.who.int/gho/hiv/en/; World Health Organization, *Global Tuberculosis Report 2017* (Geneva: World Health Organization, 2017), 1; World Health Organization, "Global Health Estimates 2015: Estimated Deaths by Cause, 2000 and 2015," summary tables, December 2016, http://www.who.int/entity/healthinfo/global_burden_disease/GHE2015_Deaths Global_2000_2015.xls?ua=1; World Health Organization, *Integrating Neglected Tropical Diseases into Global Health and Development* (Geneva: World Health Organization, 2017).
5. K. F. Smith, M. Goldberg, S. Rosenthal, L. Carlson, J. Chen, C. Chen, and S. Ramachandran, "2014 Global Rise in Human Infectious Disease Outbreaks," *Journal of Royal Society Interface* 11, no. 101 (2014): 20140950; K. E. Jones, N. G. Patel, M.

A. Levy, A. Storeygard, D. Balk, J. L. Gitteman, and P. Daszak, “2008 Global Trends in Emerging Infectious Diseases,” *Nature* 451 (2008): 990–993.

6. William H. McNeill, *Plagues and Peoples*, 3rd ed. (New York: Anchor Books and Random House, 1998), 10.

7. Douglas W. MacPherson, Brian D. Gushulak, William B. Baine, Shukal Bala, Paul O. Gubbins, Paul Holtom, and Marisel Segarra-Newnham, “Population Mobility, Globalization, and Antimicrobial Drug Resistance,” *Emerging Infectious Diseases*, 15, no. 11 (2009): 1727–1732; Lance Saker et al., *Globalization and Infectious Diseases: A Review of the Linkages* (Geneva: UNICEF/UNDP/World Bank/WHO Special Program for Research and Training in Tropical Diseases, 2004).

8. Angus Deaton, “Health in an Age of Globalization” (paper presented at the Brookings Trade Forum, The Brookings Institution, Washington, DC, 2004), 3–4.

9. Ramanan Laxminarayan, Adriano Duse, Chand Wattal, Anita K. M. Zaidi, Heiman F. L. Wertheim, Nithima Sumpradit, et al., “Antibiotic Resistance—the Need for Global Solutions,” *Lancet Infectious Diseases* 13, no. 12 (2013): 1057–1098.

10. Randall M. Packard, *The Making of a Tropical Disease: A Short History of Malaria* (Baltimore: Johns Hopkins University Press, 2007), 32–33, 65; Kenneth L. Gage, Thomas R. Burkot, Rebecca J. Eisen, and Edward B. Hayes, “Climate and Vectorborne Diseases,” *American Journal of Preventative Medicine* 35, no. 5 (2008): 436–450; Anthony J. McMichael, “Extreme Weather Events and Infectious Disease Outbreaks,” *Virulence* 6, no. 6 (2015): 543–547. 许多传染病和气候变化之间的关系不是线性的。研究和最新的模型预测结果显示，在某些环境下，部分病原的发病率会因气候变化而升高，而在其他环境下则将会降低。Alistair Woodward, Kirk R. Smith, Diarmid Campbell-Lendrum, Dave D. Chadee, Yasushi Honda, Qiyong Liu, et al., “Climate Change and Health: On the Latest IPCC Report,” *Lancet* 383, no. 9924 (2014): 1185–1189. Xiaoxu Wu, Yongmei Lu, Sen Zhou, Lifan Chen, and Bing Xu, “Impact of Climate Change on Human Infectious Diseases: Empirical Evidence and Human Adaptation,” *Environment International* 86 (2016): 14–23; Anthony J. McMichael, “Globalization, Climate Change, and Human Health,” *New England Journal of Medicine* 368 (2013): 1335–1343; S. Altizer, R. S. Ostfeld, P. T. Johnson, S. Kutz, and C. D. Harvell, “Climate Change and Infectious Diseases: From Evidence to a Predictive Framework,” *Science* 341 (2013): 514–519.

11. 不完全名单（按照作者姓氏首字母排序）如下：Ole J. Benedictow, *The Black Death, 1346–1353: The Complete History* (Woodbridge: Boydell Press, 2004); Dorothy H. Crawford, *Deadly Companions: How Microbes Shaped Our History* (Oxford: Oxford University Press, 2007); Jared Diamond, *Guns, Germs, and Steel* (New York: W. W. Norton, 1993); Kyle Harper, *The Fate of Rome: Climate, Disease, and the End of an Empire* (Princeton, NJ: Princeton University Press, 2017); Mark Harrison, *Disease and the Modern World: 1500 to the Present Day* (Cambridge: Polity Press, 2004); Donald R. Hopkins, *Princes and Peasants: Smallpox in History* (Chicago: University of Chicago Press, 1983); Steven Johnson, *The Ghost Map: The Story*

of London's Most Terrifying Epidemic—and How It Changed Science, Cities, and the Modern World (New York: Riverhead Books, 2006); Arno Karlen, *Plague's Progress: A Social History of Man and Disease* (London: Phoenix Press, 2001); J. R. McNeill, *Mosquito Empires: Ecology and War in the Greater Caribbean, 1620–1914* (Cambridge: Cambridge University Press, 2010); Michael B. A. Oldstone, *Viruses, Plagues and History: Past, Present, and Future* (New York: Oxford University Press, 2010); Andrew T. Price-Smith, *Contagion and Chaos: Disease, Ecology, and National Security in the Era of Globalization* (Cambridge, MA: MIT Press, 2009); Irwin W. Sherman, *The Power of Plagues* (Washington, DC: American Society for Microbiology, 2006); Paul Slack, *The Impact of Plague in Tudor and Stuart England* (London: Routledge and Kegan Paul, 1985).

12. Zinsser, *Rats, Lice and History*, 9–10.
13. Mark Harrison, *Contagion: How Commerce Has Spread Disease* (New Haven, CT: Yale University Press, 2013).
14. Joshua Lederberg, "Medical Science, Infectious Disease, and the Unity of Humankind," *JAMA* 260, no. 5 (1988): 684–685.
15. L. S. Woolf, *International Government* (New York: Brentano's, 1916), 221.
16. David P. Fidler, *International Law and Infectious Disease* (Oxford: Clarendon Press, 1999), 6–7, 52.
17. Leviticus 13:4, 13:46, 14:8.
18. Paul Slack, "Introduction," in *Epidemics and Ideas: Essays on the Historical Perception of Pestilence*, ed. Terrence Ranger and Paul Slack (Cambridge: Cambridge University Press, 1992), 15; Dorothy Porter, "Introduction," in *The History of Public Health and the Modern State*, ed. Dorothy Porter (Amsterdam: Editions Rodopi, 1994), 2–3; Carlo M. Cipolla, *Miasmas and Disease: Public Health and the Environment in the Pre-Industrial Age* (New Haven, CT: Yale University Press, 1992).
19. Slack, *Epidemics and Ideas*, 15; John L. Brooke, *Climate Change and the Course of Global History: A Rough Journey* (Cambridge: Cambridge University Press, 2014), 424–425.
20. McNeill, *Plagues and Peoples*, 105.
21. Ron Barrett and George J. Armelagos, *An Unnatural History of Emerging Infectious Diseases* (New York: Oxford University Press, 2013), 50; Peter Baldwin, *Contagion and the State in Europe, 1830–1930* (Cambridge: Cambridge University Press, 2005), 4–6; Fidler, *International Law and Infectious Disease*, 26–28.
22. Baldwin, *Contagion and the State in Europe*, 4–6, 524–563; Porter, *History of Public Health*, 2–5, 24–25.
23. Nancy Tomes, *The Gospel of Germs: Men, Women, and the Microbe in American Life* (Cambridge, MA: Harvard University Press, 1999).
24. James C. Riley, *Rising Life Expectancy: A Global History* (New York: Cambridge University Press, 2001), 27; Stephen J. Kunitz, *The Health of Populations: General Theories and Practical Realities* (Oxford: Oxford University Press, 2007), 9–26, 45–56;

Simon R. Szreter and Graham Mooney, "Urbanization, Mortality, and the New Standard of Living Debate: New Estimates of the Expectation of Life at Birth in Nineteenth-Century Cities," *Economic History Review* 51, no. 1 (1998): 84–112; Simon R. Szreter, "The Importance of Social Intervention in Britain's Mortality Decline c. 1850–1914: A Re-interpretation of the Role of Public Health," *Social History of Medicine* 1, no. 1 (1988): 1–38.

25. Thomas R. Frieden, Paula I. Fujiwara, Rita M. Washko, and Margaret A. Hamburg, "Tuberculosis in New York City—Turning the Tide," *New England Journal of Medicine* 333, no. 4 (1995): 229–233.
26. Michael Elliott, "The Age of Miracles," *Time Magazine*, Jan. 15, 2015.
27. World Bank Group, *Migration and Development: A Role for the World Bank Group* (Washington, DC: World Bank Group, 2016), 11–12.

第 1 章　世界是怎样开始变好的?

1. 因 S 曾是我的委托人，且未征得她本人同意在书中使用真名，故本书用她名字的首字母指代。
2. UNAIDS, "AIDSinfo," http://aidsinfo.unaids.org/#data-details.
3. Peter Barron, Yogan Pillay, Tanya Doherty, Gayle Sherman, Debra Jackson, Snajana Bhardwaj, Precious Robinson, and Ameena Goga, "Eliminating Mother-to-Child HIV Transmission in South Africa," *Bulletin of the World Health Organization* 91 (2013): 70–74.
4. Patrick Martin-Tuite, "'Whose Science?' AIDS, History, and Public Knowledge in South Africa," *Intersect* 4, no. 1 (2011); Celia W. Dugger, "Study Cites Toll of AIDS Policy in South Africa," *New York Times*, Nov. 25, 2008, A1; Anthony Butler, "South Africa's HIV/AIDS, 1994–2004: How Can It Be Explained," *African Affairs* 104 (2005): 591–614.
5. Treatment Action Campaign, *Fighting for Our Lives: The History of the Treatment Action Campaign 1998–2010* (Cape Town: Treatment Action Campaign, 2010).
6. Thomas J. Bollyky, "Better, Cheaper, Faster: A More Sustainable Strategy for Treatment Access," *Stanford Journal of Law, Science and Policy* 5 (2011): 42.
7. Institute for Health Metrics and Evaluation, "Global Burden of Disease," http://www.healthdata.org/gbd.
8. George Annas, "The Right to Health and the Nevirapine Case in South Africa," *New England Journal of Medicine* 348 (2003): 750–754.
9. Dugger, "Study Cites Toll of AIDS Policy," A1.
10. Pride Chigwedere, G. R. Seage III, S. Gruskin, T. H. Lee, and M. Essex, "Estimating the Lost Benefits of Antiretroviral Drug Use in South Africa," *Journal of Acquired Immune Deficiency Syndromes* 49, no. 4 (2008): 410–415.
11. R. Burton, J. Giddy, and K. Stinson, "Prevention of Mother-to-Child Transmission in South Africa: An Ever-Changing Landscape," *Obstetric Medicine* 8, no. 1 (2015): 5–12.

12. Institute for Health Metrics and Evaluation, "Global Burden of Disease," http://www.healthdata.org/gbd.
13. Mark Nathan Cohen, *Health and the Rise of Civilization* (New Haven, CT: Yale University Press, 1989), 137.
14. Cohen, *Health and the Rise of Civilization*, 32–34, 135; Barrett and Armelagos, *Unnatural History of Emerging Infectious Diseases*, 7–8, 18–19; Mary C. Stiner, Natalie D. Munro, Todd A. Surovell, Eitan Tchernov, and Ofer Bar-Yosef, "Paleolithic Population Growth Pulses Evidenced by Small Animal Exploitation," *Science* 283 (1999): 190–194; Frank J. Fenner, "The Effects of Changing Social Organization on the Infectious Diseases of Man," in *The Impact of Civilization on the Biology of Man*, ed. Stephen Boyden (Toronto: University of Toronto Press, 1970), 48–68; Frank W. Marlowe, "Hunter-Gatherers and Human Evolution," *Evolutionary Anthropology* 14 (2005): 54–67.
15. Cohen, *Health and the Rise of Civilization*, 33–34.
16. Ian Morris, *Why the West Rules—For Now: The Patterns of History, and What They Reveal about the Future* (London: Picador Books, 2010), 346; Richard Carter and Kamini Mendis, "Evolutionary and Historical Aspects of the Burden of Malaria," *Clinical Microbiology Review* 15 (2002): 564–594; Sonia Shah, *The Fever: How Malaria Has Ruled Humankind for 500,000 Years* (London: Picador, 2010), 20–24.
17. Kristin N. Harper and George J. Armelagos, "Genomics, the Origins of Agriculture, and Our Changing Microbe-Scape: Time to Revisit Some Old Tales and Tell Some New Ones," *American Journal of Physical Anthropology* 57 (2013): 135–152, 139; Anne C. Stone, Alicia K. Wilbur, Jane E. Buikstra, and Charlotte A. Roberts, "Tuberculosis and Leprosy in Perspective," *American Journal of Physical Anthropology* 49 (2009): 66–94; Dietmar Steverding, "The History of African Trypanosomiasis," *Parasites & Vectors* 1 (2008): 3; Ruth Hershberg, Mikhail Lipatov, Peter M Small, Hadar Sheffer, Stefan Niemann, Susanne Homolka, et al., "High Functional Diversity in Mycobacterium Tuberculosis Driven by Genetic Drift and Human Demography," *PLOS Biology* 6 (2008): e311. 对于结核病和麻风病是否直到约 4000 年前人类移居到更大的定居点才开始出现，尚有争议。Monica H. Green, "The Globalisations of Disease," in *Human Dispersal and Species Movement: From Prehistory to the Present*, ed. Nicole Boivin, Rémy Crassard, and Michael D. Petraglia (Cambridge: Cambridge University Press, 2017), 494–520; Charlotte A. Roberts, "Old World Tuberculosis: Evidence from Human Remains with a Review of Current Research and Future Prospects," *Tuberculosis* 95, suppl. 1 (2015): S117–S121; Iñaki Comas, Mireia Coscolla, Tao Luo, Sonia Borrell, Kathryn E. Holt, Midori Kato-Maeda, et al., "Out-of-Africa Migration and Neolithic Coexpansion of Mycobacterium Tuberculosis with Modern Humans," *Nature Genetics* 45 (2013): 1176–1182; Kristen I. Bos, Kelly M. Harkins, Alexander Herbig, Mireia Coscolla, Nico Weber, Iñaki Comas, et al., "Pre-Columbian Mycobacterial Genomes Reveal Seals as a Source of New World Human Tuberculosis," *Nature* 514 (2014): 494–497; Thomas McKeown, *The Origins of Human Disease* (Cambridge, MA: Blackwell, 1988).
18. Dorian Q. Fuller, George Wilcox, and Robin G. Allaby, "Cultivation and Domestication

Had Multiple Origins: Arguments against the Core Area Hypothesis for the Origins of Agriculture in the Near East," *World Archeology* 43, no. 4 (2011): 628–652; Barrett and Armelagos, *Unnatural History of Emerging Infectious Diseases*, 42.

19. James C. Scott, *Against the Grain: A Brief History of the Earliest States* (New Haven, CT: Yale University Press, 2017), 5–7; Barrett and Armelagos, *Unnatural History of Emerging Infectious Diseases*, 30; Morris, *Why the West Rules*, 107, 114–117; McKeown, *Origins of Human Disease*, 41.
20. Barrett and Armelagos, *Unnatural History of Emerging Infectious Diseases*, 31; Mark Nathan Cohen, "Introduction: Rethinking the Origins of Agriculture," *Current Anthropology* 50 (2009): 591–595. 黎凡特地区过渡到早期农业社会以前，采集者的健康状况已经在相当一段时间内处于较差水平。相关证据见 Patricia Smith and Liora Kolska Horwitz, "Ancestors and Inheritors: Bioanthropological Perspective on the Transition to Agropastoralism in the Southern Levant," in *Ancient Health: Skeletal Indicators of Agricultural and Economic Intensification*, ed. M. N. Cohen and G. M. M. Crane-Kramer (Gainesville: University Press of Florida, 2007), 207–222。
21. Morris, *Why the West Rules*, 89, 99.
22. Cohen, *Health and the Rise of Civilization*, 39, 42, 44.
23. Vered Eshed, Avi Gopher, Ron Pinhasi, and Israel Hershkovitz, "Paleopathology and the Origin of Agriculture in the Levant," *American Journal of Physical Anthropology* 143 (2010): 121–133; Cohen, *Health and the Rise of Civilization*, 53–54, 132–137; Tim Dyson, *Population and Development: The Demographic Transition* (London: Zed Books, 2010); Barrett and Armelagos, *Unnatural History of Emerging Infectious Diseases*, 36; Angus Deaton, *The Great Escape: Health, Wealth, and the Origins of Inequality* (Princeton, NJ: Princeton University Press, 2013), 76–81; Anna Willis and Marc F. Oxenham, "The Neolithic Demographic Transition and Oral Health: The Southeast Asian Experience," *American Journal of Physical Anthropology* 152 (2013): 197–208.
24. Tania Hardy-Smith and Phillip C. Edwards, "The Garbage Crisis in Prehistory: Artifact Discard Patterns at the Early Natufian site of Wadi Hammeh 27 and the Origins of Household Refuse Disposal Strategies," *Journal of Anthropological Archaeology* 23 (2004): 253–289.
25. William L. Rathe and Cullen Murphy, *Rubbish! The Archaeology of Garbage* (Tucson: University of Arizona Press, 2001), 32; John L. Brooke, *Climate Change and the Course of Global History: A Rough Journey* (Cambridge: Cambridge University Press, 2014), 230.
26. Cohen, *Health and the Rise of Civilization*, 40; Harper and Armelagos, "Genomics, the Origins of Agriculture, and Our Changing Microbe-Scape," 139–140; Tovi Lehmann, Paula L. Marcet, Doug H. Graham, Erica R. Dahl, and J. P. Dubey, "Globalization and the Population Structure of Toxoplasma Gondii," *Proceedings of the National Academy of Sciences* 103, no. 30 (2006): 11423–11428; J. R. McNeill, *Mosquito Empires: Ecology and War in the Greater Caribbean, 1620–1914* (Cambridge: Cambridge University Press, 2010), 32.

27. Hoyt Bleakley, "Disease and Development: Evidence from Hookworm Eradication in the American South," *Quarterly Journal of Economics* 122, no. 1 (2007): 73–117.
28. Harper and Armelagos, "Genomics, the Origins of Agriculture, and Our Changing Microbe-Scape," 140; Brooke, *Climate Change and the Course of Global History*, 223; Jess A. T. Morgan, Randall J. Dejong, Grace O. Adeoye, Ebenezer D. O. Ansa, Constança S. Barbarbosa, Philippe Brémond, et al., "Origin and Diversification of the Human Parasite Schistosoma Mansoni," *Molecular Ecology* 14 (2005): 3889–3902.
29. Barrett and Armelagos, *Unnatural History of Emerging Infectious Diseases*, 40; Brooke, *Climate Change and the Course of Global History*, 221–223.
30. Harper and Armelagos, "Genomics, the Origins of Agriculture, and Our Changing Microbe-Scape," 140; Robin A. Weiss, "Animal Origins of Human Infectious Disease," *Philosophical Transactions of the Royal Society of London B: Biological Sciences* 356 (2001): 957–977, 960; Victor M. Corman, Isabella Eckerle, Ziad A. Memish, Anne M. Liljander, Ronald Dijkman, Hulda Jonsdottir, et al., "Link of a Ubiquitous Human Coronavirus to Dromedary Camels," *Proceedings of the National Academy of Sciences* 113, no. 35 (2016): 9864–9869; Jessica M. C. Pearce-Duvet, "The Origin of Human Pathogens: Evaluating the Role of Agriculture and Domestic Animals in the Evolution of Human Disease," *Biological Reviews* 81 (2006): 369–382; Jelle Matthijnssens, "Full Genome-Based Classification of Rotaviruses Reveals a Common Origin between Human Wa-Like and Porcine Rotavirus Strains and Human DS-1-Like and Bovine Rotavirus Strains," *Journal of Virology* 82 (2008): 3204–3219.
31. Harper and Armelagos, "Genomics, the Origins of Agriculture, and Our Changing Microbe-Scape," 140; Noah Smith, R. Glyn Hewinson, Kristin Kremer, Roland Brosch, and Stephen V. Gordon, "Myths and Misconceptions: The Origin and Evolution of Mycobacterium Tuberculosis," *Nature Reviews Microbiolology* 7 (2009): 537–544; Eric P. Hoberg, Nancy L. Alkire, Alan de Queiroz, and Arlene Jones, "Out of Africa: Origins of the Taenia Tapeworms in Humans," *Proceedings of the Royal Society London B: Biological Sciences* 268 (2001): 781–787.
32. 灌溉农业也可能促进了血吸虫病的传播，这种疾病在古代的埃及、日本和中国较为猖獗。Dorothy H. Crawford, *Deadly Companions* (Oxford: Oxford University Press, 2007), 66–73.
33. Harper and Armelagos, "Genomics, the Origins of Agriculture, and Our Changing Microbe-Scape," 138–140; Shah, *Fever*, 24–28; Kazuyuki Tanabe, Toshihiro Mita, Thibaut Jombart, Anders Eriksson, Shun Horibe, Nirianne Palacpac, et al., "*Plasmodium falciparum* Accompanied the Human Expansion Out of Africa," *Current Biology* 20 (2010): 1283–1289; Deirdre A. Joy, Xiaorong Feng, Jianbing Mu, Tetsuya Furuya, Kesinee Chotivanich, Antoniana U. Krettli, et al., "Early Origin and Recent Expansion of *Plasmodium falciparum*," *Science* 300 (2003): 318–321.
34. Pearce-Duvet, "Origin of Human Pathogens," 369–382; Igor V. Babkin and Irina N. Babkina, "A Retrospective Study of the Orthopoxvirus Molecular Evolution," *Infection, Genetics, and Evolution* 12 (2012): 1597–1604; Giovanna Morelli, Yajun Song, Camila J.

Mazzoni, Mark Eppinger, Philippe Roumagnac, David M. Wagner, et al., "Phylogenetic Diversity and Historical Patterns of Pandemic Spread of *Yersinia pestis*," *Nature Genetics* 42 (2010): 1140–1143.

35. Massimo Livi-Bacci, *A Concise History of World Population*, 5th ed. (Chichester: Wiley-Blackwell, 2012), 35–41; Scott, *Against the Grain*, 6; Barrett and Armelagos, *Unnatural History of Emerging Infectious Diseases*, 36–39; Brooke, *Climate Change and the Course of Global History*, 217, 238, 270; Deaton, *Great Escape*, 80.
36. Scott, *Against the Grain*, 116–155; Seth Richardson, "Early Mesopotamia: The Presumptive State," *Past and Present* 215, no. 1 (2012): 3–49; Paul Bairoch, *Cities and Economic Development: From the Dawn of History to the Present* (Chicago: University of Chicago Press, 1988), 13, 29, 39–45.
37. William J. Bernstein, *A Splendid Exchange: How Trade Shaped the World* (New York: Grove Press, 2009), 19–28; Guillermo Algaze, *The Uruk World System: The Dynamics of Expansion of Early Mesopotamian Civilization*, 2nd ed. (Chicago: University of Chicago Press, 2005); Scott, *Against the Grain*, 34.
38. Bernstein, *Splendid Exchange*, 19–28; Algaze, *Uruk World System*; Scott, *Against the Grain*, 34; Kyle Harper, *The Fate of Rome* (Princeton, NJ: Princeton University Press, 2017), 94–98.
39. Scott, *Against the Grain*, 100.
40. Bairoch, *Cities and Economic Development*, 26–27, 75, 223–226; Harper, *Fate of Rome*, 33–35.
41. Karen Rhea Nemet-Nejat, *Daily Life in Early Mesopotamia* (Westport, CT: Greenwood Press, 1998), 146–147.
42. Arno Karlen, *Plague's Progress: A Social History of Man and Disease* (London: Phoenix, 2001), 55.
43. Harper, *Fate of Rome*, 70–71, 82–84; Brooke, *Climate Change and the Course of Global History*, 314–316, 337; Piers D. Mitchell, "Human Parasites in the Roman World: Health Consequences of Conquering an Empire," *Parasitology* 144 (2017): 48–58; Alex Scobie, "Slums, Sanitation, and Mortality in the Roman World," *KLIO* 2 (1986): 399–433.
44. Donald R. Hopkins, *Princes and Peasants: Smallpox in History* (Chicago: University of Chicago Press, 1983), 19; Thucydides, *History of the Peloponnesian War*, trans. Rex Warner (London: Penguin, 1977), 155.
45. 大多数罗马史学家认为，"安东尼瘟疫"是一场天花，但这一结论尚未获得相关DNA 证据证实。Harper, *Fate of Rome*, 102; Hopkins, *Princes and Peasants*, 21.
46. "安东尼瘟疫"给该地区造成的"双重打击"至少一直持续到公元 172 年，瘟疫在公元 191 年卷土重来，据估计造成 700 万~800 万人死亡。另一场流行病，即"塞浦路斯瘟疫"，于公元 249 年暴发，可能持续了 15 年之久，罗马帝国实质上就是在此期间瓦解的。Harper, *Fate of Rome*, 110–149; Brooke, *Climate Change and the Course of Global History*, 343–349.
47. David M. Wagner, Jennifer Klunk, Michaela Harbeck, Alison Devault, Nicholas Waglechner, Jason W. Sahl, et al., "*Yersinia pestis* and the Plague of Justinian 541–543

AD: A Genomic Analysis," *Lancet Infectious Diseases* 14 (2014): 319–326; Harper, *Fate of Rome*, 12, 214, 224–229.

48. Dionysios Stahakopoulos, "Population, Demography, and Disease," in *The Oxford Handbook of Byzantine Studies*, ed. Elizabeth Jeffreys, John Haldon, and Robin Cormack (New York: Oxford University Press, 2008), 310–311; Harper, *Fate of Rome*, 12, 243–245.
49. Bernstein, *Splendid Exchange*, 135–139.
50. Peter Frankopan, *The Silk Roads: A New History of the World* (New York: Vintage Books, 2017), 181; William H. McNeill, *Plagues and Peoples*, 3rd ed. (New York: Anchor Books and Random House, 1998), 176–177; Donald A. Henderson, *Smallpox: The Death of a Disease* (Amherst, NY: Prometheus Books, 2009), 39; Harrison, *Disease and Modern World*, 15–16; Karlen, *Plague's Progress*, 79–80; Bernstein, *Splendid Exchange*, 142–143; Crawford, *Deadly Companions*, 84.
51. Mark Wheelis, "Biological Warfare at the 1346 Siege of Caffa," *Emerging Infectious Diseases* 8, no. 9 (2002): 971–975.
52. 关于黑死病是鼠疫、炭疽病，还是其他疾病曾存在争议，但目前来看这项争议已经解决了。Lester K. Little, "Plague Historians in Lab Coats," *Past & Present* 213 (2011): 267–290; Simon Rasmissen, Morten Erik Allentoft, Kasper Nielsen, Ludovic Orlando, Martin Sikora, Karl-Göran Sjögren, et al., "Early Divergent Strains of *Yersinia pestis* in Eurasia 5,000 Years Ago," *Cell* 163 (2015): 571–582; Kristen I. Bos, Verena J. Schuenemann, G. Brian Golding, Hernán A. Burbano, Nicholas Waglechner, Brian K. Coombes, et al., "A Draft Genome of *Yersinia pestis* from Victims of the Black Death," *Nature* 478 (2011): 506–510; Yujun Cui, Chang Yub, Yanfeng Yana, Dongfang Lib, Yanjun Lia, Thibaut Jombart, et al., "Historical Variations in Mutation Rate in an Epidemic Pathogen, *Yersinia pestis*," *Proceedings of the National Academy of Science* 110 (2013): 577–582; David Herlihy, *The Black Death and the Transformation of the West* (Cambridge, MA: Harvard University Press, 1997).
53. Ole J. Benedictow, *The Black Death, 1346–1353: The Complete History* (Woodbridge: Boydell Press, 2004), 31–34. 鼠类可能是黑死病传播的唯一途径，但目前仍不确定该疾病如何"在蒸汽时代（更不用说飞行时代）到来之前……仅用了几十年的时间就散播到欧亚大陆和北非的众多地区"。Monica H. Green, "Editor's Introduction to Pandemic Disease in the Medieval World: Rethinking the Black Death," *Medieval Globe* 1 (2014): 9–26.
54. Marchione di Coppo Stefani, *Cronaca fiorentina: Rerum Italicarum Scriptores*, vol. 30, ed. Niccolo Rodolico (Citta di Castello, 1903–1913), http://www2.iath.virginia.edu/osheim/marchione.html.
55. Agnolo di Tura del Grasso, *Cronaca Senese*, quoted in Robert S. Gottfried, *The Black Death: Natural and Human Disaster in Medieval Europe* (New York: Free Press, 1983), 45.
56. Carlo M. Cipolla, *Before the Industrial Revolution: European Society and Economy 1000–1700*, 3rd ed. (New York: W. W. Norton, 1994), 131.
57. Michael Walters Dols, *The Black Death in the Middle East* (Princeton, NJ: Princeton

University Press, 1977); Bernstein, *Splendid Exchange*, 147–150.

58. Frankopan, *Silk Roads*, 184.

59. Robert Gottfried, *The Black Death: Natural and Human Disaster in Medieval Europe* (New York: Free Press, 1983), 41.

60. 这些发展变化更多地出现在北欧地区，而不是当时更为发达，且地主、行会和其他社会精英根基更深厚的欧洲南部地区或埃及。Frankopan, *Silk Roads*, 187–188; Walter Scheidel, *The Great Leveler: Violence and the History of Inequality from the Stone Age to the Twenty-first Century* (Princeton, NJ: Princeton University Press, 2017), 300–313.

61. Ronald Findlay and Kevin O'Rourke, *Power and Plenty: Trade, War, and the World Economy in the Second Millennium* (Princeton, NJ: Princeton University Press, 2007), 111–120; Nico Voigtl an der and Hans-Joachim Voth, "The Three Horsemen of Riches: Plague, War, and Urbanization in Early Modern Europe," *Review of Economic Studies* 80 (2013): 774–811.

62. Mark Harrison, *Contagion: How Commerce Has Spread Disease* (New Haven, CT: Yale University Press, 2013), 1.

63. 前哥伦布时代，在如今秘鲁所在的地方已经存在一种结核病菌株，这种菌株可能是通过迁徙的海狮和海豹传播过去的。Bos et al., "Pre-Columbian Mycobacterial Genome," 494–497. 利什曼病、恰加斯病、沙门氏菌感染和梅毒被普遍认为已经存在于南美洲和中美洲的部分地区。Noble David Cook, *Born to Die: Disease and New World Conquest, 1492–1650* (Cambridge: Cambridge University Press, 1998), 17–18; David S. Jones, "Virgin Soils Revisited," *William and Mary Quarterly* 60 (2003): 703–742, 733.

64. Barrett and Armelagos, *Unnatural History of Emerging Infectious Diseases*, 42; Jared Diamond, *Guns, Germs, and Steel* (New York: W. W. Norton, 1993), 213.

65. Livi-Bacci, *Concise History of World Population*, 41–53.

66. McNeill, *Plagues and Peoples*, 210.

67. Crawford, *Deadly Companions*, 118; Åshild J. Vågene, Michael G. Campana, Nelly M. Robles García, ChristinaWarinner, Maria A. Spyrou, Aida Andrades Valtueña, et al., "*Salmonella enterica* Genomes Recovered from Victims of a Major 16th Century Epidemic in Mexico," *bioRxiv* (2017); Cook, *Born to Die*, 63–70, 86; Irwin W. Sherman, *The Power of Plagues* (Washington, DC: American Society for Microbiology Press), 193; Green, "Globalisations of Disease," 192.

68. Henderson, *Smallpox*, 41.

69. Crawford, *Deadly Companions*, 116; McNeill, *Plagues and Peoples*, 19–20; Diamond, *Guns, Germs, and Steel*, 70; Cook, *Born to Die*, 63–70.

70. Livi-Bacci, *Concise History of World Population*, 46–47; Cook, *Born to Die*, 21–59; Jones, "Virgin Soils Revisited," 720.

71. 时至今日，人们仍未确定 1616—1619 年间袭击新英格兰沿海地区的瘟疫究竟是何疾病，但许多人认为那场瘟疫就是天花。Henry F. Dobyns, *Their Number Became Thinned: Native American Population Dynamics in Eastern North America* (Knoxville: University of Tennessee Press, 1983); Charles C. Mann, *1491: New Revelations of the*

Americas before Columbus (New York: Vintage, 2011), 106–109; Harrison, *Disease and the Modern World*, 73. But see Dean R. Snow and Kim M. Lanphear, "European Contact and Indian Depopulation in the Northeast: The Timing of the First Epidemics," *Ethnohistory* 35 (1988): 15–33.

72. Barrett and Armelagos, *Unnatural History of Emerging Infectious Diseases*, 49; Jones, "Virgin Soils Revisited," 733–742; Paul Kelton, *Epidemics and Enslavement: Biological Catastrophe in the Native Southeast, 1492–1715* (Lincoln: University of Nebraska Press, 2007).
73. Henderson, *Smallpox*, 42.
74. Elizabeth A. Fenn, "Biological Warfare in Eighteenth-Century North America: Beyond Jeffery Amherst," *Journal of American History* 86, no. 4 (2000): 1552–1580.
75. Quoted in Margaret Humphreys, *Malaria: Poverty, Race, and Public Health in the United States* (Baltimore: Johns Hopkins University Press, 2001), 68.
76. Harrison, *Disease and the Modern World*, 79; Crawford, *Deadly Companions*, 118–121.
77. McNeill, *Mosquito Empires*, 4, 33, 40–41, 51.
78. See Claude Quetel, *History of Syphilis* (Baltimore: Johns Hopkins University Press, 1992); Barrett and Armelagos, *Unnatural History of Emerging Infectious Diseases*, 46; Crawford, *Deadly Companions*, 123–130.
79. Giovanni Berlinguer, "Globalization and Global Health," *International Journal of Health Services* 29, no. 3 (1999): 579–595; Giovanni Berlinguer, "The Interchange of Disease and Health between the Old and New Worlds," *American Journal of Public Health* 82, no. 10 (1992): 1407–1413; Stephen Morse, "Global Microbial Traffic and the Interchange of Disease," *American Journal of Public Health* 82, no. 10 (1992): 1326–1327; Riley, *Rising Life Expectancy*, 82–83; Emmanuel Le Roy Ladurie, *Un Concept: L'Unification Microbienne due Monde* (Geneva: Société Suisse d'Histoire, 1973), 4.
80. Bairoch, *Cities and Economic Development*, 130–132; Robert H. Bates, *Prosperity and Violence: The Political Economy of Development* (New York: W. W. Norton, 2001), 51–53.
81. Robert Woods, "Urbanization in Europe and China during the Second Millennium: A Review of Urbanism and Demography," *International Journal of Population Geography* 9, no. 3 (2003): 215–227.
82. Cohen, *Health and the Rise of Civilization*, 140.
83. Genesis 3: 17–19. 乔治・阿尔拉戈斯（George Armelagos）和克里斯汀・哈珀（Christin Harper）也指出，印度最伟大的史诗之一《罗摩衍那》对农业同样持悲观看法。Harper and Armelagos, "Genomics, the Origins of Agriculture, and Our Changing Microbe-Scape," 135.
84. Jared Diamond, "The Worst Mistake in the History of the Human Race," *Discover*, May 1987, 86.
85. Steven Pinker, *The Better Angels of Our Nature: Why Violence Has Declined* (London: Penguin, 2011), 43–56. 最新的古人类学研究发现，在黎凡特地区，随着社会过渡到以农业为主的阶段，人们对于头盖骨的痴迷程度有所减弱。Eshed et al.,

"Paleopathology and the Origin of Agriculture," 121–133.

86. Abdel R. Omran, "The Epidemiologic Transition: A Theory of Epidemiology of Population Change," *Milbank Quarterly* 49, no. 4 (Oct. 1971): 509–538. 一些最新的估计显示，罗马帝国的预期寿命可能要更高一些，约为 27 岁。Harper, *Fate of Rome*, 73; Clio Infra, "Life Expectancy at Birth (Total)—UK," 2014, https://www.clio-infra.eu/datasets/Indicators/LifeExpectancyatBirthTotal.html.
87. Javier Birchenall, "Economic Development and the Escape from High Mortality," *World Development* 35, no. 4 (April 2007): 543–568.
88. Thomas McKeown, *The Origins of Human Disease* (Cambridge, MA: Blackwell, 1988); Robert William Fogel, *The Escape from Hunger and Premature Death, 1700–2100: Europe, America, and the Third World* (Cambridge: Cambridge University Press, 2004).
89. Deaton, *Great Escape*, 82.
90. Simon Szreter, *Health and Wealth: Studies in History and Policy* (Rochester: University of Rochester Press, 2007), 210–212.
91. Livi-Bacci, *Concise History of World Population*, 72; Deaton, *Great Escape*, 92–93.
92. Thomas Malthus, "Population," in *Supplement to the Fourth, Fifth, and Sixth Editions of the Encylopaedia Britannica* (Edinburgh: Arichbald Constable, 1824), 322.
93. Charles Dickens, *A Christmas Carol* (London: William Heinemann, 1906), 8–9.
94. Harrison, *Disease and the Modern World*, 111.
95. J. N. Hays, *The Burdens of Disease: Epidemics and Human Response in Western History* (New Brunswick, NJ: Rutgers University Press, 1998), 245; Marie-France Morel, "The Care of Children: The Influence of Medical Innovation and Medical Institutions on Infant Mortality, 1750–1914," in *The Decline of Mortality*, ed. Roger Schofield, David Reher, and Alain Bideau (Oxford: Oxford University Press, 1991), 196–219.
96. Joel Mokyr, "Technological Progress and the Decline of European Mortality," *American Economic Review* 83, no. 2 (May 1993): 324–330.
97. Harrison, *Disease and the Modern World*, 111–112; Dorothy Porter, *Health, Civilization, and the State: A History of Public Health from Ancient to Modern Times* (New York: Routledge Books, 1999), 115–116.
98. Harrison, *Disease and the Modern World*, 61.
99. Anna Davin, "Imperialism and Motherhood," *History Workshop*, no. 5 (Oxford: Oxford University Press, 1978), 9–58. See also George Rosen, *A History of Public Health* (Baltimore: Johns Hopkins University Press, 1991), 54–55.
100. Harrison, *Disease and the Modern World*, 111.
101. Samuel Cohn and Ruth Kutalek, "Historical Parallels, Ebola Virus Disease and Cholera: Understanding Community Distrust and Social Violence with Epidemics," *PLOS Currents Outbreaks* (Jan. 26, 2016): 1; Geoffrey Gill, Sean Burrell, and Jody Brown, "Fear and Frustration—the Liverpool Cholera Riots of 1832," *Lancet* 358 (2001): 233–237; Sean Burrell and Geoffrey Gill, "The Liverpool Cholera Epidemic of 1832 and Anatomical Dissection—Medical Mistrust and Civil Unrest," *Journal of the History of Medicine and Allied Sciences* 60, no. 4 (2005): 478–498; Peter Baldwin, *Contagion and the State in*

Europe, 1830–1930 (Cambridge: Cambridge University Press, 1999), 47, 62, 115–116; Charles E. Rosenberg, *The Cholera Years: The United States in 1832, 1849, and 1866* (Chicago: University of Chicago Press, 1962), 119; Frank M. Snowden, *Naples in the Time of Cholera, 1884–1911* (Cambridge: Cambridge University Press, 1995), 146–154.

102. Christopher Hamlin, *Cholera: The Biography* (Oxford: Oxford University Press, 2009), 105–120; Richard J. Evans, "Epidemics and Revolutions: Cholera in Nineteenth-Century Europe," in *Epidemics and Ideas: Essays on the Historical Perception of Pestilence*, ed. T. Ranger and P. Slack (Cambridge: Cambridge University Press, 1992), 149–173.
103. Deaton, *Great Escape*, 96; James C. Riley, "The Timing and Pace of Health Transitions around the World," *Population and Development Review* 31 (2005): 741–764.
104. Harrison, *Disease and the Modern World*, 109–117; Porter, *Health, Civilization, and the State*, 98–99, 102, 108–109, 119; John Duffy, *The Sanitarians: A History of American Public Health* (Urbana: University of Illinois Press), 44, 62, 71, 84; Gill, Burrell, and Brown, "Fear and Frustration" ; Geoffrey Gill, "Cholera and Public Health Reform in Nineteenth-Century Wallasey," *Transactions of the Historic Society of Lancashire and Cheshire* 150 (2001): 57–95; William Easterly, *The Tyranny of Experts: Economists, Dictators, and the Forgotten Rights of the Poor* (New York: Basic Books, 2014).
105. Harrison, *Disease and the Modern World*, 114.
106. Edward Glaeser, *Triumph of the City: How Our Greatest Invention Makes Us Richer, Smarter, Greener, Healthier, and Happier* (London: Pan Books, 2012), 99–104; Porter, *Health, Civilization, and the State*, 147–155; Rosenberg, *Cholera Years*, 17–19, 82–98; Duffy, *The Sanitarians*, 89–91.
107. David Cutler and Grant Miller, "The Role of Public Health Improvements in Health Advances: The Twentieth-Century United States," *Demography* 42, no. 1 (Feb. 2005): 1–22.
108. Riley, "Timing and Pace of Health Transitions," 741–764; Soares, "On the Determinants of Mortality Reductions," 247–287.
109. Richard A. Easterlin, "How Beneficent Is the Market? A Look at the Modern History of Mortality," *European Review of Economic History* 3, no. 3 (1999): 257–294; Simon Szreter, "Economic Growth, Disruption, Deprivation, Disease and Death: On the Importance of the Politics of Public Health for Development," *Population and Development Review* 23, no. 4 (1997): 693–728; Stephen J. Kunitz and Stanley L. Engerman, "The Ranks of Death: Secular Trends in Income and Mortality," *Health Transition Review* 2, supplement, *Historical Epidemiology and the Health Transition* (1992): 26–46.
110. Harrison, *Disease and the Modern World*, 2, 6.
111. Baldwin, *Contagion and the State in Europe*, 524–563.
112. Baldwin, *Contagion and the State in Europe*, 345.
113. Ambe J. Njoh, "Colonization and Sanitation in Urban Africa: A Logistics Analysis of the Availability of Central Sewerage Systems as a Function of Colonialism," *Habitat International* 38 (2013): 207–213; Ambe J. Njoh and Fenda Akiwumi, "The Impact of

Colonization on Access to Improved Water and Sanitation Facilities in African Cities," *Cities* 28 (2011): 452–460; Sheldon Watts, *Epidemics and History: Disease, Power, and Imperialism* (New Haven, CT: Yale University Press, 1997), xv–xvi.

114. John Sender, "Africa's Economic Performance: Limitations of the Current Consensus," *Journal of Economic Perspectives* 13 (1999): 89–114; Alexander E. Kentikelenis, Thomas H. Stubbs, and Lawrence P. King, "Structural Adjustment and Public Spending on Health: Evidence from IMF Programs in Low- Income Countries," *Social Science and Medicine* 126 (2015): 169–176.
115. David N. Weil, "A Review of Angus Deaton's *The Great Escape: Health, Wealth, and the Origins of Inequality*," *Journal of Economic Literature* 53, no. 1 (March 2015): 102–114.
116. Seema Jayachandran, Adriana Lleras-Muney, and Kimberly V. Smith, "Modern Medicine and the 20th Century Decline in Mortality: Evidence on the Impact of Sulfa Drugs" (working paper, The National Bureau of Economic Research, no. 15089, June 2009), 5.
117. "Vital Statistics," Editorial, *Nature* 494 (Feb. 19, 2013): 281.
118. Max Roser, "Life Expectancy," *Our World in Data*, 2006, https://ourworldindata.org/life-expectancy; Mattias Lindgren, Klara Johansson, and Ola Rosling, "Life Expectancy (Years)," Gapminder, 2016, https://www.gapminder.org/data/.
119. Deaton, *Great Escape*, 114–119.

第 2 章 疾病与殖民征服

1. William H. Foege, *House on Fire: The Fight to Eradicate Smallpox* (Berkeley: University of California Press, 2011), 188.
2. Peter Gill, *Famine and Foreigners: Ethiopia since Live Aid* (Oxford: Oxford University Press, 2010), 12.
3. Abhijit Banerjee and Ester Duflo, *Poor Economics: A Radical Rethinking of the Way to Fight Global Poverty* (New York: PublicAffairs, 2011), 19.
4. Institute for Health Metrics and Evaluation, "Ethiopia Country Profile," http://www.healthdata.org/ethiopia.
5. Richard Downie, "Sustaining Improvements to Public Health in Ethiopia," (Washington, DC: Center for Strategic and International Studies, March 2016), 3.
6. Institute for Health Metrics and Evaluation, "Global Burden of Disease," http://www.healthdata.org/gbd.
7. UN Population Division, *2017 Revision of World Population Prospects*, 2017, https://esa.un.org/unpd/wpp/.
8. Institute for Health Metrics and Evaluation, "Global Burden of Disease," http://www.healthdata.org/gbd.
9. 登革热病毒可能是最主要的特例，它造成的死亡人数由 2005 年的 19 547 人增加到 2016 年的 37 780 人。埃博拉病毒在 2013 年 12 月至 2016 年 3 月的时间段内造成 11 308 人死亡。寨卡病毒病造成的死亡人数较少，但与病毒感染相关的残疾自 2014

年以来有所增加。恰加斯病、麻风病和沙眼在全球范围内导致的死亡和伤残自 2005 年来基本保持不变，但因为全球人口不断增长，这些疾病的致死率实际已经有所下降。Institute for Health Metrics and Evaluation, "Global Burden of Disease," http://www.healthdata.org/gbd.

10. UN Population Division, "2017 Revision of World Population Prospects."
11. World Bank Group, "World Bank Forecasts Global Poverty to Fall Below 10% for First Time; Major Hurdles Remain in Goal to End Poverty by 2030," Oct. 4, 2015, http://www.worldbank.org/en/news/press-release/2015/10/04/world-bank-forecasts-global-poverty-to-fall-below-10-for-first-time-major-hurdles-remain-in-goal-to-end-poverty-by-2030.
12. Mark Harrison, *Contagion: How Commerce Has Spread Disease* (New Haven, CT: Yale University Press, 2013), 73–79.
13. David P. Fidler, "The Globalization of Public Health: The First 100 Years of International Health Diplomacy," *Bulletin of the World Health Organization* 79, no. 9 (2001): 842–849.
14. Elizabeth Fee and Theodore M. Brown, "100 Years of the Pan American Health Organization," *American Journal of Public Health* 92 (2002): 1888–1889.
15. Anne-Emmanuelle Birn, Yogan Pillay, and Tim H. Holtz, *Textbook of Global Health* (New York: Oxford University Press, 2016), 26.
16. David P. Fidler, *International Law and Infectious Disease* (Oxford: Clarendon Press, 1999), 26–57.
17. Igor V. Babkin and Irina V. Babkina, "The Origin of the Variola Virus," *Viruses* 7 (2015): 1100–1112; Igor V. Babkin and Irina N. Babkina, "A Retrospective Study of the Orthopoxvirus Molecular Evolution," *Infection, Genetics, and Evolution* 12 (2012): 1597–1604; Kristin N. Harper and George J. Armelagos, "Genomics, the Origins of Agriculture, and Our Changing Microbe-Scape: Time to Revisit Some Old Tales and Tell Some New Ones," *American Journal of Physical Anthropology* 57 (2013): 135–152, 139; Yu Li, Darin S. Carroll, Shea N. Gardner, Matthew C. Walsh, Elizabeth A. Vitalis, and Inger K. Damon, "On the Origin of Smallpox: Correlating Variola Phylogenics with Historical Smallpox Records," *Proceedings of the National Academy of Science* 104 (2007): 15787–15792; Kyle Harper, *The Fate of Rome* (Princeton, NJ: Princeton University Press, 2017), 91–92; Donald A. Henderson, *Smallpox: The Death of a Disease* (Amherst, NY: Prometheus Books, 2009), 37.
18. Sherman, *Power of Plagues*, 193; Monica H. Green, "The Globalisations of Disease," in *Human Dispersal and Species Movement: From Prehistory to the Present*, ed. Nicole Boivin, Rémy Crassard, and Michael D. Petraglia (Cambridge: Cambridge University Press, 2017), 506–510.
19. Crawford, *Deadly Companions*, 109; Sherman, *Power of Plagues*, 206.
20. Richard Preston, *The Demon in the Freezer: A True Story* (New York: Ballantine Books, 2003), 35.
21. American Public Health Association, *Control of Communicable Diseases Manual*, 20th ed., ed. David L. Heymann (Washington, DC: APHA Press, 2015), 562.
22. Henderson, *Smallpox*, 39.

23. Oscar Reiss, *Medicine and the American Revolution: How Diseases and Their Treatments Affected the Continental Army* (Jefferson, NC: MacFarland, 1998), 95–98.
24. John Rhodes, *The End of Plagues: The Global Battle against Infectious Disease* (New York: Palgrave Macmillan, 2013), 28.
25. Michael B. A. Oldstone, *Viruses, Plagues and History: Past, Present, and Future* (Oxford: Oxford University Press: 2010), 67–68.
26. Henderson, *Smallpox*, 39; Dorothy H. Crawford, *Deadly Companions* (Oxford: Oxford University Press, 2007), 110–111.
27. Livia Schrick, Simon H. Tausch, P. Wojciech Dabrowski, Clarissa R. Damaso, José Esparza, Andreas Nitsche, et al., "An Early American Smallpox Vaccine Based on Horsepox," *New England Journal of Medicine* 377 (2017): 1491–1492.
28. Rhodes, *End of Plagues*, 56–63.
29. Henderson, *Smallpox*, 47–48.
30. Rhodes, *End of Plagues*, 53; Stephen Coss, *The Fever of 1721: The Epidemic That Revolutionized Medicine and American Politics* (New York: Simon and Schuster, 2016), 276; John Duffy, *The Sanitarians: A History of American Public Health* (Champaign: University of Illinois Press, 1992), 56.
31. Harrison, *Disease and the Modern World*; Angus Deaton, *The Great Escape: Health, Wealth, and the Origins of Inequality* (Princeton, NJ: Princeton University Press, 2013).
32. P. Baldwin, *Contagion and the State in Europe, 1830–1930* (Cambridge: Cambridge University Press, 1999), 293.
33. Erwin Chemerinsky and Michele Goodwin, "Compulsory Vaccination Laws are Constitutional," *Northwestern University Law Review* 110, no. 3 (2016): 596. 在雅各布森诉马萨诸塞州案（*Jacobson v. Massachusetts*, 197 U.S. 11, 27，1905 年）中，美国最高法院认为，如果国家强制免疫接种“对于公共健康和公众安全是必需的”，那么这样的措施就是符合宪法要求的。最高法院在随后的祖赫特诉金案（*Zucht v. King*, 260 U.S. 174, 177，1922 年）等案件中确定了国家强制免疫接种的合宪性，因而支持了公立学校对儿童免疫接种方面的入学要求。
34. Oldstone, *Viruses, Plagues and History*, 17; Stanford T. Shulman, "The History of Pediatric Infectious Disease," *Pediatric Research* 55 (2004): 163–176.
35. Rhodes, *End of Plagues*, 62–63.
36. Sarah A. Tishkoff, Robert Varkonyi, Nelie Cahinhinan, Salem Abbes, George Argyropoulos, Giovanni Destro-Bisol, et al., "Haplotype Diversity and Linkage Disequilibrium at Human G6PD: Recent Origin of Alleles That Confer Malarial Resistance," *Science* 293 (2001): 455–462; Harper and Armelagos, "Genomics, the Origins of Agriculture, and Our Changing Microbe-Scape," 139.
37. Quoted in epigraph of Sonia Shah, *The Fever: How Malaria Has Ruled Humankind for 500,000 Years* (London: Picador, 2010).
38. Herbert S. Klein, *The Atlantic Slave Trade* (Cambridge: Cambridge University Press, 1999), 68.
39. Richard Holmes, *The Age of Wonder* (New York: Pantheon Books, 2008), 220–234.

40. McNeill, *Plagues and Peoples*, 105.
41. Andrew McIlwaine Bell, *Mosquito Soldiers: Malaria, Yellow Fever, and the Course of the American Civil War* (Baton Rouge: Louisiana State University Press, 2010), 2; Robert F. Reilly, "Medical and Surgical Care during the American Civil War, 1861–1865," *Baylor University Medical Center Proceedings* 29, no. 2 (April 2016): 138–142.
42. Bernard J. Brabin, "Malaria's Contribution to World War One—The Unexpected Adversary," *Malaria Journal* 13 (2014): 497.
43. Paul Reiter, "From Shakespeare to Defoe: Malaria in England in the Little Ice Age," *Emerging Infectious Diseases* 6, no. 1 (2000): 1–11.
44. Margaret Humphreys, *Malaria: Poverty, Race, and Public Health in the United States* (Baltimore: Johns Hopkins University Press, 2001), 74.
45. Humphreys, *Malaria*, 89–90.
46. Humphreys, *Malaria*, 140.
47. World Health Organization, "Malaria Fact Sheet," updated Nov. 2017, http://www.who.int/mediacentre/factsheets/fs094/en/.
48. Charles Kenny, *Getting Better: Why Global Development Is Succeeding—and How We Can Improve the World Even More* (New York: Basic Books, 2012), 123.
49. Catherine Mark and José G. Rigau-Pérez, "The World's First Immunization Campaign: The Spanish Smallpox Vaccine Expedition, 1803–1813," *Bulletin of the History of Medicine* 83, no. 1 (2009): 63–94.
50. Carlos Franco-Paredes, Lorena Lammoglia, and José Ignacio Santos-Preciado, "The Spanish Royal Philanthropic Expedition to Bring Smallpox Vaccination to the New World and Asia in the 19th Century," *Clinical Infectious Diseases* 41 (2005): 1285–1289; Xavier Bosch, "Review: The Spanish Royal Philanthropic Expedition: The Roundthe-World Voyage of the Smallpox Vaccine 1803–1810," *Lancet Infectious Diseases* 4 (2004): 59.
51. David Arnold, "Smallpox and Colonial Medicine in Nineteenth-Century India," in *Imperial Medicine and Indigenous Societies*, ed. David Arnold (Manchester: Manchester University Press, 1988), 45–65.
52. Mark and Rigau-Pérez, "World's First Immunization Campaign," 63–94.
53. Henderson, *Smallpox*, 51–53.
54. Arnold, "Smallpox and Colonial Medicine," 45–65.
55. Sanjoy Bhattacharya, Mark Harrison, and Michael Worboys, *Fractured States: Smallpox, Public Health and Vaccination Policy in British India 1800–1947* (Himayatnagar: Orient Blackswan, 2005), 3; Arnold, "Smallpox and Colonial Medicine," 48.
56. Enrique Soto-Pérez-de-Celis, "The Royal Philanthropic Expedition of the Vaccine: A Landmark in the History of Public Health," *Postgraduate Medical Journal* 84 (2008): 509–602.
57. Franco-Parades et al., "Spanish Royal Philanthropic Expedition," 1285–1286.
58. Birn, Pillay, and Holtz, *Textbook of Global Health*, 26; Bhattacharya, Harrison, and Worboys, *Fractured States*.
59. Packard, *Making of a Tropical Disease*, 3–4, 84–100.

60. Milton I. Roemer, "Internationalism in Medicine and Public Health," in *The History of Public Health and the Modern State*, ed. Dorothy Porter (Amsterdam: Editions Rodopi, 1994), 403–406.
61. Harrison, *Disease and the Modern World*, 134.
62. L. J. Bruce-Chwatt, "Alphonse Laveran's Discovery 100 Years Ago and Today's Global Fight against Malaria," *Journal of the Royal Society of Medicine* 74 (1981): 531–536; Harrison, *Disease and the Modern World*, 133–136.
63. Randall M. Packard, *A History of Global Health: Interventions into the Lives of Other Peoples* (Baltimore: Johns Hopkins University Press, 2016), 21; Humphreys, *Malaria*, 69.
64. McNeill, *Mosquito Empires*, 312.
65. John Farley, *To Cast Out Disease: A History of the International Health Division of the Rockefeller Foundation (1913–1951)* (Oxford: Oxford University Press, 2004), 8–17; Crawford, *Deadly Companions*, 122–123.
66. Packard, *History of Global Health*, 57–59.
67. Shah, *Fever*, 98–99.
68. Malcolm Gladwell, "The Mosquito Killer," *New Yorker*, July 2, 2001, http://www.newyorker.com/magazine/2001/07/02/the-mosquito-killer.
69. Martin Hadlow, "The Mosquito Network: American Military Broadcasting in the South-West Pacific, 1944–1946," in *The Military and the Media: The 2008 Chief of Army Military History Conference*, ed. Peter Dennis and Jeffrey Grey (Canberra: Australian Military History Publications, 2009), 74–95.
70. US Army Medical Department, *United States Army Preventive Medicine in World War II*, vol. 6, *Malaria*, ed. John Boyd Coates Jr., Ebbe Curtis Hoff, and Phebe M. Hoff (Washington, DC: US Army, 1963), table 12.
71. Packard, *History of Global Health*, 108; Fiammetta Rocco, *The Miraculous Fever-Tree: Malaria and the Quest for a Cure That Changed the World* (New York: HarperCollins, 2003), 77.
72. Charles M. Wheeler, "Control of Typhus in Italy 1943–44 by Use of DDT," *American Journal of Public Health* 46 (1946): 119–129; Frank Snowden, *The Conquest of Italy: 1900–1962* (New Haven, CT: Yale University Press, 2006); 199; John M. Hutzel, "Insect Control for the Marines," *Scientific Monthly* 62 (1946): 417–420.
73. "Public to Receive DDT Insecticide," *New York Times*, July 27, 1945, 17.
74. 欧洲直到 1975 年才宣布完全消除疟疾。World Health Organization, "History of Malaria Elimination in Europe," April 20, 2016, http://www.euro.who.int/__data/assets/pdf_file/0003/307272/Facsheet-malaria-elimination.pdf.
75. 针对流感、鼠疫、结核病和肺炎球菌性肺炎的新疫苗和药物在第二次世界大战期间研发成功，在第二次世界大战前研发成功的青霉素等药物产量也大幅提升。Packard, *History of Global Health*, 108.
76. Packard, *History of Global Health*, 113.
77. Packard, *History of Global Health*, 152.
78. 1967 年该项目的成本按 2016 年美元价计算，年平均通胀率取美国劳工统计局给出的 4.11%。Randall Packard, *The Making of a Tropical Disease: A Short History of Malaria* (Baltimore: Johns Hopkins University Press, 2007), 147; Shah, *Fever*, 216; Harrison, *Disease and the Modern World*, 181–182; Packard, *History of Global Health*, 156–158.

79. Henderson, *Smallpox: The Death of a Disease*, 87–88; Packard, *History of Global Health*, 154.
80. The White House, "Statements by the President on Announcing U.S. Support for an International Program to Eradication Smallpox," May 18, 1965, http://www.presidency.ucsb.edu/ws/?pid=26977; Nancy Stepan, *Eradication: Ridding the World of Diseases Forever?* (Ithaca, NY: Cornell University Press, 2011), 208–213.
81. Laurie Garrett, *The Coming Plague: Newly Emerging Diseases in a World Out of Balance* (New York: Penguin, 1995), 46.
82. World Health Organization, *The Global Eradication of Smallpox: Final Report of the Global Commission for the Certification of Smallpox Eradication* (Geneva, 1980), annexes 16–17.
83. World Health Organization, A33/VR/8, *Declaration of Global Eradication of Smallpox*, Thirty-third World Health Assembly, May 8, 1980, http://apps.who.int/iris/bitstream/10665/155528/1/WHA33_R3_eng.pdf.
84. World Health Organization Maximizing Positive Synergies Collaborative Group, "An Assessment of Interactions between Global Health Initiatives and Country Health Systems," *Lancet*, 373, no. 9681 (June 20, 2009): 2137–2169.
85. Farley, *To Cast Out Disease*, 4–7.
86. Farley, *To Cast Out Disease*, 31.
87. Sanjoy Battacharya, *Expunging Variola: The Control and Eradication of Smallpox in India, 1947–1977* (New Delhi: New Orient Longman Printing, 2006), 163–252; Stepan, *Eradication*, 212–215.
88. Henderson, *Smallpox*, 89-90.
89. James C. Riley, *Low Income, Social Growth, and Good Health: A History of Twelve Countries* (Berkeley: University of California Press, 2008), 111–112.
90. John C. Caldwell, "Routes to Low Mortality in Poor Countries," *Population and Development Review* 12, no. 2 (June 1986): 171–220.
91. 上述预期寿命年平均增加值为 1947—1958 年的数据。Mattias Lindgren, Klara Johansson, and Ola Rosling, "Life Expectancy (Years)," Gapminder, 2016, https://www.gapminder.org/data/; Davidson R. Gwatkin, "Indications of Change in Developing Country Mortality Trends: The End of an Era?" *Population and Development Review* 6, no. 4 (1980): 615–644.
92. Riley, *Low Income, Social Growth, and Good Health*, 109–114; David Cutler, Angus Deaton, and Adriana Lleras-Muney, "The Determinants of Mortality," *Journal of Economic Perspectives* 20, no. 3 (2006): 97–120.
93. James C. Riley, "The Timing and Pace of Health Transitions around the World," *Population and Development Review* 31 (2005): 741–764.
94. Samuel H. Preston, "Causes and Consequences of Mortality Declines in Less

Developed Countries in the Twentieth Century," in *Population and Economic Change in Developing Countries*, ed. Richard A. Easterlin (Chicago: University of Chicago Press, 1980), 300.

95. Rodrigo R. Soares, "On the Determinants of Mortality Reductions in the Developing World," *Population and Development Review* 33, no. 2 (2007): 247–287; David M. Bishai, Robert Cohen, Y. Natalia Alfonso, Taghreed Adam, Shyama Kuruvilla, and Julian Schweitzer, "Factors Contributing to Maternal and Child Mortality Reductions in 146 Low- and Middle-Income Countries between 1990 and 2010," *PLOS ONE* 11, no. 1 (2016): e0144908.
96. Packard, *History of Global Health*, 216.
97. UNAIDS, "Fact Sheet—Latest Statistics on the Status of the AIDS Epidemic," modified Nov. 2016, http://www.unaids.org/sites/default/files/media_asset/UNAIDS_FactSheet_en.pdf.
98. UNAIDS, "Fact Sheet" ; AIDSinfo, "Indicators," http://aidsinfo.unaids.org.
99. Carsten Fink and Keith E. Maskus, *Intellectual Property and Development: Lessons from Recent Economic Research* (Washington, DC, and New York: The World Bank and Oxford University Press, 2005).
100. Ellen 't Hoen, Jonathan Berger, Alexandra Calmy, and Suerie Moon, "Driving a Decade of Change: HIV/AIDS, Patents and Access to Medicines for All," *Journal of the International AIDS Society* 14, no. 15 (March 27, 2011): 3.
101. Institute for Health Metrics and Evaluation, *Financing Global Health 2015: Development Assistance Steady on the Path to New Global Goals* (Seattle: Institute for Health Metrics and Evaluation, 2016).
102. Policy Cures, "G-Finder 2015," http://policycures.org/g-finder2015.html.
103. Felicia M. Knaul, Julie R. Gralow, Rifat Atun, and Afsan Bhadelia, eds., *Closing the Cancer Divide: An Equity Imperative* (Boston: Harvard Global Equity Initiative, 2011), 221.
104. World Health Organization, "Antiretroviral Therapy (ART) Coverage among All Age Groups," http://www.who.int/gho/hiv/epidemic_response/ART_text/en/.
105. John Donnelly, "The President's Emergency Plan for AIDS Relief: How George W. Bush and Aides Came to 'Think Big' on Battling HIV," *Health Affairs* 31 (2012): 1389–1396.
106. Harley Feldbaum, Kelley Lee, and Joshua Michaud, "Global Health and Foreign Policy," *Epidemiologic Reviews* 32, no. 1 (2010): 82–92.
107. Thomas J. Bollyky, "Access for Drugs for Treatment of Noncommunicable Diseases," *PLOS Medicine* 10, no. 7 (July 23, 2013).
108. Institute for Health Metrics and Evaluation, *Financing Global Health 2015*; Institute for Health Metrics and Evaluation, "Global Burden of Disease," http://www.healthdata.org/gbd.
109. Chelsea Clinton and Devi Sridhar, *Governing Global Health: Who Runs the World and Why?* (New York: Oxford University Press, 2017), 11, 210.

110. Institute for Health Metrics and Evaluation, *Financing Global Health 2013*, 61–66.
111. 数据对应的撒哈拉以南非洲采用世界银行定义，包括 48 个国家。数据来自 Institute for Health Metrics and Evaluation, *Financing Global Health 2016*。
112. Institute for Health Metrics and Evaluation, *Financing Global Health 2016*; World Bank DataBank, "Population (Total)," http://data.worldbank.org/indicator/SP.POP.TOTL.
113. Joseph Dieleman and Michael Hanlon, "Measuring the Displacement and Replacement of Government Heath Expenditure," *Health Economics* 23, no. 2 (Feb. 2014): 129–140.
114. Packard, *History of Global Health*, 5.
115. PriceWaterhouseCoopers, "From Vision to Decision: Pharma 2020," Nov. 2012, http://download.pwc.com/ie/pubs/2012_pharma_2020.pdf.
116. R. Laxminarayan, A. Duse, C. Wattal, A. K. Zaidi, H. F. Wertheim, N. Sumpradit, et al., "Antibiotic Resistance—The Need for Global Solutions," *Lancet Infectious Diseases* 13, no. 12 (Dec. 2013): 1057–1098; Gardiner Harris, "'Superbugs' Kill India's Babies and Pose an Overseas Threat," *New York Times*, Dec. 4, 2014, https://www.nytimes.com/2014/12/04/world/asia/superbugs-kill-indias-babies-and-pose-an-overseas-threat.html?_r=0.
117. Landon Thomas Jr., "An Investor's Plan to Transplant Private Health Care in Africa," *New York Times*, Oct. 9, 2016, https://www.nytimes.com/2016/10/09/business/dealbook/an-investors-plan-to-transplant-private-health-care-in-africa.html.
118. Hubert Trowell and Denis Burkitt, eds., *Western Diseases: Their Emergence and Prevention* (Cambridge, MA: Harvard University Press, 1981), 4–8, 14.
119. Mitchell E. Daniels Jr., Thomas E. Donilon, Thomas J. Bollyky, and Christopher M. Tuttle, *The Emerging Global Health Crisis: Noncommunicable Diseases in Low- and Middle-Income Countries*, Independent Task Force Report no. 72 (New York: Council on Foreign Relations Press, 2014).
120. Thomas J. Bollyky, Tara Templin, Matthew Cohen, and Joseph L. Dieleman, "Lower-Income Countries That Face the Most Rapid Shift in Noncommunicable Disease Burden Are Also the Least Prepared," *Health Affairs* 36 (2017): 1866–1875.
121. Marie Ng, Tom Fleming, Margaret Robinson, Blake Thomson, Nicholas Graetz, Christopher Margono, et al., "Global, Regional, and National Prevalence of Overweight and Obesity in Children and Adults during 1980–2013: A Systematic Analysis for the Global Burden of Disease Study 2013," *Lancet* 384, no. 9945 (2014): 766–781.
122. Council on Foreign Relations, "The Emerging Crisis: Noncommunicable Diseases," 2014, http://www.cfr.org/diseases-noncommunicable/ncds-interactive/p33802.
123. David S. Reher, "Economic and Social Implications of the Demographic Transition," *Population and Development Review* 37 (2011): 11–33.
124. Institute for Health Metrics and Evaluation, "Global Burden of Disease," 2015, http://www.healthdata.org/gbd.
125. Thomas J. Bollyky, Tara Templin, Caroline Andridge, and Joseph L. Dieleman, "Understanding the Relationships between Non-Communicable Diseases, Unhealthy Lifestyles, and Country Wealth," *Health Affairs* 34, no. 9 (2015): 1464–1471.

126. Reher, "Economic and Social Implications."
127. Institute for Health Metrics and Evaluation, "Global Burden of Disease," 2015, http://www.healthdata.org/gbd.
128. UN Population Division, "2017 Revision of World Population Prospects."
129. Bollyky et al., "Lower-Income Countries That Face the Most Rapid Shift," 1866–1875.
130. Toulant Muka, David Imo, Veronica Colpani, Layal Chaker, Sven J. van der Lee, Shanthi Mendis, et al., "The Global Impact of Non-communicable Diseases on Healthcare Spending and National Income: A Systematic Review," *European Journal of Epidemiology* 30, no.4 (2015): 251–277.
131. Robert N. Peck, Ethan Green, Jacob Mtabaji, Charles Majinge, Luke R. Smart, Jennifer A. Downs, and Daniel W. Fitzgerald, "Hypertension-Related Diseases as a Common Cause of Hospital Mortality in Tanzania: A 3-Year Prospective Study," *Journal of Hypertension* 31, no. 9 (2013): 1806–1811.
132. John Rose, Thomas G. Weiser, Phil Hider, Leona Wilson, Russel L. Gruen, and Stephen W. Bickler, "Estimated Need for Surgery Worldwide Based on Prevalence of Diseases: A Modeling Strategy for the WHO Global Health Estimate," *Lancet,* Suppl. 2, no. 3 (2015): S13–S20; John Rose, David C. Chang, Thomas G. Weiser, Nicholas J. Kassebaum, and Stephen W. Bickler, "The Role of Surgery in Global Health: Analysis of United States Inpatient Procedure Frequency by Condition Using the Global Burden of Disease 2010 Framework," *PLOS ONE* 9, no. 2 (2014): e89693.
133. Bollyky et al., "Lower-Income Countries That Face the Most Rapid Shift."
134. Joseph L. Dieleman, Gavin Yamey, Elizabeth K. Johnson, Casey M. Graves, Annie Haakenstad, and John G. Meara, "Tracking Global Expenditures on Surgery: Gaps in Knowledge Hinder Progress," *Lancet Global Health* 3 (2015): S2–S4.
135. Institute for Health Metrics and Evaluation, *Financing Global Health 2015.*
136. Andrew Jacobs and Matt Richtel, "How Big Business Got Brazil Hooked on Junk Food," *New York Times*, Sept. 16, 2017; Thomas Reardon, C. Peter Timmer, and Bart Minten, "The Supermarket Revolution in Asia and Emerging Development Strategies to Include Small Farmers," *Proceedings of the National Academy of Sciences* 109, no. 31 (March 10, 2010): 12332–12337; Barry M. Popkin, Linda S. Adair, and Shu Wen Ng, "Now and Then: The Global Nutrition Transition: The Pandemic of Obesity in Developing Countries," *Nutrition Reviews* 70, no. 1 (Jan. 2012): 3–21; David Weatherspoon and Thomas Reardon, "The Rise of Supermarkets in Africa: Implications for Agrifood Systems and the Rural Poor," *Development Policy Review* 21, no. 3 (May 2003): 333–355.
137. Colin K. Khoury, Anne D. Bjorkman, Hannes Dempewolf, Julian Ramirez-Villegas, Luigi Guarino, Andy Jarvis, et al., "Increasing Homogeneity in Global Food Supplies and the Implications for Food Security," *Proceedings of the National Academy of Sciences* 111, no. 11 (2014): 4001–4006.
138. Katharine M. Esson and Stephen R. Leeder, *The Millennium Development Goals and Tobacco Control* (Geneva: World Health Organization, 2004), xi.
139. Thomas J. Bollyky, "Developing Symptoms: Noncommunicable Diseases Go Global,"

Foreign Affairs 91, no. 3 (2012): 136–137.

140. See, e.g., Duff Wilson, "Tobacco Funds Shrink as Obesity Fight Intensifies," *New York Times*, July 27, 2010, http://www.nytimes.com/2010/07/28/health/policy/28obesity.html; Thomas J. Bollyky, *Beyond Ratification: The Future of U.S. Engagement on International Tobacco Control* (Washington, DC: Center for Strategic and International Studies, 2010), 12–13, http://csis.org/files/publication/111210_Bollyky_ByndRatifica_WEB.pdf.
141. International Centre for Trade and Sustainable Development, "Tobacco Company Files Claim against Uruguay over Labeling Laws," *Bridges* 14, http://ictsd.org/i/news/bridgesweekly/71988/; Sabrina Tavernise, "Tobacco Firms' Strategy Limits Poorer Nations' Smoking Laws," *New York Times*, Dec. 13, 2013, http://www.nytimes.com/2013/12/13/health/tobacco-industry-tactics-limit-poorer-nations-smoking-laws.html; Thomas J. Bollyky, "The Tobacco Problem in U.S. Trade," *Council on Foreign Relations*, http://www.cfr.org/trade/tobacco-problem-us-trade/p31346.
142. Packard, *History of Global Health*.
143. Centers for Disease Control and Prevention, "Outbreaks Chronology: Ebola Virus Disease," https://www.cdc.gov/vhf/ebola/outbreaks/history/chronology.html.
144. Ian Goldin and Chris Kutarna, *Age of Discovery* (New York: St. Martin's Press, 2016), 182.
145. World Health Organization, "Ebola Situation Report—30 March 2016," March 30, 2016, http://apps.who.int/ebola/current-situation/ebola-situation-report-30-march-2016; World Health Organization, "Statement on the 9th Meeting of the IHR Emergency Committee Regarding the Ebola Outbreak in West Africa," March 29, 2016, http://www.who.int/mediacentre/news/statements/2016/end-of-ebola-pheic/en/.
146. "Lessons from Polio to Ebola," Editorial, *Lancet Infectious Diseases* 15, no. 8 (2015): 863; Faisal Shuaib, Rajni Gunnala, Emmanuel O. Musa, Frank J. Mahoney, Olukayode Oguntimehin, and Patrick M. Nguku, "Ebola Virus Disease Outbreak—Nigeria, July–September 2014," *Morbidity and Mortality Weekly Report* 63, no. 39 (2014): 867–872.
147. Michiel Hofman and Sokhieng Au, "Introduction" to *The Politics of Fear: Médecins Sans Frontières and the West African Ebola Epidemic*, ed. Michiel Hofman and Sokhieng Au (New York: Oxford University Press, 2017), xvi; Mark Anderson, "Ebola: Airlines Cancel More Flights to Affected Countries," *Guardian*, Aug. 22, 2014.
148. Mark Roland Thomas, Gregory Smith, Francisco H. G. Ferreira, David Evans, Maryla Maliszewska, Marcio Cruz, et al., "The Economic Impact of Ebola on Sub-Saharan Africa: Updated Estimates for 2015," World Bank, January 20, 2015.
149.《撒哈拉以南非洲未实现的健康议程》，托马斯・J. 博伊基，对外关系委员会全球健康、经济和发展部高级研究员，在第 114 届国会参议院非洲与全球健康政策对外关系分委会第一阶段会议上的发言（2015 年 3 月 19 日）。Tong Wu, Charles Perrings, Ann Kinzig, James P. Collins, Ben A. Minteer, Peter Daszak, "Economic Growth, Urbanization, Globalization, and the Risks of Emerging Infectious Diseases in China: A Review," *Ambio* 46 (2017): 18–29.

150. Marco Schäferhoff, Sara Fewer, Jessica Kraus, Emil Richter, Lawrence H. Summers, Jesper Sundewall, et al., "How Much Donor Financing for Health Is Channeled to Global versus Country-Specific Aid Functions?" *Lancet* 286, no. 10011 (2015): 2436–2441; World Health Organization, A66/7, *Proposed Programme Budget 2014–2015*, Sixty-sixth World Health Assembly, April 19, 2013, http://www.who.int/about/resources_planning/A66_7-en.pdf.
151. National Academies of Sciences, Engineering, and Medicine, Health and Medicine Division, Board on Global Health, Committee on Global Health and the Future of the United States, *Global Health and the Future Role of the United States* (Washington, DC: National Academies Press, 2017), 60.
152. Save the Children, "A Wake Up Call: Lessons from Ebola for the World Health Systems," https://www.savethechildren.net/resources; UNICEF, "Under-five and Infant Mortality Rates and Number of Deaths," Oct. 2016, data.unicef.org/topic/child-survival/under-five-mortality.
153. The World Bank, "World Development Indicators," http://data.worldbank.org/data-catalog/world-development-indicators.
154. Sheri Fink, "W.H.O. Members Endorse Resolution to Improve Response to Health Emergencies," *New York Times*, Jan. 26, 2015, https://www.nytimes.com/2015/01/26/world/who-members-endorse-resolution-to-improve-response-to-health-emergencies.html.
155. World Health Organization, "Extended List of Ebola Reviews" (as of May 2016), http://www.who.int/about/evaluation/extended-list-of-ebola-reviews-may 2016.pdf ?ua=1; Suerie Moon, Jennifer Leigh, Liana Woskie, Francesco Checchi, Victor Dzau, Mosoka Fallah, et al., "Post-Ebola Reforms: Ample Analysis, Inadequate Action," *British Medical Journal* 356 (2017): j280.
156. Coalition for Epidemic Preparedness Innovations, http://cepi.net/.
157. World Bank, International Working Group on Financing Preparedness, *From Panic and Neglect to Investing in Health Security: Financing Pandemic Preparedness at a National Level* (Washington, DC, 2017), 19–24; Gavin Yamey, Marco Schäferhoff, Ole Kristian Aars, Barry Bloom, Dennis Carroll, Mukesh Chawla, et al., "Financing of International Collective Action for Epidemic and Pandemic Preparedness," *Lancet Global Health* 5 (2017): e742–e743; Josh Michaud, Kellie Moss, and Jennifer Kates, *The U.S. Government and Global Health Security*, The Henry J. Kaiser Family Foundation, Nov. 1, 2017.
158. Lawrence O. Gostin and James G. Hodge Jr., "Zika Virus and Global HealthSecurity," *Lancet Infectious Diseases* 16, no.10 (2016): 1099–1100.
159. Lena H. Sun, "World Leaders Rehearse for a Pandemic That Will Come 'Sooner Than We Expect,'" *Washington Post*, Oct. 24, 2017.
160. William Easterly, *White Man's Burden: Why the West's Efforts to Aid the Rest Have Done So Much Ill and So Little Good* (New York: Penguin, 2007).
161. Dambisa Moyo, *Dead Aid: Why Aid Is Not Working and How There Is a Better Way for Africa* (New York: Allen Lane, 2010); Deaton, *Great Escape*; William Easterly, *Tyranny*

of Experts: Economists, Dictators, and the Forgotten Rights of the Poor (New York: Basic Books, 2014).

162. Haidong Wang, Chelsea A Liddell, Matthew M Coates, Meghan D Mooney, Carly E Levitz, Austin E Schumacher, et al., "Global, Regional, National, and Selected Subnational Levels of Stillbirths, Neonatal, Infant, and Under-5 Mortality, 1980–2015: A Systematic Analysis for the Global Burden of Disease Study 2015," *Lancet* 388 (2016): 1725–1774, 1754–1758; David Bishai, Robert Cohen, Y. Natalia Alfonso, Taghreed Adam, Shyama Kuruvilla, Julian Schweitzer, et al., "Factors Contributing to Child Mortality Reductions in 142 Low- and Middle-Income Countries between 1990 and 2010," paper presented at Population Association of America, Annual Meeting, Boston (2014); Matt Andrews, Lant Pritchett, and Michael Woolcock, *Building State Capability: Evidence, Analysis, Action* (Oxford: Oxford University Press, 2017), 14–27.
163. Downie, "Sustaining Improvements to Public Health," 22; Stephen Morrison and Suzanne Brundage, "Advancing Health in Ethiopia: With Fewer Resources, An Uncertain GHI Strategy, and Vulnerabilities on the Ground," Center for Strategic and International Studies, June 2012, 11, https://www.csis.org/analysis/advancing-health-ethiopia.
164. Development Assistance Group, Ethiopia, "ODA to Ethiopia," http://dagethiopia.org/new/oda-to-ethiopia; Janet Fleischman and Katherine Peck, "Imperiling Progress: How Ethiopia's Response to Political Unrest Could Undermine Its Health Gains," Center for Strategic and International Studies, Nov. 3, 2016, https://www.csis.org/analysis/imperiling-progress.
165. Hailom Banteyerga, Aklilu Kidanu, Lesong Conteh, and Martin McKee, "Ethiopia: Placing Health at the Center of Development," in *"Good Health at Low Cost" 25 Years On: What Makes a Successful Health System?*, ed. Hailom Banteyerga, Martin McKee, and Anne Mills (London: The London School of Hygiene and Tropical Medicine, 2011), 104.
166. Downie, "Sustaining Improvements to Public Health," 10.
167. Banteyerga et al., "Ethiopia," 104.
168. Downie, "Sustaining Improvements to Public Health," 14.
169. Human Rights Watch, "Development without Freedom: How Aid Underwrites Repression in Ethiopia," Oct. 2010, https://www.hrw.org/sites/default/files/reports/ethiopia1010webwcover.pdf.
170. Donald G. McNeil Jr. and Nick Cumming-Bruce, "W.H.O. Elects Ethiopia's Tedros as First Director General from Africa," *New York Times*, May 24, 2017, A6.
171. Wang et al., "Global, Regional, and National Under-5 Mortality." See also Helen Epstein, "Are Tyrants Good for Your Health?" *Lancet* 383 (2014): 1453–1454; Angus Deaton, "Reply to Dr. Agnes Binagwaho," *Boston Review,* July 16, 2015, http://bostonreview.net/blog/angus-deaton-reply-dr-agnes-binagwaho.
172. Lionel Barber, "Women's Rights, Cricket Unites, and an Audience with Paul Kagame: Lionel Barber's Rwanda Diary," *Financial Times*, Aug. 27, 2017.
173. George Rosen, "Political Order and Human Health in Jeffersonian Thought," *Bulletin of*

the History of Medicine 26 (1952): 32–44; Porter, *Health, Civilization, and the State*, 57.

174. Amartya Sen, *Development as Freedom* (New York: Anchor Books, 1999), 11.
175. James W. McGuire, *Wealth, Health, and Democracy in East Asia and Latin America* (Cambridge: Cambridge University Press, 2010); Simon Wigley and Arzu Akkoyunlu-Wigley, "The Impact of Democracy and Media Freedom on Under-5 Mortality, 1961–2011," *Social Science and Medicine* 190 (2017): 237–224; Andrew C. Patterson, "Not All Built the Same? A Comparative Study of Electoral Systems and Population Health," *Health and Place* 47 (2017): 90–99; Masayuki Kudamatsu, "Has Democratization Reduced Infant Mortality in Sub-Saharan Africa? Evidence from Micro Data," *Journal of the European Economic Association* 10 (2012): 1294–1317; Timothy J. Besley and Masayuki Kudamatsu, "Health and Democracy," *American Economic Review* 96 (2006): 313–318.
176. Pan American Health Organization, *Core Indicators 2016. Health Situation in the Americas* (PAHO: Washington, DC, 2016), http://iris.paho.org/xmlui/handle/123456789/31289; Timothy J. Besley and Masayuki Kudamatsu, "Making Autocracy Work," LSE STICERD Research Paper No. DEDPS48, April 30, 2008, https://papers.ssrn.com/sol3/papers.cfm?abstract_id=1127017.
177. Angus S. Deaton and Robert Tortora, "People in Sub-Saharan Africa Rate Their Health and Health Care among the Lowest in the World," *Health Affairs* 34, no. 3 (March 2015): 519–527.

第 3 章　疾病与童年

1. Diary of Ephraim Harris, cited in John Duffy, *Epidemics in Colonial America* (Baton Rouge: Louisiana State University Press, 1953), 174–174.
2. 这段文字最早刊登在英国桑德韦尔卫生局 1988 年印制的宣传册上。"Roald Dahl on Olivia, Writing in 1986," http://roalddahl.com/roald-dahl/timeline/1960s/november-1962.
3. Yuki Furuse, Akira Suzuki, and Hitoshi Oshitani, "Origin of Measles Virus: Divergence from Rinderpest Virus between the 11th and 12th Centuries," *Virology Journal* 7 (2010): 52.
4. Stanford T. Shulman, "The History of Pediatric Infectious Disease," *Pediatric Research* 55 (2004): 163–176.
5. Shulman, "History of Pediatric Infectious Disease."
6. Samuel Preston and Michael R. Haines, *Fatal Years* (Princeton, NJ: Princeton University Press, 1996), 4–6.
7. Mark Woolhouse, Fiona Scott, Zoe Hudson, Richard Howey, and Margo Chase-Topping, "Human Viruses: Discovery and Emergence," *Philosophical Transactions of the Royal Society of London B: Biological Sciences* 367, no. 1604 (2012): 2864–2871.
8. Centers for Disease Control and Prevention, "History of Measles," https://www.cdc.gov/measles/about/history.html; Minal K. Patel, Marta Gacic-Dobo, Peter M. Strebel, Alya Dabbagh, Mick N. Mulders, Jean-Marie Okwo-Bele, et al., "Progress toward Regional

Measles Elimination—Worldwide, 2000–2015," *Morbidity Mortality Weekly Report* 65, no. 44 (2016): 1228–1233.

9. Alexander D. Langmuir, "Medical Importance of Measles," *American Journal of Diseases of Children* 103, no. 3 (1962): 224–226. 在疫苗发明前，美国的麻疹死亡率已出现显著下降，最有可能的原因是抗生素的使用、卫生和营养状况的改善以及公共卫生教育的提升减少了二次感染。Walter A. Orenstein, Mark J. Papania, and Melinda E. Wharton, "Measles Elimination in the United States," *Journal of Infectious Diseases* 189, suppl. 1 (2004): S1–S3.
10. The Editors of the *Lancet*, "Retraction: Ileal Lymphoid Nodular Hyperplasia, Non-Specific Colitis, and Pervasive Developmental Disorder in Children," *Lancet* 375, no. 9713 (2010): 445.
11. Institute of Medicine, *Adverse Effects of Vaccines: Evidence and Causality* (Washington, DC: The National Academies Press, 2012), https://www.nap.edu/catalog/13164/adverse-effects-of-vaccines-evidence-and-causality; General Medical Council, "Fitness to Practice Panel Hearing," Jan. 28, 2010, http://www.casewatch.org/foreign/wakefield/gmc_findings.pdf; Clare Dyer, "Wakefield Was Dishonest and Irresponsible Over MMR Research, Says GMC," *British Medical Journal* 340 (2010).
12. Centers for Disease Control and Prevention, "Measles Cases and Outbreaks," https://www.cdc.gov/measles/cases-outbreaks.html.
13. Brian Greenwood, "The Contribution of Vaccination to Global Health: Past, Present and Future," *Philosophical Transactions of the Royal Society of London B: Biological Sciences* 369, no. 1645 (2014), doi:10.1098/rstb.2013.0433.
14. Lawrence K. Altman, "How Tiny Errors in Africa Led to a Global Triumph," *New York Times*, Sept. 26, 2011, http://www.nytimes.com/2011/09/27/health/27docs.html.
15. Randall M. Packard, *History of Global Health* (Baltimore: Johns Hopkins University Press, 2016), 256.
16. Adam Fifield, *A Mighty Purpose: How Jim Grant Sold the World on Saving Its Children* (New York: Other Press, 2016), 5–6.
17. Fifield, *Mighty Purpose*, 52; Packard, *History of Global Health*, 256–257.
18. Packard, *History of Global Health*, 258, 265.
19. Fifield, *Mighty Purpose*, 126, 143–169, 183.
20. Fifield, *Mighty Purpose*, 120–121.
21. Peter Adamson, Carol Bellamy, Kul Gautam, Richard Jolly, Nyi Nyi, Mary Racelis, et al., *Jim Grant: UNICEF Visionary*, ed. Richard Jolly (Florence: UNICEF Innocenti Research Centre, 2001), 59.
22. Bill Gates, "Jim Grant's Child Survival Revolution," *Impatient Optimists* (blog), Bill and Melinda Gates Foundation, Feb. 17, 2011, http://www.impatientoptimists.org/Posts/2011/02/Jim-Grants-Child-Survival-Revolution.
23. Packard, *History of Global Health*, 216.
24. William Foege, "The Power of Immunization," in *The Progress of Nations* (New York: UNICEF, 2000).

25. Gavi, "Annual Contributions and Proceeds," Sept. 30, 2016, http://www.gavi.org/funding/donor-contributions-pledges/annual-contributions-and-proceeds/.
26. World Health Organization, "Global and Regional Immunization Profile 2016" (data received as of July 19, 2017), http://www.who.int/immunization/monitoring_surveillance/data/gs_gloprofile.pdf?ua=1.
27. Patel et al., "Progress toward Regional Measles Elimination," 1228–1233.
28. World Bank DataBank, "GDP Per Capita (Current US$)," http://data.worldbank.org/indicator/NY.GDP.PCAP.CD?end=2015&start=1976.
29. Yang Jisheng, *Tombstone: The Great Chinese Famine, 1958–1962* (New York: Farrar, Straus and Giroux, 2013), 28.
30. Steven Radelet, *The Great Surge: The Ascent of the Developing World* (New York: Simon and Schuster, 2015), 36; Nancy Birdsall, "Middle Class Heroes," *Foreign Affairs*, March–April 2016, https://www.foreignaffairs.com/articles/2016-02-15/middle-class-heroes.
31. World Bank DataBank, "Life Expectancy at Birth, Total (Years)," http://data.worldbank.org/indicator/SP.DYN.LE00.IN?end=2014&start=1960.
32. James C. Riley, *Low-Income, Social Growth, and Good Health: A History of Twelve Countries* (Berkeley: University of California Press/Milbank Books on Health and the Public, 2007), 111.
33. Riley, *Low-Income, Social Growth*, 111.
34. Riley, *Low-Income, Social Growth*, 110–111; David Hipgrave, "Communicable Disease Control in China: From Mao to Now," *Journal of Global Health* 1, no. 2 (2011): 224–238.
35. Xiaoping Fang, *Barefoot Doctors and Western Medicine in China* (Rochester, NY: University of Rochester Press, 2012), 25–28; Riley, *Low-Income, Social Growth*, 25–28, 112; Tina Phillips Johnson and Yi-Li Wu, "Maternal and Child Health in Nineteenthto Twenty-First-Century China," in *Medical Transitions in Twentieth-Century China*, ed. Bridie J. Andrews and Mary Brown Bullock (Bloomington: Indiana University Press, 2014), 61–64.
36. Miriam Gross, *Farewell to the God of Plague: Chairman Mao's Campaign to Deworm China* (Oakland, CA: Berkeley Press, 2016), 1–2, 7, 18, 20.
37. Kerrie L. MacPherson, "Hong Kong and China and the Double Disease Burden," in *Health Transitions and the Double Disease Burden in Asia and the Pacific*, ed. Milton J. Lewis and Kerrie L. MacPherson (New York: Routledge, 2013), 60.
38. Hipgrave, "Communicable Disease Control in China," 226; Xingjian Xu, "Control of Communicable Diseases in the People's Republic of China," *Asia Pacific Journal of Public Health* 7, no. 2 (1994): 123–131.
39. Robert William Fogel, "New Findings on Secular Trends in Nutrition and Mortality: Some Implications for Population Theory," in *Handbook of Population and Family Economics*, vol. 1A, ed. Mark R. Rosenzweig and Oded Stark (Boston: Elsevier, 1997), 433–481.
40. Hoyt Bleakley, "Disease and Development: Evidence from Hookworm Eradication in the American South," *Quarterly Journal of Economics* 122, no. 1 (2007): 73–117; Jere R. Behrman and Mark R. Rosenzweig, "Returns to Birthweight," *Review of Economics and*

Statistics 86, no. 2 (2004): 586–601.

41. Dean T. Jamison, Lawrence H. Summers, George Alleyne, Kenneth J. Arrow, Seth Berkley, Agnes Binagwaho, et al., "Global Health 2035: A World Converging within a Generation," *Lancet* 383, no. 9908 (2013): 1898–1955.
42. Universal Health Coverage Coalition, "Economists' Declaration," http://Universalhealthcoverageday.org/economists-declaration/.
43. Daron Acemoglu and Simon Johnson, "Disease and Development: The Effect of Life Expectancy on Economic Growth," *Journal of Political Economy* 115, no. 6 (2007): 925–985.
44. Quamrul H. Ashraf, Ashley Lester, and David N. Weil, "When Does Improving Health Raise GDP?" (working paper, The National Bureau of Economic Research, no. 14449, 2008), 26.
45. Susan Greenhalgh and Edwin A. Winkler, *Governing China's Population: From Leninist to Neoliberal Biopolitics* (Palo Alto, CA: Stanford University Press, 2005), 17, 55–92; Tyrene White, *China's Longest Campaign: Birth Planning in the People's Republic, 1949–2005* (Ithaca: Cornell University Press, 2006), 19–41; Johnson and Wu, "Maternal and Child Health," 61–64; Riley, *Low-Income, Social Growth,* 113; Joe Studwell, *How Asia Works: Success and Failure in the World's Most Dynamic Region* (London: Profile Books, 2013), xxii, 21–22.
46. Deaton, *Great Escape*, 38–39.
47. David E. Bloom, David Canning, and Jocelyn E. Finlay, "Population Aging and Economic Growth in Asia," in *The Economic Consequences of Demographic Change in East Asia*, NBER-EASE vol. 19, ed. Takatoshi Ito and Andrew Rose (Chicago: University of Chicago Press, 2010), 61–89.
48. Paul Krugman, "The Myth of Asia's Miracle," *Foreign Affairs*, Nov.–Dec. 1994, 73.
49. Robert J. Gordon, *The Rise and Fall of American Growth* (Princeton, NJ: Princeton University Press, 2016), 209.
50. Ruchir Sharma, "The Demographics of Stagnation: Why People Matter for Economic Growth," *Foreign Affairs*, March–April 2016, https://www.foreignaffairs.com/articles/world/2016-02-15/demographics-stagnation. 经济学家也将 19 世纪英国工业城市发展等经济增长迅猛的情况部分归因于青年人口超高的比重。Jeffrey G. Williamson, *Coping with City Growth during the British Industrial Revolution* (Cambridge: Cambridge University Press, 2002), 30–31.
51. Andrew Mason, "Demographic Transition and Demographic Dividends in Developed and Developing Countries" (submitted paper, *Proceedings of the United Nations Expert Group Meeting on Social and Economic Implications of Changing Population Age Structures*, Mexico City, Aug. 31, 2005), http://www.un.org/esa/population/meetings/Proceedings_EGM_Mex_2005/mason.pdf.
52. David S. Canning, Sangeeta Raja, and Abdo S. Yazbeck, eds., *Africa's Demographic Transition: Dividend or Disaster?* (Washington, DC: World Bank, 2015), 50.
53. Mark R. Montgomery and Barney Cohen, eds., *From Death to Birth: Mortality Decline*

and Reproductive Change (Washington, DC: The National Academies Press, 1998), 74–111; see also Bill Gates and Melinda Gates, "Annual Letter 2014," Bill and Melinda Gates Foundation, http://www.gatesfoundation.org/Who-We-Are/Resources-and-Media/Annual-Letters-List/Annual-Letter-2014.

54. Canning, Raja, and Yazbeck, *Africa's Demographic Transition*, 26.
55. Jere R. Behrman and Hans-Peter Kohler, "Quantity, Quality, and Mobility of Population," in *Toward a Better Global Economy: Policy Implications for Citizens Worldwide in the 21st Century*, ed. Franklin Allen et al. (Oxford: Oxford University Press, 2014), 141; Daron Acemoglu and James Robinson, *Why Nations Fail: The Origins of Power, Prosperity, and Poverty* (New York: Crown, 2012), 431.
56. Studwell, *How Asia Works*, 13–15.
57. Studwell, *How Asia Works*, 223.
58. Tyler Cowen, "Economic Development in an 'Average Is Over' World" (working paper, 2016).
59. Richard Baldwin, "Trade and Industrialisation after Globalisation's 2nd Unbundling: How Building and Joining a Supply Chain Are Different and Why It Matters," NBER Working Paper No. 17716, 2011.
60. Thomas J. Bollyky and Petros C. Mavroidis, "Trade, Social Preferences and Regulatory Cooperation: The New WTO-Think," *Journal of International Economic Law* 20, no. 1 (2017): 1–30.
61. Marcos Cueto, *The Value of Health: A History of the Pan American Health Organization* (Washington, DC: Boydell & Brewer, 2007), 107–125.
62. Albert Esteve, Joan Garcia-Roman, Ron Lesthaeghe, and Antonio Lopez-Gay, "The 'Second Demographic Transition' Features in Latin America: The 2010 Update" (unpublished manuscript, Centre d'Estudis Demografics, Universitat Autonoma de Barcelona, Barcelona, 2012), http://www.vub.ac.be/demography/wp-content/uploads/2016/02/LatAm_SDT_update.doc.
63. Canning, Raja, and Yazbeck, *Africa's Demographic Transition*, 50; Jeffrey G. Williamson, "Latin American Inequality: Colonial Origins, Commodity Booms, or a Missed 20th Century Leveling?" NBER Working Paper No. 20915, 2015.
64. Mason, "Demographic Transition."
65. Institute for Health Metrics and Evaluation, Country Profiles, "Kenya," http://www.healthdata.org/kenya.
66. Jeffrey Gettleman, "36 Hours in Nairobi, Kenya," *New York Times*, Dec. 15, 2016, https://www.nytimes.com/interactive/2016/12/15/travel/what-to-do-36-hours-in-nairobi-kenya.html.
67. Eric Kramon and Daniel N. Posner, "Kenya's New Constitution," *Journal of Democracy* 22, no. 2 (2011): 89–103.
68. Steve Johnson, "Kenya a Rare Bright Spot in Emerging Markets Gloom," *Financial Times*, Feb. 4, 2016, https://www.ft.com/content/ffb0470c-c9cd-11e5-a8ef-ea66e967dd44.
69. World Bank, *Kenya Economic Update* (Washington, DC: World Bank Group, June 10,

2014), 6, 12–13.
70. World Bank, *Kenya Economic Update*, 35.
71. World Bank, *Kenya Economic Update*, 5–6, 23.
72. Rakesh Kochhar, "A Global Middle Class Is More Promise Than Reality: From 2001 to 2011, Nearly 700 Million Step Out of Poverty, but Most Only Barely," *Pew Research Center*, July 8, 2015, http://www.pewglobal.org/2015/07/08/a-global-middle-class-is-more-promise-than-reality/.
73. Eliya M. Zulu, Donatien Beguy, Alex C. Ezeh, Philippe Bocquier, Nyovani J. Madise, John Cleland, and Jane Falkingham, "Overview of Migration, Poverty and Health Dynamics in Nairobi City's Slum Settlements," *Journal of Urban Health* 88, supplement 2 (2011): S185–S199; Demographia, *Demographia World Urban Areas*, 12th annual ed. (Belleville, IL: Demographia, April 2016).
74. Zulu et al., "Overview of Migration, Poverty and Health Dynamics," S186.
75. UN-Habitat, *The State of African Cities 2010: Governance, Inequalities and Urban Land Markets* (Nairobi, Kenya: UN-Habitat, 2010), 29.
76. World Bank, *Kenya Economic Update*, 35.
77. Joseph L. Dieleman, Tara Templin, Nafis Sadat, Patrick Reidy, Abigail Chapin, Kyle Foreman, et al., "National Spending on Health by Source for 184 Countries between 2013 and 2040," *Lancet* 387 (2016): 2521–2535.
78. World Bank, *Kenya Economic Update*, 34.
79. Colin H. Kahl, *States, Scarcity, and Civil Strife in the Developing World* (Princeton, NJ: Princeton University Press, 2006), 117.
80. Jeffrey Gettleman, "Kenya's Collective 'Uh-Oh': Another Election Is Coming," *New York Times*, June 6, 2016, A4; Nela Wadekar, "Kenyan Democracy's Missed Opportunity," *New Yorker*, Aug. 16, 2017.
81. Helen Epstein, "Kenya: The Election and the Cover-Up," *New York Review of Books*, Aug. 30, 2017.
82. "Kenya Watchdog Says 92 People Killed in Election Violence," *Associated Press*, Dec. 20, 2017; Humphrey Malalo, "University of Nairobi Closed as Anger Rises Over Police Brutality," *Reuters*, Oct. 3, 2017; John Campbell, "Low Turnout, Protests, and No End in Sight for Kenyan Election Crisis," *CFR.org*, Oct. 25, 2017.
83. Kimiko de Freytas-Tamura, "Kenya Court Says It Nullified Election Over Possible Hacking," *New York Times*, Sept. 20, 2017.
84. "Kenya's Giant Step for Fair Elections," *New York Times*, Sept. 3, 2017; John Campbell, "Uneasy Stalemate in Post-Election Kenya," *CFR.org*, Aug. 21, 2017.
85. Robert Barro and Jong-Wha Lee, "A New Data Set of Educational Attainment in the World, 1950–2010," *Journal of Development Economics* 104 (2013): 184–198.
86. Michael A. Clemens and David McKenzie, "Why Don't Remittances Appear to Affect Growth?" World Bank Policy Research Working Paper No. 6856, 2014. See World Bank Development Indicators, "Foreign direct investment, net inflows (BoP, current US$)"; "Personal remittances, received (current US$)"; "Net official development assistance and

official aid received (current US$)" (last visited Dec. 22, 2017), https://data.worldbank.org/indicator/BX.KLT.DINV.CD.WD; https://data.worldbank.org/indicator/BX.TRF.PWKR.CD.DT; https://data.worldbank.org/indicator/DT.ODA.ALLD.CD.

87. African Development Bank, *African Economic Outlook 2017: Entrepreneurship and Industrialization* (Abidjan: African Development Group, 2017), 5.
88. African Development Bank, *Annual Effectiveness Review 2016: Accelerating the Pace of Change* (Abidjan: African Development Group, 2016), 38–39.
89. Ejaz Ghani and Stephen D. O'Connell, "Can Service Be a Growth Escalator in Low-Income Countries?" World Bank Policy Research Working Paper No. 6971, July 2014, 14.
90. Cowen, "Economic Development," 4–5.
91. Cowen, "Economic Development," 5.
92. Dani Rodrik, "Premature Deindustrialization," *Journal of Economic Growth* 21 (2016): 1.
93. Marcel P. Timmer, Gaaitzen de Vries and Klaas de Vries, "Patterns of Structural Change in Developing Countries," Groningen Growth and Development Centre Working Paper No. 149 (July 2014), http://www.ggdc.net/publications/memorandum/gd149.pdf.
94. Deon Filmer and Louise Fox, *Youth Employment in Sub-Saharan Africa* (Washington, DC: World Bank, 2014), 30–35.
95. Dani Rodrik, "Past, Present, and Future of Economic Growth," *Challenge* 57, no. 3 (2014): 5–39.
96. Janet Ceglowski, Stephen Golub, Aly Mbaye, and Varun Prasad, "Can Africa Compete with China in Manufacturing? The Role of Relative Unit Labor Costs," manuscript, Swarthmore College, 2015; Alan Gelb, Christian J. Meyer, Vijaya Ramachandran, and Divyanshi Wadhwa, "Can Africa Be a Manufacturing Destination? Labor Costs in Comparative Perspective," Center for Global Development Working Paper 466 (2017).
97. World Bank, *World Development Report 2016: Digital Dividends* (Washington, DC: World Bank, 2016), 22.
98. World Bank, *World Development Report 2016*, 22–23.
99. Howard L. Sirkin, Justin Rose, and Michael Zinzer, *The US Manufacturing Renaissance: How Shifting Global Economics are Creating an American Comeback* (Boston: Boston Consulting Group, 2012), http://kw.wharton.upenn.edu/made-in-america-again/.
100. Kevin Sneader and Jonathan Woetzel, "China's Impending Robot Revolution," *Wall Street Journal*, Aug. 3, 2016.
101. Cowen, "Economic Development," 10.
102. Marcelo Giugale, "Can Services Drive Africa's Development?" *Huffington Post: The World Post*, Sept. 5, 2016, http://www.huffingtonpost.com/marcelo-giugale/can-services-drive-africa_b_11866756.html; Bineswaree Bolaky, "Unlocking the Potential of Africa's Services for Transformation," *Bridges Africa* 5, no. 4, May 19, 2016.
103. Richard Dobbs, James Manyika, and Jonathan Woetzel, *No Ordinary Disruption: The Four Global Forces Breaking All the Trends* (New York: Public Affairs, 2015), 93–110.
104. Kochhar, "A Global Middle Class Is More Promise," 6.

105. Martha Chen, Sally Roever, and Caroline Skinner, "Editorial: Urban Livelihoods: Reframing Theory and Policy," *Environment and Urbanization* 28, no. 2 (2016): 331–342.
106. Cowen, "Economic Development," 4.
107. Ericcson, *Ericcson Mobility Report* (Stockholm: Ericcson, June 2017), 33–35, https://www.ericsson.com/assets/local/mobility-report/documents/2017/ericsson-mobility-report-june-2017.pdf.
108. Jim Yong Kim, "Rethinking Development Finance" (speech, London, April 11, 2017), The World Bank, http://www.worldbank.org/en/news/speech/2017/04/11/speech-by-world-bank-group-president-jim-yong-kim-rethinking-development-finance.
109. Sanders Korenman and David Neumark, "Cohort Crowding and Youth Labor Markets (A Cross-National Analysis)," in *Youth Employment and Joblessness in Advanced Countries*, ed. David G. Blachflower and Richard B. Freeman (Chicago: University of Chicago Press, 2000), 57–106.
110. Jennifer Keller and Mustapha K. Nabli, "The Macroeconomics of Labor Market Outcomes in MENA over the 1990s: How Growth Has Failed to Keep Pace with a Burgeoning Labor Market" (working paper, World Bank, Washington DC, June 2002), http://siteresources.worldbank.org/INTMENA/Resources/Labmarkoutcomes.pdf.
111. Tarik Yousef, "Youth in the Middle East and North Africa: Demography, Employment, and Conflict," in *Youth Explosion in Developing World Cities: Approaches to Reducing Poverty and Conflict in an Urban Age*, ed. Blair A. Ruble et al. (Washington, DC: Wilson Center, 2003), 12.
112. Yousef, "Youth in the Middle East."
113. Kahl, *States, Scarcity, and Civil Strife*, 35–39.
114. Jack A. Goldstone, "Theory of Political Demography: Human and Institutional Reproduction," in *Political Demography: How Population Changes Are Reshaping International Security and National Politics*, ed. Jack A. Goldstone et al. (Boulder, CO: Paradigm Publishers, 2012), 27.
115. Indermit S. Gill and Homi Kharas, "The Middle-Income Trap Turns Ten," World Bank, working paper, Washington, DC, Aug. 2015), http://documents.worldbank.org/curated/en/291521468179640202/pdf/WPS7403.pdf.
116. African Development Bank, *Annual Effectiveness Review 2016*, 47; Therese F. Azeng and Thierry U. Yogo, "Youth Unemployment and Political Instability in Selected Developing Countries," African Development Bank Working Paper No. 171, May 2013.

第 4 章　疾病与城市

1. United Nations, Department of Economic and Social Affairs, Population Division, *World Urbanization Prospects: The 2014 Revision, Highlights* (ST/ESA/SER.A/352) (New York: United Nations, 2014), 2.
2. Paul Slack, *The Impact of Plague in Tudor and Stuart England* (London: Routledge and Kegan Paul, 1985), 313–326; Nükhet Varlık, "New Science and Old Sources: Why the

Ottoman Experience of Plague Matters," *Medieval Global* 1 (2014): 193–224.

3. Paul M.Hohenberg and Lynn H.Lees, *TheMaking of Urban Europe, 1000–1994* (Cambridge, MA: Harvard University Press), 7; John Duffy, *The Sanitarians: A History of American Public Health* (Urbana: University of Illinois Press), 37.
4. Szreter, *Health and Wealth: Studies in History and Policy* (Rochester: University of Rochester Press, 2007), 112, 126.
5. Christine L. Corton, *London Fog: The Biography* (Cambridge, MA: Belknap Press of Harvard University Press, 2015), 77–80.
6. Otto Bettman, *The Good Old Days—They Were Terrible!* (New York: Random House, 1974), 2.
7. Martin V. Melosi, *The Sanitary City* (Baltimore: Johns Hopkins University Press, 2000), 26.
8. Melosi, *Sanitary City*, 62.
9. George Rosen, *A History of Public Health* (Baltimore: Johns Hopkins University Press, 1991), 12, 114–115; Great Britain Historical GIS, University of Portsmouth, "Manchester District through time? Population Statistics: Total Population, A Vision of Britain through Time," http://www.visionofbritain.org.uk/unit/10033007/cube/TOT_POP.
10. Angus Deaton, *The Great Escape: Health, Wealth, and the Origins of Inequality* (Princeton, NJ: Princeton University Press, 2013), 94; J. N. Hays, *The Burdens of Disease: Epidemics and Human Response in Western History* (New Brunswick, NJ: Rutgers University Press, 2009), 143.
11. Charles Dickens, "The Trouble Water Question," *Household Words, a Weekly Journal*, April 13, 1850.
12. Duffy, *Sanitarians*, 87.
13. Bettman, *Good Old Days*, 14.
14. Melosi, *Sanitary City*, 179.
15. C. Rosenberg, *The Cholera Years: The United States in 1832, 1849, and 1866* (Chicago: University of Chicago Press, 1962), 17–19.
16. Rosenberg, *Cholera Years*, 88.
17. John Duffy, *A History of Public Health in New York City, 1625–1866* (New York: Russell Sage Foundation, 1968), 151–152; Rosenberg, *Cholera Years*, 19–20.
18. Melosi, *Sanitary City*, 180.
19. Dorothy Porter, *Health, Civilization, and the State: A History of Public Health from Ancient to Modern Times* (New York: Routledge Books, 1999), 97–162.
20. Melosi, *Sanitary City*, 18–23; Louis P. Cain and Elyce J. Rotella, "Death and Spending: Urban Mortality and Municipal Expenditure on Sanitation," *Annales de Démographie Historique* 1 (2001): 139–154.
21. Edward Glaeser, *Triumph of the City: How Our Greatest Invention Makes Us Richer, Smarter, Greener, Healthier, and Happier* (London: Pan Books, 2012), 99; Rosenberg, *Cholera Years*, 19–20; Duffy, *Sanitarians*, 48.
22. Melosi, *Sanitary City*, 17; Christopher Hamlin, *A Science of Impurity: Water Analysis in*

Nineteenth Century Britain* (Berkeley: University of California Press, 1990), 81.

23. David Cutler and Grant Miller, "The Role of Public Health Improvements in Health Advances: The Twentieth-Century United States," *Demography* 42, no. 1 (2005): 1–22, 3–4.
24. Mark Achtman, "How Old Are Bacterial Pathogens?" *Proceedings of the Royal Society of London B: Biological Sciences* 283 (2016): 20160990; Daniela Brites and Sebastien Gagneux, "Co-evolution of Mycobacterium Tuberculosis and *Homo sapiens*," *Immunological Reviews* 264 (2015): 6–24; Thomas M. Daniel, "The History of Tuberculosis," *Respiratory Medicine* 100, no. 11 (Nov. 2006): 1862–1870, 1863.
25. Daniel, "History of Tuberculosis."
26. F. B. Smith, *The Retreat of Tuberculosis 1850–1950* (New York: Croom Helm, 1988), 1, 18.
27. Helen Bynum, *Spitting Blood: The History of Tuberculosis* (Oxford: Oxford University Press, 2012), 112–113.
28. Bynum, *Spitting Blood*; Zhang Yixia and Mark Elvin, "Environment and Tuberculosis in Modern China," in *Sediments of Time: Environment and Society in Chinese History*, ed. Mark Elvin and Cuirong Liu (Cambridge: Cambridge University Press, 1998), 533–539.
29. *Complete Works of Marx and Engels*, vol. 23 (Beijing: People's Publishing House, 1979), 529.
30. Cormac ó Gráda, "Cast Back into the Dark Ages of Medicine? The Challenge of Antimicrobial Resistance" (working paper, UCD Center for Economic Research, May 2015), 3.
31. Daniel, "History of Tuberculosis," 1864.
32. C. Tsiamis, E. T. Piperaki, G. Kalantzis, E. Poulakou Rebelakou, N. Tompros, E. Thalassinou, et al., "Lord Byron's Death: A Case of Late Malarial Relapse?" *Le Infezioni in Medicina* 23, no. 3 (2015): 288–295.
33. Hays, *Burdens of Disease*, chap. 8; Mark Harrison, *Disease and the Modern World: 1500 to the Present Day* (Cambridge: Polity Press, 2004), 87.
34. Johnson, *The Ghost Map: The Story of London's Most Terrifying Epidemic—and How It Changed Science, Cities, and the Modern World* (London: Riverhead Books, 2007), 34; John Noble Wilford, "How Epidemics Helped Shape the Modern Metropolis," *New York Times*, April 15, 2008.
35. Christopher Hamlin, *Cholera: The Biography* (New York: Oxford University Press, 2009), 11.
36. Mark D. Hardt, *History of Infectious Diseases in Urban Societies* (London: Lexington Books, 2016), 112–113.
37. Gerry Kearns, "The Urban Penalty and the Population History of England," in *Society, Health and Population During The Demographic Transition*, ed. Anders Brändström and Lars-Göran Tedebrand (Stockholm: Almqvist and Wiksell International, 1988), 213–236.
38. Charles Dickens, "A Winter Vision," *Harper's New Monthly Magazine* 2 (1851): 360.
39. Bairoch, *Cities and Economic Development: From the Dawn of History to the Present*

(Chicago: University of Chicago Press, 1988), 206; Kyle Harper, *The Fate of Rome: Climate, Disease, and the End of an Empire* (Princeton, NJ: Princeton University Press, 2017), 72–91.

40. Hohenberg and Lees, *The Making of Urban Europe,* 257–258.
41. David Rosner, "Introduction," in *Hives of Sickness: Public Health and Epidemics in the History of the City of New York*, ed. David Rosner (New York: Museum of the City of New York, 1995), 3.
42. Cutler and Miller, "Role of Public Health Improvements," 1–2.
43. Duffy, *History of Public Health*, 291.
44. Deaton, *Great Escape,* 94–95; Jeffrey G. Williamson, *Coping with City Growth during the British Industrial Revolution* (Cambridge: Cambridge University Press, 1990), 8–52.
45. Joel E. Cohen, "Beyond Population: Everyone Counts in Development," (working paper, Center for Global Development, no. 220, July 26, 2010); Pamela Sharpe, "Explaining the Short Stature of the Poor: Chronic Childhood Disease and Growth in Nineteenth-Century England," *Economic History Review* 65, no. 4 (2012): 1475–1494.
46. Daniel Knutsson, "The Effect of Introducing Clean Piped Water on Mortality in Stockholm: 1850–1872," unpublished paper, Stockholm University, 2016.
47. Richard J. Evans, *Death in Hamburg: Society and Politics in Cholera Years* (London: Penguin, 2005), 197.
48. Michael R. Haines, "The Urban Morality Transition in the United States: 1800–1940," *Annales de Demographie Historique* (2001): 33–64.
49. Edward Meeker, "The Social Rate of Return on Investment in Public Health, 1880–1910," *Journal of Economic History* 34, no. 2 (June 1974): 392–421.
50. Hohenberg and Lees, *Making of Urban Europe*, 258–259; Mark R. Montgomery, Richard Stren, Barney Cohen, and Holly E. Reed, eds., *Cities Transformed: Demographic Change and Its Implications in the Developing World Panel on Urban Population Dynamics* (Oxon: Earthscan, 2003), 271.
51. Kota Ogasawara et al., "Public Health Improvements and Mortality in Early Twentieth-Century Japan," unpublished paper, Tokyo Institute of Technology, 2015.
52. Bynum, *Spitting Blood*, 173.
53. Bynum, *Spitting Blood*, 113; Szreter, *Health and Wealth*, 127.
54. Nancy Tomes, *The Gospel of Germs: Men, Women, and the Microbe in American Life* (Cambridge, MA: Harvard University Press, 1999), 114–121; John Duffy, "Social Impact of Disease in the Late Nineteenth Century," *Bulletin of New York Academy of Medicine* 47, no. 7 (1971): 797–810.
55. Hays, *Burdens of Disease*, 160–161.
56. Szreter, *Health and Wealth*, 119.
57. Szreter, *Health and Wealth*, 220–225; William H. McNeill, *Plagues and Peoples*, 3rd ed. (New York: Anchor Books and Random House, 1998), 276–278.
58. Quoted in Melosi, *Sanitary City*, 53.
59. Lee Jackson, *Dirty Old London: The Victorian Fight against Filth* (New Haven, CT: Yale

University Press, 2015), 98–99.
60. Melosi, *Sanitary City*, 53.
61. Hamlin, *Cholera*, 139–141; Robert Buckley, "Financing Sewers in the 19th Century's Largest Cities: A Prequel for African Cities?" George Washington University–World Bank Urban Conference Paper, Sept. 2017 (on file with author).
62. Porter, *Health, Civilization, and the State*, 153; Duffy, *Sanitarians*, 53; Jackson, *Dirty Old London*, 99.
63. Porter, *Health, Civilization, and the State*, 15; Rosenberg, *Cholera Years*, 192–212; Duffy, *Sanitarians*, 120.
64. Porter, *Health, Civilization, and the State*, 153–154; Melosi, *Sanitary City*, 46.
65. Nava Ashraf, Edward L. Glaeser, and Giacomo A. M. Ponzetto, "Infrastructure, Incentives, and Institutions," *American Economic Review: Papers & Proceedings* 106, no. 5 (2016): 77–82.
66. Christopher Hamlin, "Cholera Forcing: The Myth of the Good Epidemic and the Coming of Good Water," *American Journal of Public Health* 99 (2009): 1946–1954.
67. John C. Brown, "Coping with Crisis? The Diffusion of Waterworks in Late Nineteenth-Century German Towns," *Journal of Economic History* 48 (1988): 307–318; Hamlin, "Cholera Forcing."
68. Melosi, *Sanitary City*, 18–19; Hamlin, "Cholera Forcing" ; Williamson, *Coping with City Growth*, 284.
69. McNeill, *Plagues and Peoples*, 278.
70. Montgomery et al., *Cities Transformed*, 271.
71. Susan B. Carter, "City Waterworks, by Type of Ownership: 1800–1924," table Dh236–239 in *Historical Statistics of the United States, Earliest Times to the Present*, millennial ed., ed. Susan B. Carter, Scott Sigmund Gartner, Michael R. Haines, Alan L. Olmstead, Richard Sutch, and Gavin Wright (New York: Cambridge University Press, 2006).
72. Robert J. Gordon, *The Rise and Fall of American Growth: The U.S. Standard of Living since the Civil War* (Princeton, NJ: Princeton University Press, 2016), 216.
73. Scott E. Masten, "Public Utility Ownership in 19th-Century America: The 'Aberrant' Case of Water," *Journal of Law, Economics, and Organization* 27, no. 3 (2011): 604–654, 609.
74. David Cutler and Grant Miller, "The Role of Public Health Improvements in Health Advances: The Twentieth-Century United States," *Demography* 42, no. 1 (2005): 1–22.
75. Gordon, *Rise and Fall of American Growth*, 123, 207.
76. Melosi, *Sanitary City*, 35.
77. Robert Millward and Sally Sheard, "The Urban Fiscal Problem, 1870–1914: Government Expenditure and Finance in England and Wales," *Economic History Review* 48 (1995): 501–535; Melosi, *Sanitary City*, 75–77.
78. Brown, "Coping with Crisis?," 307; Millward and Sheard, "The Urban Fiscal Problem" ; John B. Legler, Richard Sylla, and John J. Wallis, "U.S. City Finances and the Growth of Government, 1850–1902," *Journal of Economic History* 48 (1988): 347–356; Hamlin,

Cholera; Buckley, "Financing Sewers in the 19th Century" ; Melosi, *Sanitary City*, 120–121.

79. Glaeser, *Triumph of the City*.
80. United Nations, "Growth of the World's Urban and Rural Population, 1920–2000" (New York: United Nations, 1969), table 8.
81. Joshua Nalibow Ruxin, "Magic Bullet: The History of Oral Rehydration Therapy," *Medical History* 38 (1994): 363–397, 380.
82. Public Radio International, "A Simple Solution: The History of ORS in Bangladesh," June 25, 2013, https://www.pri.org/stories/2013-06-25/simple-solution-history-ors-bangladesh.
83. Billy Woodward, *Scientists Greater Than Einstein* (Fresno, CA: Quill Driver Books, 2009), 113.
84. "Control of Diarrhoeal Diseases: WHO's Programme Takes Shape," *WHO Chronicle* 32, no. 10 (1978): 369.
85. A. Mushtaque R. Chowdhury, Abbas Bhuiya, Mahbub Elahi Chowdhury, Sabrina Rasheed, Zakir Hussain, and Lincoln C. Chen, "The Bangladesh Paradox: Exceptional Health Achievement Despite Economic Poverty," *Lancet* 382, no. 9906 (2013): 1734–1745, 1739.
86. Woodward, *Scientists Greater Than Einstein,* 135; Amy Yee, "In Bangladesh, a Half-Century of Saving Lives with Data," *New York Times*, Nov. 17, 2015, https://opinionator.blogs.nytimes.com/2015/11/17/in-bangladesh-a-half-century-of-saving-lives-with-data/?_r=0.
87. Ruxin, "Magic Bullet," 389.
88. Atul Gawande, "Slow Ideas," *New Yorker*, July 20, 2013, http://www.newyorker.com/magazine/2013/07/29/slow-ideas; Ruxin, "Magic Bullet," 389.
89. Naomi Hossain, *The Aid Lab: Understanding Bangladesh's Unexpected Success* (Oxford: Oxford University Press, 2017), 3–6, 91–141.
90. Gawande, "Slow Ideas."
91. Tracey Pérez Koehlmoos, Ziaul Islam, Shahela Anwar, Shaikh A. Shahed Hossain, Rukhsana Gazi, Peter Kim Streatfield, and Abbas Uddin Bhuiya, "Health Transcends Poverty: The Bangladesh Experience," in *"Good Health at Low Cost" 25 Years on: What Makes a Successful Health System*? (London: London School of Hygiene and Tropical Medicine, 2011).
92. Amy Yee, "The Power, and Process, of a Simple Solution," *New York Times*, Aug. 14, 2014, https://opinionator.blogs.nytimes.com/2014/08/14/the-power-and-process-of-a-simple-solution/.
93. Olivier Fontaine, Paul Garner, and M. K. Bhan, "Oral Rehydration Therapy: The Simple Solution for Saving Lives," *British Medical Journal* 334 (2007): s14.
94. Gawande, "Slow Ideas."
95. "Water with Sugar and Salt," *Lancet* 312, no. 8084 (1978): 300.
96. Chowdhury et al., "Bangladesh Paradox," 1739; Fahima Chowdhury, Mohammad Arif Rahman, Yasmin A. Begum, Ashraful I. Khan, Abu S. G. Faruque, Nirod Chandra Saha,

et al., "Impact of Rapid Urbanization on the Rates of Infection by *Vibrio cholerae* O1 and Enterotoxigenic *Escherichia coli* in Dhaka, Bangladesh," *PLOS Neglected Tropical Diseases* 5, no. 4 (2011): e999.

97. Mohammad H. Forouzanfar, Christopher J. L. Muray, Ashkan Afshin, Lily Alexander, Sten Biryukov, Michael Brauer, et al., "Global, Regional, and National Comparative Risk Assessment of 79 Behavioral, Environmental and Occupational, and Metabolic Risks or Clusters of Risks in 195 Countries, 1990–2015: A Systematic Analysis for the Global Burden of Disease Study 2015," *Lancet* 388 (2016): 1659–1724; Pinar Keskin, Gauri Kartini Shastry, and Helen Willis, "Water Quality Awareness and Breastfeeding: Evidence of Health Behavior Change in Bangladesh," *Review of Economics and Statistics* 99, no. 2 (May 2017): 265–280; Syed Masud Ahmed, Timothy G. Evans, Hilary Standing, and Simeen Mahmud, "Harnessing Pluralism for Better Health in Bangladesh," *Lancet* 382 (2013): 1746–1755; Alayne M. Adams, Tanvir Ahmed, Shams El Arifeen, Timothy G. Evans, Tanvir Huda, and Laura Reichenbach, "Innovation for Universal Health Coverage in Bangladesh: A Call to Action," *Lancet* 382 (2013): 2104–2111; Shams El Arifeen, Aliki Christou, Laura Reichenbach, Ferdous Arfina Osman, Kishwar Azad, Khaled Shamsul Islam, et al., "Community-Based Approaches and Partnerships: Innovations in Health-Service Delivery in Bangladesh," *Lancet* 382 (2013): 2012–2026.

98. Institute for Health Metrics and Evaluation, "Global Burden of Disease Results Tool," 2013, http://ghdx.healthdata.org/gbd-results-tool.

99. Chowdhury et al., "Bangladesh Paradox," 1737; Hans Rosling, "The Bangladesh Miracle," Gapminder, Oct. 26, 2007, https://www.gapminder.org/videos/gapmindervideos/gapcast-5-bangladesh-miracle/.

100. World Bank DataBank, "Urban Population," http://data.worldbank.org/indicator/SP.URB.TOTL?end=2015&start=1968.

101. Doug Bierend, "The Chaotic, Colorful Slums of the World's Most Overcrowded City," *Wired Magazine*, March 19, 2014, https://www.wired.com/2014/03/dhaka-slums-sebastian-keitel/.

102. Sonia R. Bhalotra, Alberto Diaz-Cayeros, Grant Miller, Alfonso Miranda, and Atheendar S. Venkataramani, "Urban Water Disinfection and Mortality Decline in Developing Countries," IZA Institute of Labor Economics Discussion Paper No. 10618 March 2017; Ayse Ercumen, Benjamin F. Arnold, Emily Kumpel, Zachary Burt, Isha Ray, Kara Nelson, and John M. Colford Jr., "Upgrading a Piped Water Supply from Intermittent to Continuous Delivery and Association with Waterborne Illness: A Matched Cohort Study in Urban India," *PLOS Medicine* 12, no. 10 (2015): e1001892.

103. Caroline van den Berg and Alexander Danilenko, *The IBNET Water Supply and Sanitation Performance Blue Book: The International Benchmarking Network for Water and Sanitation Utilities Databook* (Washington, DC: World Bank, 2011).

104. Esther Duflo, Michael Greenstone, Raymond Guiteras, and Thomas Clasen, "Toilets Can Work: Short and Medium Run Health Impacts of Addressing Complementarities and Externalities in Water and Sanitation," NBER Working Paper No. 21521, 2015; Marcella

Alsan and Claudia Goldin, "Watersheds in Infant Mortality: The Role of Effective Water and Sewerage Infrastructure, 1880 to 1915," NBER Working Paper No. 21263, 2015.

105. Tove A. Larsen, Sabine Hoffmann, Christoph Lüthi, Bernhard Truffer, and Max Maurer, "Emerging Solutions to the Water Challenges of an Urbanizing World," *Science* 352, no. 6288 (2016): 928–933.

106. GBD Diarrheal Diseases Collaborators, "Estimates of Global, Regional, and National Morbidity, Mortality, and Aetiologies of Diarrhoeal Diseases: A Systematic Analysis for the Global Burden of Disease Study 2015," *Lancet Infectious Diseases* 17, no. 9 (2017): 909–948.

107. Thomas J. Bollyky, Christopher Troeger, Joseph Dieleman, and Robert Reneir, "The Role of Case-Management in Declining Diarrheal Disease Rates in Urban India" (forthcoming).

108. 这些国家有：印度、尼日利亚、刚果（金）、巴基斯坦、埃塞俄比亚、肯尼亚、乌干达、尼日尔、孟加拉国和坦桑尼亚。C. C. Unger, S. S. Salam, M. S. Sarker, R. Black, A. Cravioto, and S. El Arifeen, "Treating Diarrhoeal Disease in Children Under Five: The Global Picture," *Archives of Disease in Childhood* 99 (2014): 273–278; UNICEF, Global Databases, "Diarrhoea Treatment: Children Under 5 with Diarrhea Receiving Oral Rehydration Salts (ORS Packets or Pre-packaged ORS Fluids)—Percentage" (last update Dec. 2016), http://data.unicef.org.

109. David A. Leon, "Cities, Urbanization and Health," *International Journal of Epidemiology* 37 (2008): 4–8.

110. Demographia, *World Urban Areas*, 18.

111. Bairoch, *Cities and Economic Development*, 223–226.

112. Edward L. Glaeser, "A World of Cities: The Causes and Consequences of Urbanization in Poorer Countries," *Journal of the European Economic Association* 12, no. 5 (Oct. 2014): 1154–1199.

113. Edward Glaeser and J. Vernon Henderson, "Urban Economics for the Developing World: An Introduction," *Journal of Urban Economics* 98 (2017): 1–5.

114. Glaeser, "World of Cities," 1161.

115. Juan Pablo Chauvin, Edward Glaeser, Yueran Ma, and Kristina Tobio, "What Is Different about Urbanization in Rich and Poor Countries? Cities in Brazil, China, India and the United States," *Journal of Urban Economics* 98 (March 2017): 17–49.

116. Somik Vinay Lall, J. Vernon Henderson, and Anthony J. Venables, *African Cities: Opening Doors to the World* (Washington, DC: The World Bank, 2017), 74.

117. Glaeser, "World of Cities," 1155.

118. Demographia, *Demographia World Urban Areas*, 12th annual ed. (Belleville, IL: Demographia, 2016). 18.

119. Demographia, *Demographia World Urban Areas*, 19.

120. Paul Dorosh and James Thurlow, "Agriculture and Small Towns in Africa," *Agricultural Economics* 44, no. 4–5 (July–Sept. 2013): 449–459.

121. Robert D. Kaplan, "The Coming Anarchy: How Scarcity, Crime, Overpopulation, Tribalism, and Disease Are Rapidly Destroying the Social Fabric of Our Planet," *Atlantic*

Monthly, Feb. 1994, 44–76.
122. Erik German, "Dhaka: Fastest Growing Megacity in the World," *PRI: Global Post*, Sept. 8, 2010.
123. Glaeser, *Triumph of the City*.
124. Wolfgang Fengler, "Can Rapid Population Growth Be Good for Economic Development?" World Bank (blog), April 15, 2010, http://blogs.worldbank.org/africacan/can-rapid-population-growth-be-good-for-economic-development; World Bank, *World Development Report 2009: Reshaping Economic Geography* (Washington, DC: The World Bank Group, 2009), 55–58.
125. Alex Ezeh, Oyinlola Oyebode, David Satterthwaite, Yen-Fu Chen, Robert Ndugwa, Jo Sartori, et al., "The History, Geography, and Sociology of Slums and the Health Problems of People Who Live in Slums," *Lancet* 389, no. 10068 (2017): 547–558.
126. Ezeh et al., "History, Geography, and Sociology," 553.
127. Glaeser, "World of Cities," 1187.
128. Ezeh et al., "History, Geography, and Sociology," 553.
129. Williamson, *Coping with City Growth*, 39, 53.
130. Szreter, *Health and Wealth*, 220–229; Williamson, *Coping with City Growth*, 272–274, 294–295, 298.
131. 图中使用的数据引自 Remi Jebwab, Luc Christiaensen, and Marina Gindelsky, "Demography, Urbanization, and Development: Rural Push, Urban Pull and…Urban Push?" *Journal of Urban Economics* 98 (2017)。图中显示的非洲平均数据为十个国家数据的平均值，这些国家包括：中非共和国、埃塞俄比亚、肯尼亚、马达加斯加、马拉维、布基纳法索、加纳、科特迪瓦、马里和塞内加尔。南亚和东南亚平均数据为九个国家数据的平均值，这些国家包括：孟加拉国、印度、巴基斯坦、斯里兰卡、印度尼西亚、马来西亚、缅甸、菲律宾和泰国。各地区平均值数据非人口加权平均值。
132. Remi Jedwab and Dietrich Vollrath, "The Urban Mortality Transition and Poor Country Urbanization" (working paper, April 15, 2017), https://growthecon.com/assets/Jedwab_Vollrath_Web.pdf.
133. Christopher Dye, "Health and Urban Living," *Science* 319 (2008): 766–768.
134. John Bongaarts and John Casterline, "Fertility Transition: Is Sub-Saharan Africa Different?" *Population Development Review* 38, suppl. 1 (2013): 153–168.
135. E. M. Zulu, D. Beguy, A. C. Ezeh, P. Bocquier, N. J. Madise, J. Cleland, and J. Falkingham, "Overview of Migration, Poverty and Health Dynamics in Nairobi City's Slum Settlements," *Journal of Urban Health* 88, suppl. 2 (2011): S185–S99.
136. Jacques Emina, Donatien Beguy, Eliya M. Zulu, Alex C. Ezeh, Kanyiva Muindi, Patricia Elung'ata, et al., "Monitoring of Health and Demographic Outcomes in Poor Urban Settlements: Evidence from the Nairobi Urban Health and Demographic Surveillance System," *Journal of Urban Health* 88, suppl. 2 (2011): 200–218.
137. Montgomery et al., *Cities Transformed*, 209–212, 233.
138. Remi Jedwab and Dietrich Vollrath, "Urbanization without Growth in Historical Perspective," *Explorations in Economic History* 58 (2015): 1–21.

139. Paul Collier and Anthony J. Venables, "Urbanization in Developing Economies: The Assessment," *Oxford Review of Economic Policy* 33, no. 3 (2017): 355–372.
140. World Bank DataBank, "Improved sanitation facilities, urban (% of urban population)," http://data.worldbank.org/; UNICEF and World Health Organization, *Progress on Sanitation and Drinking Water—2015 Update and MDG Assessment* (Geneva: WHO, 2015), 56.
141. UNICEF and WHO, *Progress on Sanitation and Drinking Water*, 17.
142. Jedwab and Vollrath, "Urban Mortality Transition." See also Bert F. Hoselitz, "Generative and Parasitic Cities," *Economic Development and Cultural Change* 3, no. 3 (1955): 278–294; Bert F. Hoselitz, "Urbanization and Economic Growth in Asia," *Economic Development and Cultural Change* 6, no. 1 (1957): 42–54; Michael P. Todaro, "A Model of Labor Migration and Urban Unemployment in Less Developed Countries," *American Economic Review* 59, no. 1 (1969): 138–148.
143. Qimiao Fan and Martin Rama, "Seize the Opportunity to Make Dhaka a Great, Vibrant City," World Bank blog, July 19, 2017, http://blogs.worldbank.org/endpovertyinsouthasia/seize-opportunity-make-dhaka-great-vibrant-city.
144. Mike Davis, *Planet of Slums* (New York: Verso, 2006), 23.
145. Jedwab and Vollrath, "Urban Mortality Transition," 13–15.
146. Ezeh et al., "History, Geography, and Sociology," 549.
147. UN-Habitat, "World Habitat Day 2014: Background Paper," http://unhabitat.org/wp-content/uploads/2014/07/WHD-2014-Background-Paper.pdf.
148. UN-Habitat, "State of the World Cities 2012/2013" (Nairobi, Kenya: UN-Habitat, 2013), 4 http://mirror.unhabitat.org/pmss/listItemDetails.aspx?publicationID=3387&AspxAuto Detect CookieSupport=1.
149. Ezeh et al., "History, Geography, and Sociology," 549.
150. Joan Robinson, *Economic Philosophy* (New York: Penguin, 1962), 46.
151. Douglas Gollin, Remi Jedwab, and Dietrich Vollrath, "Urbanization with and without Industrialization," *Journal of Economic Growth* 21, no. 35 (2016): 35–70.
152. Rachel Heath and A. Mushfiq Mobarak, "Manufacturing Growth and the Lives of Bangladeshi Women," *Journal of Development Economics* 115 (2015): 1–15.
153. World Bank, "Bangladesh Development Update: Towards More, Better and Inclusive Jobs" World Bank Group Working Paper (Washington, DC: World Bank Group, 2017), 21–23; Kiran Stacey, "Bangladesh Garment-Making Success Prompts Fears for Wider Economy," *Financial Times*, Jan. 6, 2017.
154. Asian Development Bank and Bangladesh Bureau of Statistics, "The Informal Sector and Informal Employment in Bangladesh" (Mandaluyong City, Philippines: Asian Development Bank, 2012), https://www.adb.org/sites/default/files/publication/30084/informal-sector-informal-employment-bangladesh.pdf; Thomas Farole and Yoonyoung Cho, "Jobs Diagnostic: Bangladesh," World Bank Group Working Paper (Washington, DC: World Bank Group, 2017), vi.
155. Somik Vinay Lall, J. Vernon Henderson, and Anthony J. Venables, "Africa's Cities:

Opening Doors to the World," World Bank Group Working Paper (Washington, DC: World Bank Group, 2017), 10; Somik V. Lall, "Renewing Expectations about Africa's Cities," *Oxford Review of Economic Policy* 33, no. 3 (2017): 521–539; Shohei Nakamura, Rawaa Harati Somik V. Lall, Yuri M. Dikhanov, Nada Hamadeh, William Vigil Oliver, et al., "Is Living in African Cities Expensive?" Policy Research Working Paper 7641 (Washington, DC: World Bank Group, 2016).

156. Joe Studwell, *How Asia Works: Success and Failure in the World's Most Dynamic Region* (London: Profile Books, 2014); Glaeser, "World of Cities," 1170; Council on Foreign Relations, "Poor World Cities: A Conversation with Edward Glaeser," Oct. 21, 2016, http://www.cfr.org/development/poor-world-cities-conversation-edward-glaeser/p38468.
157. Council on Foreign Relations, "Poor World Cities."
158. Bairoch, *Cities and Economic Development*, 466–467; Demographia, *Demographia World Urban Areas* (2016).
159. Ross Chainey, "Which Is the World's Most Polluted City?" *World Economic Forum*, June 25, 2015, https://www.weforum.org/agenda/2015/06/which-is-the-worlds-most-polluted-city/.
160. Abheet Singh Sethi, "Delhi's Pollution One-and-Half Times Worse Than Beijing," *Hindustan Times*, Dec. 29, 2015, http://www.hindustantimes.com/cities/delhi-s-pollution-one-and-half-times-worse-than-beijing/story-zGXWaA0sMG3nwTEeU59SaP.html.
161. Institute for Health Metrics and Evaluation, "Global Burden of Disease Results Tool," 2015, http://ghdx.healthdata.org/gbd-results-tool.
162. Susan Hanson, Robert Nicholls, N. Ranger, S. Hallegatte, J. Corfee-Morlot, C. Herweijer, and J. Chateau, "A Global Ranking of Port Cities with High Exposure to Climate Extremes," *Climate Change* 104, no. 1 (2011); 89–111.
163. Stephen Radelet, *The Great Surge: The Ascent of the Developing World* (New York: Simon and Schuster, 2015), 272; Gardiner Harris, "Borrowed Time on Disappearing Land: Facing Rising Seas, Bangladesh Confronts the Consequences of Climate Change," *New York Times*, March 29, 2014, https://www.nytimes.com/2014/03/29/world/asia/facing-rising-seas-bangladesh-confronts-the-consequences-of-climate-change.html.
164. Poppy McPherson, "Dhaka: The City Where Climate Refugees Are Already a Reality," *Guardian*, Dec. 1, 2015, https://www.theguardian.com/cities/2015/dec/01/dhaka-city-climate-refugees-reality.
165. Jeremy L. Wallace, *Cities and Stability: Urbanization, Redistribution, and Regime Survival in China* (Oxford: Oxford University Press, 2014), 56.
166. Edward L. Glaeser, Matt Resseger, and Kristina Tobio, "Inequality in Cities," *Journal of Regional Science* 49, no. 4 (2009): 617–646; Edward L. Glaeser and Bryce Millett Steinberg, "Transforming Cities: Does Urbanization Promote Democratic Change?" NBER Working Paper No. 22860, Nov. 2016, 6.
167. Wallace, *Cities and Stability*, 11.
168. National Intelligence Council, "Global Trends: Paradox of Progress" (Washington, DC: National Intelligence Council, Jan. 2017), 166, https://www.dni.gov/files/images/

globalTrends/documents/GT-Main-Report.pdf.

169. Andrew R.C. Marshall and Manuel Mogato, "Philippine Death Squads Very Much in Business as Duterte Set for Presidency," *Reuters*, May 26, 2016, http://www.reuters.com/article/us-philippines-duterte-killings-insight-idUSKCN0YG0EB.
170. Nancy Birdsall, "Middle-Class Heroes," *Foreign Affairs*, March–April 2016.
171. Julfikar Ali Manik, Geeta Anand, and Russell Goldman, "Bangladeshi Troops Move to End Hostage Standoff," *New York Times*, July 1, 2016, https://www.nytimes.com/2016/07/02/world/asia/attackers-seize-hostages-and-detonate-explosives-in-bangladesh-restaurant.html.
172. "Mass Dissatisfaction: A Huge Protest in the Capital Against an Islamist Party and Its Leaders," *Economist*, Feb. 16, 2013, http://www.economist.com/news/asia/21571941-huge-protest-capital-against-islamist-party-and-its-leaders-mass-dissatisfaction; Eleanor Albert, "The Struggle Over Bangladesh's Future," interview of Alyssa Ayres, Council on Foreign Relations, July 25, 2016, http://www.cfr.org/bangladesh/struggle-over-bangladeshs-future/p38155.
173. International Monetary Fund, "Statement at the Conclusion of the IMF Mission for the Fifth and Sixth Reviews under the Extended Credit Facility (ECF) Arrangement with Bangladesh," Press Release No. 15/103, March 10, 2015; "Businesses See Political Unrest Hitting Bangladesh's Image," *bdnews24. com*, March 3, 2015, http://bdnews24.com/business/2015/03/02/businesses-see-political-unrest-hitting-bangladeshs-image. Shashank Bengali and Mohiuddin Kader, "Bangladesh's Long Political Crisis: Deaths and a Stilted Economy," *Los Angeles Times*, March 10, 2015, http://www.latimes.com/world/asia/la-fg-bangladesh-political-crisis-20150310-story.html.
174. Eleanor Albert, "The Struggle Over Bangladesh's Future" ; Sumit Ganguly and Ali Riaz, "Bangladesh's Homegrown Problem: Dhaka and the Terrorist Threat," *Foreign Affairs*, July 6, 2016, https://www.foreignaffairs.com/articles/bangladesh/2016-07-06/bangladeshs-homegrown-problem.
175. William B. Milam, "The Real Source of Terror in Bangladesh," *New York Times*, May 19, 2016, https://www.nytimes.com/2016/05/20/opinion/the-real-source-of-terror-in-bangladesh.html.
176. Chowdhury et al., "Bangladesh Paradox."
177. Joseph Dieleman, Tara Templin, Nafis Sadat, Patrick Reidy, Abigail Chapin, Kyle Foreman, et al., "National Spending on Health by Source for 184 Countries between 2013 and 2040," *Lancet* 387, no. 10037 (June 18, 2016): 2521–2535.
178. Ramesh Govindaraj, Dhushyanth Raju, Federica Secci, Sadia Chowdhury, and Jean-Jacques Frere, *Health and Nutrition in Urban Bangladesh: Social Determinants and Health Sector Governance: Directions in Development* (Washington, DC: World Bank, 2018); Alayne M. Adams, Rubana Islam, and Tanvir Ahmed, "Who Serves the Urban Poor? A Geospatial and Descriptive Analysis of Health Services in Slum Settlements in Dhaka, Bangladesh," *Health Policy and Planning* 30 (2015): i32–i45; Nicola Banks, Manoj Roy, and David Hulme, "Neglecting the Urban Poor in Bangladesh: Research,

Policy and Action in the Context of Climate Change," *Environment & Urbanization* 23, no. 2 (2011): 487–502.

179. Alyssa Ayres, "Political Polarization and Religious Extremism in Bangladesh," prepared statement before the Committee on Foreign Affairs, Subcommittee on Asia and the Pacific, United States House of Representatives 1st Session, 114th Congress, Council on Foreign Relations, http://i.cfr.org/content/publications/attachments/Ayres%20HFAC%20written%20statement%2004302015.pdf.

180. World Bank, *Migration and Remittances Factbook 2016* (Washington, DC: World Bank Group, 2016), 3.

第 5 章　疾病与移民

1. John Briscoe, "Hydropower for Me But Not for Thee: Why Poor Nations Deserve the Large Dams from Which the West Has Benefited," *The Breakthrough Institute*, https://thebreakthrough.org/index.php/programs/energy-and-climate/hydropower-for-me-but-not-for-thee; cited in Adam Bernstein, "John Briscoe, a Water-Resource Expert Who Championed Dams, Dies at 66," *Washington Post*, Nov. 17, 2014, www.washingtonpost.com/local/obituaries/john-briscoe-a-water-resource-expert-who-championed-dams-dies-at-66/2014/11/17/9742079c-6e74-11e4-ad12-3734c461eab6_story.html.

2. Brian Greenwood, "Manson Lecture: Meningococcal Meningitis in Africa," *Transactions of the Royal Society of Tropical Medicine and Hygiene* 93, no. 4 (1999): 341–353.

3. Felicity Thompson, "End of a Century Long Scourge?" *Bulletin of the World Health Organization* 89 (2011): 550–551.

4. Anaïs Colombini, Fernand Bationo, Sylvie Zongo, Fatoumata Ouattara, Ousmane Badolo, Philippe Jaillard, et al., "Costs for Households and Community Perception of Meningitis Epidemics in Burkina Faso," *Clinical Infectious Diseases* 49, no. 10 (2009): 1520–1525.

5. Patricia Akweongo, Maxwell A. Dalaba, Mary H. Hayden, Timothy Awine, Gertrude N. Nyaaba, Dominic Anaseba, et al., "The Economic Burden of Meningitis to Households in Kassena-Nankana District of Northern Ghana," *PLOS ONE* 8, no. 11 (2013): e79880, doi:10.1371/journal.pone.0079880.

6. Mary Moran, Nick Chapman, Lisette Abela-Oversteegen, Vipul Chowdhary, Anna Doubell, Christine Whittall, et al., *Neglected Disease Research and Development: The Ebola Effect*, G-FINDER Project (Sydney: Policy Cures, 2015), 14.

7. F. Marc LaForce and Jean-Marie Okwo-Bele, "Eliminating Epidemic Group A Meningococcal Meningitis in Africa through a New Vaccine," *Health Affairs* 30, no. 6 (2011): 1049–1057; Patrick Lydon, Simona Zipursky, Carole Tevi-Benissan, Mamoudou Harouna Djingarey, Placide Gbedonou, Brahim Oumar Youssouf, and Michel Zaffran, "Economic Benefits of Keeping Vaccines at Ambient Temperature during Mass Vaccination: The Case of Meningitis A Vaccine in Chad," *Bulletin of the World Health Organization* 92 (2013): 86–92.

8. Doumagoum M. Daugla, J. P. Gami, Kadidja Gamougam, Nathan Naibei, Lodoum

Mbainadji, Maxime Narbé, et al., "Effect of a Serogroup A Meningococcal Conjugate Vaccine (PsA–TT) on Serogroup A Meningococcal Meningitis and Carriage in Chad: A Community Study," *Lancet* 383, no. 9911 (2014): 40–47; Kathy Neuzil, "Breaking the Paradigm: How an Essential Vaccine Was Fast-Tracked," PATH (blog), Jan. 8, 2015, https://blog.path.org/2015/01/menafrivac-infant-prequal/.

9. Donald McNeill, "New Meningitis Strain in Africa Brings Calls for More Vaccines," *New York Times*, July 31, 2015, https://www.nytimes.com/2015/08/01/health/new-meningitis-strain-in-africa-brings-call-for-more-vaccines.html.
10. "Serum Institute to Launch 4 Vaccines, Enter US, Europe Market," *Times of India*, Dec. 7, 2017; Amanda Glassman and Miriam Temin, "Eliminating Meningitis across Africa's Meningitis Belt," in *Millions Saved: New Cases of Proven Success in Global Health* (Washington, DC: Center for Global Development, 2016).
11. The Carter Center, "Guinea Worm Case Totals," https://www.cartercenter.org/health/guinea_worm/case-totals.html.
12. Institute for Health Metrics and Evaluation, "Global Burden of Disease 2015," http://ghdx.healthdata.org/gbd-results-tool.
13. Michel Boussinesq, "A New Powerful Drug to Combat River Blindness," *Lancet*, Jan. 17, 2018, http://www.thelancet.com/journals/lancet/article/PIIS0140-6736(18)30101-6/full text.
14. Bill and Melinda Gates Foundation, "Enteric and Diarrheal Diseases: Strategy Overview," http://www.gatesfoundation.org/What-We-Do/Global-Health/Enteric-and-Diarrheal-Diseases.
15. "Final Trial Results Confirm Ebola Vaccine Provides High Protection against Disease," *World Health Organization*, Dec. 23, 2016, http://www.who.int/mediacentre/news/releases/2016/ebola-vaccine-results/en/.
16. Nuno Rodrigues Faria, Raimunda do Socorro da Silva Azevedo, Moritz U. G. Kraemer, Renato Souza, Mariana Sequetin Cunha, Sarah C. Hill, et al., "Zika Virus in the Americas: Early Epidemiological and Genetic Findings," *Science* (March 24, 2016).
17. World Bank DataBank, "GDP per Capita (Current US$)," http://data.worldbank.org/indicator/NY.GDP.PCAP.CD?locations=NE.
18. United Nations Development Programme, "Human Development Data (1990–2015)," http://hdr.undp.org/en/data.
19. Joseph L. Dieleman, Tara Templin, Nafis Sadat, Patrick Reidy, Abigail Chapin, Kyle Foreman, et al., "National Spending on Health by Source for 184 Countries between 2013 and 2040," *Lancet* 387 (2016): 2521–2535.
20. United Nations Development Programme, "Human Development Data (1990–2015)," http://hdr.undp.org/en/data.
21. IHME Country Profiles, "Niger," http://www.healthdata.org/niger.
22. Institute for Health Metrics and Evaluation, "Global Burden of Disease 2015."
23. World Bank DataBank, "Fertility Rate, Total (Births per Woman)," http://data.worldbank.org/indicator/SP.DYN.TFRT.IN?locations=NE.

24. John F. May, Jean-Pierre Guengant, and Thomas R. Brooke, "Demographic Challenges of the Sahel," *Population Reference Bureau*, 2015, http://www.prb.org/Publications/Articles/2015/sahel-demographics.aspx.
25. Thomas L. Friedman, "Out of Africa," *New York Times*, April 13, 2016, A25.
26. Somini Sengupta, "Heat, Hunger and War Force Africans Onto a 'Road on Fire,'" *New York Times*, Dec. 15, 2016, https://www.nytimes.com/interactive/2016/12/15/world/africa/agadez-climate-change.html.
27. Marc Levinson, *The Box: How the Shipping Container Made the World Smaller and the World Economy Bigger*, 2nd ed. (Princeton, NJ: Princeton University Press, 2016).
28. Peter Tinti and Tuesday Reitano, *Migrant, Refugee, Smuggler, Saviour* (London: Hurst, 2016), 92.
29. Ben Taub, "We Have No Choice," *New Yorker*, April 10, 2017, 36.
30. International Organization for Migration, *Niger Flow Monitoring Points (FMP) Statistical Report—Overview* (2016), http://www.globaldtm.info/dtm-niger-flow-monitoring-statistical-report-november-2016/.
31. International Organization for Migration, *Niger Flow Monitoring Points (FMP)*.
32. "IOM Records Over 60 000 Migrants Passing through Agadez, Niger between February and April 2016," IOM Niger, May 27, 2016, https://www.iom.int/news/iom-records-over-60 000-migrants-passing-through-agadez-niger-between-february-and-april-2016.
33. International Organization for Migration, "Missing Migrants Project," https://missingmigrants.iom.int.
34. Taub, "We Have No Choice."
35. Tinti and Reitano, *Migrant, Refugee, Smuggler, Saviour*, 167.
36. Adam Nossiter, "Crackdown in Niger Fails to Deter Migrant Smugglers," *New York Times*, Aug. 20, 2015, https://www.nytimes.com/2015/08/21/world/africa/migrant-smuggling-business-is-booming-in-niger-despite-crackdown.html.
37. Tim Cocks and Edward McAllister, "Africa's Population Boom Fuels 'Unstoppable' Migration to Europe," *Reuters*, Oct. 13, 2016, http://www.reuters.com/article/us-europe-migrants-africa-analysis-idUSKCN12D1PN.
38. Tinti and Reitano, *Migrant, Refugee, Smuggler, Saviour*, 92, 149.
39. Maggie Fick, James Politi, and Duncan Robinson, "Migration: Reversing Africa's Exodus," *Financial Times*, Nov. 6, 2016; Cocks and McAllister, "Africa's Population Boom."
40. Michelle Hoffman, "Seeking Alternatives for Niger's People Smugglers," *UNHCR News*, Aug. 9, 2017, http://www.unhcr.org/news/latest/2017/8/59882a2a4/seeking-alternatives-nigers-people-smugglers.html.
41. Taub, "We Have No Choice," 36; Lisa Schlein, "Dramatic Drop in Number of Migrants Crossing the Sahel to Europe," *VOA News*, Oct. 12, 2017.
42. Fick, Politi, and Robinson, "Migration."
43. Kevin O'Neill, *Family and Farm in Pre-Famine Ireland: The Parish of Killashandra* (Madison: University of Wisconsin Press, 2003), 166, 187.

44. Massimo Livi-Bacci, *A Concise History of World Population*, 5th ed. (Chichester: Wiley-Blackwell, 2012), 63.
45. Robert E. Kennedy, *The Irish, Emigration, Marriage, and Fertility* (Berkeley: University of California Press, 1973), 32–35.
46. Kennedy, *Irish, Emigration, Marriage*, 46–48; Cormac Ó Gráda and Philem B. Boyle, "Fertility Trends, Excess Mortality, and the Great Irish Famine," *Demography* 23, no. 4 (1986): 543–562.
47. Ó Gráda and Boyle, "Fertility Trends," 547–548, 560.
48. Kennedy, *Irish, Emigration, Marriage*, 46–49.
49. Timothy J. Hatton and Jeffrey G. Williamson, *What Fundamentals Drive Future Migration* (Canberra: Center for Economic Policy Research, Australian National University, 2002).
50. Kennedy, *Irish, Emigration, Marriage*, 27.
51. Kennedy, *Irish, Emigration, Marriage*, 214.
52. Jean-Claude Chesnais, *The Demographic Transition: Stages, Patterns, and Economic Implications* (Oxford: Oxford University Press, 1992); Timothy J. Hatton and Jeffrey G. Williamson, "Demographic and Economic Pressure on Emigration out of Africa," *Scandinavian Journal of Economics* 105, no. 3 (2003): 465–486, 466.
53. Timothy J. Hatton and Jeffrey G. Williamson, "What Drove the Mass Migrations from Europe in the Late Nineteenth Century?" *Population and Development Review* 20, no. 3 (Sep. 1994): 533–559, 544–545, 550.
54. Richard A. Easterlin, "Influences in European Overseas Emigration before World War I," *Economic Development and Cultural Change* 9, no. 3 (1961): 331–351.
55. Hatton and Williamson, "What Drove the Mass Migrations," 537, 542–543.
56. Gordon H. Hanson and Craig McIntosh, "Is the Mediterranean the New Rio Grande? US and EU Immigration Pressures in the Long Run," *Journal of Economic Perspectives* 30, no. 4 (2016): 1–25.
57. Michael Clemens, forthcoming untitled paper (Washington, DC: Center for Global Development).
58. Robert I. Woods, Patricia A. Watterson, and John H. Woodward, "The Causes of Rapid Infant Mortality Decline in England and Wales, 1861–1921, Part I," *Population Studies* 42, no. 3 (1988): 343–366.
59. Hatton and Williamson, "What Drove the Mass Migrations."
60. Hatton and Williamson, "Demographic and Economic Pressure."
61. Hein de Haas, "Turning the Tide? Why Development Will Not Stop Migration," *Development and Change* 38, no. 5 (2007): 819–841.
62. Sebastian Mallaby, "Globalization Resets," *Finance and Development* 53, no. 4 (2016): 6–10.
63. David S. Reher, "Economic and Social Implications of the Demographic Transition," *Population and Development Review* 37, suppl. s1 (2011): 11–33.
64. Henrik Urdal, "The Devil in the Demographics: The Effect of Youth Bulges on Domestic Armed Conflict, 1950–2000," World Bank Social Development, Working Paper No. 14,

2004; Michael A. Clemens and David McKenzie, "Why Don't Remittances Appear to Affect Growth?" World Bank Policy Research, Working Paper No. 6856, 2014.

65. World Bank, *Migration and Development: A Role for the World Bank Group* (Washington, DC: World Bank Group, 2016).
66. Internal Displacement Monitoring Centre, Norwegian Refugee Council, *Global Estimates 2015: People Displaced by Disasters* (Geneva: Norwegian Refugee Council, 2015), 5, 17.
67. World Bank, *Migration and Development*, 13.
68. Reher, "Economic and Social Implications," 24.
69. Reginald Appleyard, "International Migration Policies: 1950–2000," *International Migration* 39, no. 6 (2001): 9.
70. Appleyard, "International Migration Policies" ; Béla Lipták, *A Testament to a Revolution* (College Station: Texas A&M University College Press, 2007); Michael A. Clemens and Justin Sandefur, "A Self-Interested Approach to Migration Crises: Push Factors, Pull Factors, and Investing in Refugees," *Foreign Affairs*, Sept. 27, 2015, https://www.foreignaffairs.com/articles/central-europe/2015-09-27/self-interested-approach-migration-crises; Marjoleine Zieck, "The 1956 Hungarian Refugee Emergency, an Early and Instructive Case of Resettlement," *Amsterdam Law Forum* 5, no. 2 (2013): 45–63.
71. United Nations, *International Migration Policies: Government Views and Priorities* (New York: United Nations, 2013), 44, table 2.1.
72. Appleyard, "International Migration Policies."
73. Josh Dawsey, "Trump Derides Protections for Immigrants from 'Shithole' Countries," *Washington Post*, Jan. 12, 2018.
74. Renee Stepler, "World's Centenarian Population Projected to Grow Eightfold by 2050," Pew Research Center, April 21, 2016, http://www.pewresearch.org/fact-tank/2016/04/21/worlds-centenarian-population-projected- to-grow-eightfold-by-2050/.
75. Peter H. Diamandis and Steven Kotler, *Abundance: The Future Is Better Than You Think* (New York: Simon & Schuster), 198–199.
76. Council on Foreign Relations, "Cell Phones without Factories: A Conversation with Tyler Cowen," Dec. 7, 2016, https://www.cfr.org/event/cell-phones-without-factories-conversation-tyler-cowen-international-economic-development.

第 6 章　为威廉·斯图尔特正名

1. Douglas Martin, "William H. Stewart Is Dead at 86; Put First Warnings on Cigarette Packs," *New York Times*, April 29, 2008, A17.
2. Centers for Disease Control and Prevention, "Trends in Current Cigarette Smoking among High School Students and Adults, United States, 1965–2014," http://www.cdc.gov/tobacco/data_statistics/tables/trends/cig_smoking/index.htm.
3. Michael Stobbe, *Surgeon General's Warning: How Politics Crippled the Nation's Doctor*

(Berkeley: University of California Press, 2014), 128–139; Martin, "William H. Stewart Is Dead at 86"; Matt Schudel, "William H. Stewart; Surgeon General Condemned Smoking," *Washington Post*, April 27, 2008, http://www.washingtonpost.com/wp-dyn/content/article/2008/04/26/AR2008042602246.html.

4. Martin, "William H. Stewart Is Dead at 86"; Nellie Bristol, "William H. Stewart," *Lancet* 372 (2008): 110.
5. Michael Specter, "One of Science's Most Famous Quotes Is False," *New Yorker*, Jan. 5, 2015, http://www.newyorker.com/tech/elements/william-stewart-science-erroneous-quote.
6. 那段据称是斯图尔特在美国国家过敏症和传染病研究所发表的言论在最初得到引用时，据称引用的是斯图尔特 1969 年的一次讲话，但该讲话实际发生于 1968 年。Brad Spellberg and Bonnie Taylor-Blake, "On the Exoneration of Dr. William H. Stewart: Debunking an Urban Legend," *Infectious Diseases of Poverty* 2, no. 3 (2013): 3.
7. Specter, "One of Science's Most Famous Quotes."
8. Gerald B. Pier, "On the Greatly Exaggerated Reports of the Death of Infectious Diseases," *Clinical Infectious Diseases* 47, no. 8 (2008): 1113–1114; Frank MacFarlane Burnet, "Viruses," *Scientific American* 184, no. 5 (1951): 51.
9. William H. Stewart, "A Mandate for State Action," in *Proceedings of the 65th Annual Meeting of the Association of State and Territorial Health Officers* (Washington, DC: Association of State and Territorial Health Officers, 1967).
10. Centers for Disease Control and Prevention, "Antibiotic/Antimicrobial Resistance," https://www.cdc.gov/drugresistance/.
11. William H. Stewart, "Areas of Challenge for the Future," in *Schools of Public Health: Changing Institutions in a Changing World: Three Papers Presented on the Occasion of the Dedication of the Ernest Lyman Stebbins Building* (Baltimore: Johns Hopkins University School of Hygiene and Public Health, 1968).
12. Fitzhugh Mullan, *Plagues and Politics: The Story of the U.S. Public Health Service* (New York: Basic Books, 1989), 153.
13. Partners in Health, "Press Conference Held on Treating Non-Communicable Disease in Poor Populations," http://www.pih.org/press/press-conference-held-on-treating-non-communicable-disease-in-poor-populati.
14. Edward Glaeser and Wentao Ziong, "Urban Productivity in the Developing World," NBER Working Paper No. 23279 (2017); Raj Chetty, M. Stepner, S. Abraham, S. Lin, B. Scuderi, N. Turner, et al., "The Association between Income and Life Expectancy in the United States, 2001–2014: Association between Income and Life Expectancy in the United States," *JAMA* 315, no. 16 (2016): 1750–1766.
15. Laura B. Nolan, David E. Bloom, and Ramnath Subbaraman, "Legal Status and Deprivation in India's Urban Slums: An Analysis of Two Decades of National Sample Survey Data," IZA Discussion Papers, No. 10639 (2017); Somik Vinay Lall, J. Vernon Henderson, and Anthony J. Venables, "Africa's Cities: Opening Doors to the World," World Bank Group Working Paper (Washington, DC: World Bank Group, 2017), 121–132,

152; Sebastian Galiani and Ernesto Schargrodsky, "Property Rights for the Poor: Effects of Land Titling," *Journal of Public Economics* 94, nos. 9–10 (2010): 700–729; Brookings Institution, *Foresight Africa: Top Priorities for the Continent in 2017* (Washington, DC: Brookings Press, 2017), 65.

16. World Bank, *Providing Water to Poor People in African Cities Effectively: Lessons from Utility Reforms* (Washington, DC: World Bank, 2016), xiii–xv, 18, 20–21, 30.
17. Glaeser and Ziong, "Urban Productivity," 42.
18. Lant Pritchett, *The Rebirth of Education: Schooling Ain't Learning* (Washington, DC: Center for Global Development, 2103), 13–21; Justin Sandefur, "Measuring the Quality of Girls' Education across the Developing World," Center for Global Development (blog), Oct. 12, 2016, https://www.cgdev.org/blog/measuring-quality-girls-education-across-developing-world; UNECSO, *Global Education Monitoring Report 2016, Education for People and Planet: Creating Sustainable Futures for Us All* (Paris: UNESCO, 2016), 195.
19. International Monetary Fund, Regional Economic Outlook, *Sub-Saharan Africa: Navigating Headwinds* (Washington DC: IMF, 2015), 25.
20. UNICEF Eastern and Southern Africa Regional Office, *Improving Quality Education and Children's Learning Outcomes and Effective Practices in the Eastern and Southern Africa Region: Report for UNICEF ESARO* (UNICEF, 2016), xi, https://www.unicef.org/esaro/ACER_Full_Report_Single_page_view.pdf.
21. Mauricio Romero, Justin Sandefur, and Wayne Aaron Sandholtz, "Can Outsourcing Improve Liberia's Schools?" (Center for Global Development Working Paper 462, 2017).
22. 一些专家表示，实际的提升效果可能要低于研究展现出的结果，并且可能是其他因素产生的影响，比如教室大小、教师受培训程度等，而不是私人运营管理。Steven J. Klees, "Liberia's Experiment," National Center for the Study of Privatization in Education, Working Paper No. 235, Oct. 26, 2017, http://ncspe.tc.columbia.edu/center-news/working-paper-liberias-experiment/.
23. Caerus Capital, *The Business of Education in Africa* (2016), 12–17, https://edafricareport.caeruscapital.co/.
24. Deon Filmer, Jeffrey S. Hammer, Lant H. Pritchett, "Weak Links in the Chain: A Diagnosis of Health Policy in Poor Countries," *World Bank Research Observer* 15 (2000): 199–224.
25. "Why Developing Countries Must Improve Primary Care," *Economist*, Aug. 24, 2017.
26. James Macinko and Matthew J. Harris, "Brazil's Family Health Strategy—Delivering Community-Based Primary Care in a Universal Health System," *New England Journal of Medicine* 372 (2015): 2177–2181.
27. AMPATH Kenya, "Our Model," http://www.ampathkenya.org/our-model; Thomas J. Bollyky, *New, Cheap, and Improved: Assessing the Promise of Reverse and Frugal Innovation to Address Noncommunicable Diseases* (New York: Council on Foreign Relations, 2015).
28. Julio Frenk, "Bridging the Divide: Global Lessons from Evidence-Based Health Policy in Mexico," *Lancet* 368 (2006): 954–961.

29. Richard Cash, "Step by Step: The Path to Ending Child Mortality," Harvard T. H. Chan School of Public Health, filmed Oct. 9, 2013, https://www.youtube.com/watch?v=EkUfhVfrXHY.
30. Vital Strategies, "Vital Strategies launches Resolve, a New $225 Million Global Health Initiative," press release, Sept. 12, 2017, http://www.vitalstrategies.org/vital-stories/vital-strategies-launches-resolvenew-225-million-global-healthinitiative/.
31. Angus S. Deaton and Robert Tortora, "People in Sub-Saharan Africa Rate Their Health and Health Care among the Lowest in the World," *Health Affairs* 34, no. 3 (2015): 519–527; Shannon L. Lövgren, Trisa B. Taro, and Heather L. Wipfli, "Perceptions of Foreign Health Aid in East Africa: An Exploratory Baseline Study," *International Health* 6, no. 4 (2014): 331–336.
32. UNECSO, *Global Education Monitoring Report 2016*, 193–203, 281.
33. Thomas J. Bollyky and David Fidler, "Has a Global Tobacco Treaty Made a Difference?" *Atlantic*, Feb. 28, 2015, https://www.theatlantic.com/health/archive/2015/02/has-a-global-tobacco-treaty-made-a-difference/386399/.
34. Sonia Angell, Jessica Levings, Andrea Neiman, Samira Asma, and Robert Merritt, "How Policy Makers Can Advance Cardiovascular Health," in *Promoting Cardiovascular Health Worldwide*, ed. Valentin Fuster, Jagat Narula, Rajesh Vedanthan, and Bridget B. Kelly (New York: Scientific American Custom Media, 2014), 24–29.
35. Kai -Alexander Kaiser, Caryn Bredenkamp, and Roberto Magno Iglesias, *Sin Tax Reform in the Philippines: Transforming Public Finance, Health, and Governance for More Inclusive Development* (Washington, DC: World Bank, 2016).
36. Kathryn Grace, Frank Davenport, Chris Funk, and Amy M. Lerner, "Child Malnutrition and Climate in Sub-Saharan Africa: An Analysis of Recent Trends in Kenya," *Applied Geography* 35, nos. 1–2 (2012): 405–413.
37. World Bank, "Which Coastal Cities Are at Highest Risk of Damaging Floods? New Study Crunches the Numbers," Aug. 19, 2013, http://www.worldbank.org/en/news/feature/2013/08/19/coastal-cities-at-highest-risk-floods.
38. Richard Haass, *A World in Disarray: American Foreign Policy and the Crisis of the Old Order* (New York: Penguin Press, 2017), 226–255.
39. Christopher Hamlin, "Cholera Forcing: The Myth of the Good Epidemic and the Coming of Good Water," *American Journal of Public Health* 99 (2009): 1946–1954.

译后记

2016 年 10 月的一次课上，任课老师邀请嘉宾讲授贸易协定与药品可及性问题，那是我第一次见到作者本人。11 月，我申请了美国对外关系委员会的实习岗位；次年 1 月，我机缘巧合地成了托马斯的实习生。再次见到他时，他脸上挂着厚厚的络腮胡，眼里写满了疲惫。我用手在下巴上比画了一圈，说："3 个月前的时候你还没有这个呢。"他笑笑说："我把自己关了 3 个月，干了个大工程。"

我与这本书的缘分便始于此。作为书稿的首批读者之一，我在实习期间的一项主要工作就是为本书核查事实、整理注释并提出修改建议。托马斯工作勤奋，治学严谨，凡是书中引用的图片和观点必追根溯源，数百条注释更是要求逐一翻查核对，这对我日后的为学为人都产生了深刻的影响。原书出版后，托马斯即表示希望寄给我一本作为留念，我因人已离开美国，便托友人代收。

我拿到这本书时，世界卫生组织刚刚宣布“新冠肺炎疫情已经构成全球性大流行”。截至 2021 年 1 月 26 日，也就是距离武汉封城刚过去一周年的时间，这场疫情在全球范围内已经造成超过 1 亿人感染，近 215 万人死亡，给全人类带来了巨大灾难。居家期间，我萌生了翻译本书的想法，不仅仅因为疫情更加凸显了这部传染病专著的价值，更重要的是，作者发出的一些担忧和警告在疫情暴发后已经成了现实。

关于本书的价值和贡献，程峰教授和陈致和博士在推荐序中已经做了精辟深刻的阐述，这里不再赘言。在此之外，译者认为本书还有三点尤其发人深思。

第一点是关于抗击传染病路径选择的讨论。本书之前已经有了不少关于传染病历史的书籍，其中不乏名家力作。但正如作者在前言部分所讲的那样，“本书将讲述的那些故事，并不是关于瘟疫、疾病和寄生虫如何扩散或卷土重来的，而是关于它们是如何消退的……本书将探索它们消退的方式和影响。”换言之，本书和其他传染病史著作都探讨了传染病在塑造人类历史进程中发挥的作用，但不同之处在于，本书的关注点最终落在了健康进步方式的选择上。作者通过对比发达国家与发展中国家在改善国民健康方面所经历的不同发展路径，指出了发展中国家通过廉价药物、垂直模式和节俭式创新等方式取得成功背后的隐患，即书名中所说的“瘟疫与发展的悖论”——世界变得更加健康，但进步的方式却令人担忧。从这个层面上讲，本书实际上是一部为政策制定者量身定制的传染病史，书中这种冷峻观察和热切讨论紧密交织的叙述方式，也正是一位智库学者传播思想、促进交流的最好体现。

第二点是本书写作的背景。原书出版时，尽管传染病防控仍旧是公共卫生领域的工作重点，但一些经济社会发展带来的新挑战，例如非传染性疾病造成的负担、微生物耐药性、阿片类药物泛滥等问题，已经越来越频繁地占据政府、业界和大众的关注焦点。正视这些新挑战的意义不言而喻，但更重要的是，传染病构成的威胁从未远去，人类却没有为应对一场全球大流行做好准备。作者借助驳斥对威廉·斯图尔特讲话的误引，重申了对瘟疫威胁持续保持警惕的必要性，同时呼吁各界关注应对多重健康决定因素的紧迫性。作者甚至直截了当地发出了这样的警告："新出现的和此前未知的传染病可能仍将对人类生命构成持续威胁……传染病全球大流行暴发的风险正在步步逼近，其程度可能比肩 14 世纪鼠疫引发的黑死病、19 世纪的霍乱、1918—1919 年间的流感或近年来的艾滋病。"遗憾的是，距离原书出版仅仅过去一年半的时间，书中的警告就已经成了全人类不得不面对的严峻现实。

第三点则是本书内容引发的对于当下疫情和未来人类命运的思考。历史的车轮滚滚向前，这场突如其来的全球大流行加速了百年未有之大变局的演变，同时也无情地碾碎了对于"普世价值"的一些毫无依据的执拗幻想。新冠肺炎疫情不仅仅是对各国乃至全人类的一次大考，更是一场至关重要的摸底考试；要评估成绩，更要提出问题。灾难面前，个体是否应让渡部分自由，换取对集体生命安全的更大保障？暴力、反智、污名化、社会达尔文主义论调等现象是否不可避免？疫情过后的世界格局之下，各国将何去何从？构建人类命运共同体，我们还有怎样的路要走？这些都是书中未曾涉及的问题，但若想回答好这些问题，必定要借鉴以往取得健康进步所依赖的智慧，相信每位读者在书中都能够找到让自己眼前一亮的那句启示。

在这场大考中，中国无疑交出了一份令全世界眼前一亮的答卷。中国抗疫因何成功，西方防疫为何失利，成了一个摆在全世界面前的思考题。在我看来，激发每个人的责任意识，凝聚每个人的智慧力量，正是中国抗疫模式成功的关键所在。这与书中所推崇的民主和回应型治理是一致的。中国政府的威信、组织力和对于价值观的正向引导，使其能够迅速发动各方力量，充分回应社会诉求，最终为民众的生命健康等各项人身权利提供了坚实保障。

总结经验的同时也要检视问题。岁末年初疫情的反复，凸显了小型城镇和农村地区公共卫生体系的薄弱。个别地方对于“战时状态”概念的滥用，表现出政府精细化治理能力上的短板。灾难来临时，如何更高效地发挥非政府组织和私人企业在资源调配、信息沟通方面的作用？灾难期间，怎样更好地满足医护人员和民众的精神健康需求？如今刷脸、扫码、登记无所不在，如何保障公民的合法权益，避免个人隐私的永久泄露？气候变化影响日益显现的背景下，传染病和慢性病防控还应在哪些方面采取额外措施？许多问题都与我们每个人的生活息息相关，值得我们跨越职业、跨越年龄、跨越国界去思索。

读完这部人类健康进步的曲折历史，最大的感慨或许就是自己有幸能够生活在这样一个“奇迹时代”。翻译此书的过程中，我也有幸得到了师长亲友们的信任、支持与无私帮助。首先要感谢的是我的爸爸妈妈，他们对译稿逐字逐句地阅读推敲，提出了建设性的意见，一如既往地给予我鼓励和支持，这大概也是我小学之后第一次与他们合作完成一份“家庭作业”。感谢恩师程峰教授的指导和帮助，程老师是我在全球健康领域的引路人，听闻我翻译此书后即欣然作了推荐序，并就术语翻译提出了专业的指导意见。感谢恩师陈琪教授，陈老师是我研究生阶段的学业导师，也是我从校园走向社会的人生导师，对本书翻译的前期筹备给予了慷慨指点和支持。感谢中信出版集团的何烨、赵雅妮和其他老师对译者的支持与信任。感谢各位好友在翻译过程中给予的关心和帮助。最后，感谢本书的作者托马斯·J. 博伊基，感谢他对我的指导和启迪，以及为国内外读者奉献这样一部布隆伯格称作是“能够帮助拯救许多生命”的精彩著作。

译者　张昱乾

2021 年 2 月于北京